Pflege eines Menschen mit Hemiplegie nach dem Bobath-Konzept

Einführung in die therapeutische Pflege

Lothar Urbas

2. überarbeitete Auflage

87 Abbildungen
15 Tabellen

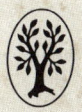

1996
Georg Thieme Verlag
Stuttgart · New York

Lothar Urbas
Akazienweg 20
53545 Linz am Rhein

1. Auflage 1994

Zeichnungen und Umschlaggrafik: V. Constantinescu, Bukarest/Rumänien

Die Deutsche Bibliothek – CIP-Einheitsaufnahme
Urbas, Lothar:
Pflege eines Menschen mit Hemiplegie nach dem Bobath-Konzept : Einführung in die therapeutische Pflege ; 14 Tabellen / Lothar Urbas. – 2. Aufl. – Stuttgart ; New York : Thieme, 1996

1. Aufl. u.d.T.: Urbas, Lothar: Die Pflege des Hemiplegiepatienten nach dem Bobath-Konzept

---

Wichtiger Hinweis: Wie jede Wissenschaft ist die Medizin ständigen Entwicklungen unterworfen. Forschung und klinische Erfahrung erweitern unsere Erkenntnisse, insbesondere was Behandlung und medikamentöse Therapie anbelangt. Soweit in diesem Werk eine Dosierung oder eine Applikation erwähnt wird, darf der Leser zwar darauf vertrauen, daß Autoren, Herausgeber und Verlag große Sorgfalt darauf verwandt haben, daß diese Angabe **dem Wissensstand bei Fertigstellung des Werkes** entspricht.
Für Angaben über Dosierungsanweisungen und Applikationsformen kann vom Verlag jedoch keine Gewähr übernommen werden. **Jeder Benutzer ist angehalten,** durch sorgfältige Prüfung der Beipackzettel der verwendeten Präparate und gegebenenfalls nach Konsultation eines Spezialisten festzustellen, ob die dort gegebene Empfehlung für Dosierungen oder die Beachtung von Kontraindikationen gegenüber der Angabe in diesem Buch abweicht. Eine solche Prüfung ist besonders wichtig bei selten verwendeten Präparaten oder solchen, die neu auf den Markt gebracht worden sind. **Jede Dosierung oder Applikation erfolgt auf eigene Gefahr des Benutzers.** Autoren und Verlag appellieren an jeden Benutzer, ihm etwa auffallende Ungenauigkeiten dem Verlag mitzuteilen.

Geschützte Warennamen (Warenzeichen) werden nicht besonders kenntlich gemacht. Aus dem Fehlen eines solchen Hinweises kann also nicht geschlossen werden, daß es sich um einen freien Warennamen handele.
Das Werk, einschließlich aller seiner Teile, ist urheberrechtlich geschützt. Jede Verwertung außerhalb der engen Grenzen des Urheberrechtsgesetzes ist ohne Zustimmung des Verlages unzulässig und strafbar. Das gilt insbesondere für Vervielfältigungen, Übersetzungen, Mikroverfilmungen und die Einspeicherung und Verarbeitung in elektronischen Systemen.

© 1996, 1994 Georg Thieme Verlag
Rüdigerstraße 14, D-70469 Stuttgart
Printed in Germany
Satz: Mitterweger Werksatz GmbH, Plankstadt
Druck: Druckhaus Götz, Ludwigsburg
ISBN 3-13-113802-5

3 4 5 6

Geleitwort

Wer braucht Pflege?

Angelehnt an Virginia Henderson können wir sagen: derjenige, der sich nicht selbst pflegen kann, der nicht genügend Kraft, Willen, Einsicht und Geschicklichkeit hat, alles das zu tun, was zum Erhalt der Gesundheit nötig ist.

Was aber so leicht und selbstverständlich von der Hand geht, wenn wir es für uns selber tun, solange wir gesund und selbständig sind, wird zu einer komplexen Aufgabe, wenn wir es am Körper eines anderen ausführen, der zudem durch Krankheit und Behinderung verändert ist. Dann genügen ein hilfreiches Herz und geschickte Hände nicht mehr, professionelle Kenntnisse und Fertigkeiten müssen schon hinzukommen, wenn Pflege mehr nützen als schaden will.

Damit sind nicht nur die dramatischen Fehler gemeint, nicht nur das falsche Medikament, das Übersehen des lebenswichtigen Alarmzeichens, sondern auch die zahllosen kleinen Effekte auf Körper und Psyche, die bei der langfristigen Pflege eines Menschen gravierende Folgen haben: die Anleitung zur falschen Bewegung, die zum Dauerschaden führt; die routinierte neutrale Sachlichkeit, die zum Verlust der Selbstachtung beiträgt; die zu weitgehende Übernahme von Eigenaktivität, die zur erlernten Hilflosigkeit führt. Diese Kette ließe sich lange weiterführen.

Mindestens genauso lang ist aber die Kette der positiven Effekte, die eine professionelle Pflege bewirken kann: das Erlernen von günstigen Bewegungsabläufen, das Hinführen zu mehr Selbständigkeit, die Erfahrung von Respekt und Zuwendung trotz Krankheit, Alter und Behinderung.

Keine Berufsgruppe verbringt so viel Zeit mit den Patienten wie die Pflegemitarbeiter, niemand hat so häufig die Gelegenheit zur positiven Einflußnahme. In der Akutsituation und in der Langzeitbetreuung ist die selbständige diagnostische und therapeutische Kompetenz der Pflege gefragt.

Von den rund 2 Millionen Menschen, die in der Bundesrepublik dauernd auf Pflege angewiesen sind, leidet ein großer Teil an den Folgen eines Schlaganfalles. Die durch den Schlaganfall ausgelösten Funktionsdefizite sind so komplex, daß ein hohes Maß an pflegerischer Fachkompetenz erforderlich ist. Wer nicht weiß, was ein Hemineglect, eine räumlich-konstruktive Störung, eine Apraxie oder ein Pusher-Syndrom sind, wer die Spastik weder beurteilen noch beeinflussen kann, wer die Hemiplegieschulter nicht angemessen handhabt, wird dem Patienten durch Pflege schaden.

Kenntnisse und Fertigkeiten des Bobath-Konzeptes gehören zum Pflichtrepertoire im Umgang mit Postapoplexpatienten, das belegt die klinische Erfahrung (wobei Grenzen und Möglichkeiten noch weiterer wissenschaftlicher Klärung bedürfen).

Das vorliegende Buch ist geeignet, Kenntnisse zum Bobath-Konzept zu vermitteln. Es macht neugierig darauf, sich in Ausbildung, Weiterbildung und Anleitung durch Kolleginnen und Kollegen auch praktisch mit dem Schlaganfall und seinen Folgen auseinanderzusetzen. Es ist didaktisch gelungen und fachlich kompetent. Es ist ein Buch, das sich zu lesen lohnt.

Esslingen, im Juli 1996

Dr. med. M. Runge
Ärztlicher Direktor

G. Rehfeld
Direktorin des pflegerischen
und therapeutischen Bereiches
Geriatrische Klinik Esslingen

■ Vorwort zur zweiten Auflage

In der vorliegenden 2. Auflage des Buches wurde versucht, durch sprachliche Überarbeitungen und einige Ergänzungen in Text und Tabellen die Inhalte noch verständlicher und eindeutiger zu vermitteln. Einige Zeichnungen wurden zur genaueren Verdeutlichung des Handlings überarbeitet.

Die zahlreichen Rückmeldungen und Anregungen, die ich dankenswerteweise erhielt, wurden bei der Überarbeitung, soweit möglich, berücksichtigt. Für ihre Unterstützung besonders danken möchte ich dabei der BIKA (Bobath-Initiative für Kranken- und Altenpflege e. V.), in der sich erfahrene Pflegekräfte bei der Verbreitung des Bobath-Konzeptes in der Pflege und der Ausbildung von „Pflegeinstruktoren Bobath" engagieren und Bobath-Pflegekurse von Pflegekräften für Pflegekräfte durchführen.

Nach wie vor ist es das Hauptanliegen dieses Buches, Hilfen zur zeitgemäßen und erfolgreichen therapeutischen Pflege von halbseitig gelähmten Menschen zu geben. Ich freue mich aber auch, daß ich die Bedeutung einer therapeutischen Pflege für alle pflegerischen Berufsgruppen in der Krankenpflege und vor allem auch der Altenpflege nochmals unterstreichen kann. Therapeutisch Pflegende sind ATL-Therapeuten, also Pflegetherapeuten. Unser Selbstverständnis darf nicht sein, Patienten möglichst schnell sauber, satt, angezogen und therapiefertig zu machen. Für eine menschengerechte und effektive Pflege müssen wir statt dessen unsere Kenntnisse und Erfahrungen im ATL-Bereich gezielt zur geplanten, patientenbezogenen und individuellen Anleitung in Zusammenarbeit mit dem Patienten bzw. Bewohner einsetzen.

Linz am Rhein, Sommer 1996   Lothar Urbas

Vorwort zur ersten Auflage

Hirnverletzte Patienten, insbesondere die halbseitig gelähmten Patienten nach einem Schlaganfall, galten in der Zeit meiner Krankenpflegeausbildung Mitte der 70er Jahre als schwer rehabilitierbar und wurden oft zu Pflegefällen. Heute ist bei einem Patienten mit einer Läsion des zentralen Nervensystems eine Rehabilitation ebenso erfolgreich durchführbar wie z. B. nach einem Herzinfarkt!

Das Wissen über die speziellen Möglichkeiten der Rehabilitation von Hemiplegikern ist in der Pflege leider noch wenig verbreitet. Deshalb entschloß ich mich, dieses Buch zu schreiben, um meine positiven Erfahrungen mit dem Bobath-Konzept und meine Begeisterung für die therapeutische Pflege nach diesem Konzept an meine Berufskollegen weiterzugeben.

Das Buch richtet sich an Pflegekräfte in der Kranken- und Altenpflege, die in Krankenhäusern, Pflegeeinrichtungen, Rehabilitationskliniken und in der häuslichen Pflege mit Hemiplegikern arbeiten. Interessierte Angehörige und Betroffene selber sind natürlich auch angesprochen. Besonders würde ich mich freuen, wenn das Buch die Einbeziehung des Bobath-Konzeptes in den Unterricht im Fach „Rehabilitation" bzw. in die innerbetriebliche Fortbildung ermöglichen würde, wie es an einigen Krankenpflegeschulen und Krankenhäusern bereits üblich ist.

Das Bobath-Konzept bedeutet eine Chance für die Pflege, als gleichwertiger Partner im therapeutischen Team pflegerisch tätig zu werden. Um auf den ausgeprägten therapeutischen Aspekt der Pflege nach dem Bobath-Konzept hinzuweisen, wird in diesem Buch der Begriff „Pflegetherapeut" anstelle von „Krankenschwester" und „Krankenpfleger" benutzt. Krankenpflegepersonen, also Pflegetherapeuten, pflegen und behandeln den Patienten im Bereich der Aktivitäten des täglichen Lebens (ATL) selbständig und verantwortlich. Der Aufbau des Buches orientiert sich deshalb an den ATL.

Die beschriebenen Pflegemaßnahmen beziehen sich auf erwachsene Hemiplegiker. Die komplexe Vielfalt neurologischer Krankheiten bedingt, daß nicht jeder Hemiplegiker alle im Buch geschilderten Probleme und Störungen hat. Die Bezeichnung „der Patient" bzw. „der Hemiplegiker" schließt gleichermaßen männliche wie weibliche Patienten ein. Die gelähmte Seite wird stets als „betroffene Seite" bezeichnet, um die Ablehnungstendenzen des Patien-

Vorwort

ten gegenüber seiner gelähmten Seite nicht durch die Wortwahl zu unterstützen.

Die verschiedenen Lagerungsarten und das Handling werden im Text detailliert beschrieben. Durch Teilnahme an einem Bobath-Pflegekurs sollte der Leser die geschilderten Pflegemaßnahmen aber zusätzlich praktisch üben.

Die Numerierung der Arbeitsschritte soll die Nachvollziehbarkeit der Pflegemaßnahmen erleichtern, auf keinen Fall jedoch ein schematisiertes und rigides Vorgehen nach den aufgezählten Teilschritten propagieren! Gerade bei neurologischen Erkrankungen mit ihren individuell ausgeprägten Schädigungsbildern muß die Persönlichkeit, die eigene Zielsetzung und die aktuelle Bedürfnislage und Lebenssituation jedes einzelnen Patienten immer in den ganzheitlichen Pflege- und Therapieplan einbezogen werden, damit kein standardisiertes und damit sinnentleertes Funktionstraining angewendet wird!

Ich hoffe, daß dieses Buch einen Beitrag dazu leisten kann, das Bobath-Konzept in der Pflege bekannter zu machen und daß durch die Umsetzung der therapeutischen Pflege nach dem Bobath-Konzept die Selbständigkeit und Unabhängigkeit von Hemiplegikern in allen ihren Lebensaktivitäten weiter verbessert werden kann.

Bei der Arbeit an diesem Buch habe ich Hilfe und Rat von vielen Menschen erhalten. Ich möchte allen Beteiligten auf diesem Wege herzlich danken. Meine Frau Ursula hat mich in jeder Phase der Arbeit aktiv begleitet und als Krankengymnastin fachlich beraten. Ohne sie wäre dieses Buch nicht entstanden.

Sehr herzlich möchte ich dem Ärztlichen Direktor der Westerwaldklinik Waldbreitbach, Herrn Priv.-Doz. Dr. Dr. med. P. Bülau danken, der mich in jeder Hinsicht unterstützt hat. Wertvolle Hinweise zu ihren jeweiligen Fachgebieten erhielt ich von Herrn Oberarzt Dr. med. U. Reinke, Frau Dipl.-Psych. Yasmin Prokscha, Frau Dipl.-Sprachheilpäd. Susanne Okreu und meinem Kollegen Herrn Rolf Lay. Für die Fotografien danke ich Herrn Dieter Bollmann vom Studio Gegenlicht, Neuwied, und meinen Kollegen Frau Gabriele Lorenz und Rolf Lay. Vielen anderen Helfern, die hier nicht alle genannt werden können, sei ebenfalls herzlich gedankt.

Besonderen Dank aber möchte ich allen Patienten aussprechen, die durch ihre aktive und geduldige Mitarbeit bei Pflege und Therapie und bei den Fotoarbeiten dieses Buch erst möglich gemacht haben.

Waldbreitbach, Januar 1994   Lothar Urbas

Inhaltsverzeichnis

Allgemeine theoretische und medizinische Gesichtspunkte

Geschichte des Bobath-Konzeptes	2
Krankheiten mit Halbseitensymptomatik	5
Zerebrovaskuläre Erkrankungen	6
Zerebrale Mikroangiopathie	7
Zerebrale Makroangiopathie	7
Zerebrale Massenblutung	8
Hirntumoren	9
Traumatische Schädigungen	9
Blutungen und Hämatome	9
Offene oder gedeckte Hirnverletzung	10
Schädigungsort und Funktionsausfall	10
Neurophysiologische Grundlagen des Bobath-Konzeptes	17
Funktionsmodell des Gehirns	17
Entstehung der Spastik	25
Konsequenzen für Pflege und Therapie	29

Spezielle Pflegeprobleme beim Hemiplegiker

Offensichtliche Einschränkungen – somatische Störungen	36
Allgemeine Symptome bei Hemiplegie	36
Spastizität	42
„Unsichtbare" Probleme – neuropsychologische Störungen	51
Hemisphärenspezialisierung	53
Häufige Störungsbilder	55
Apraxien	55
Agnosien	57
Räumliche Orientierungsstörungen	58
Neglectphänomen	61
Pushersyndrom	68
Sprach- und Sprechstörungen	71
Aphasie	71
Dysarthrie	75
Schulter- und Handprobleme	75
Normale Schulter	77

Schlaffe Schulter	**78**
Schmerzhafte Schulter	**79**
Handsyndrom	**81**

Epileptische Anfälle — **83**

Rehabilitative Pflege

Rehabilitationsprozeß — **87**

Grundlagen der Pflege — **94**

Allgemeine Pflegeprinzipien und Pflegeziele	**94**
Psychische Betreuung	**96**
Gestaltung der Umgebung	**97**

Beschäftigung und Lernen — **99**

Kommunizieren — **103**

Bewegung: Lagerung und Handling — **108**

Ziele der Lagerung	**109**
Allgemeine Hinweise zur Lagerung nach Bobath	**110**
Lagerung	**115**
Sitzen im (Roll-)Stuhl, Sitzen am Tisch	116
Lagerung auf der hemiplegischen Seite	118
Lagerung auf der nicht betroffenen Seite	122
Sitzen im Bett (Langsitz)	125
Lagerung in der Rückenlage	127
Handling	**129**
Bilaterale Armführung	135
Becken anheben	137
Becken heben und zur Seite rutschen	139
Oberkörper heben und seitlich absetzen	140
Oberkörper aufrichten	141
Drehen im Bett	142
Höherrutschen	146
Tieferrutschen	150
Rutschen bei schweren Patienten	151
Auf die Bettkante setzen	162
Sitzen auf der Bettkante	169

Transfer Bett – (Roll-)Stuhl – Bett 172
Tiefersetzen im Stuhl, Aufstehen aus dem Stuhl 179
Pflege bei Schulter- und Handproblemen 187
   Pflege bei schmerzhafter Schulter 187
   Pflege beim Handsyndrom 188

Kleidung und Körperpflege 190

An- und Ausziehen 191
Waschen 199
   Aktiver Einsatz des betroffenen Armes 201
   Führen der Hand und des Armes 202
   Waschen mit Kompensation der Parese 205
Baden und Duschen 206
   Baden und Duschen in der Badewanne 206
   Duschen in der Dusche 208
   Vorgehen beim Duschen 208
Hand- und Nagelpflege 209
Mundhygiene (faziooraler Trakt I) 211

Essen und Trinken (faziooraler Trakt II) 214

Mund- und Eßtherapie 214
Eß- und Trinktraining 225
Sondenernährung 227

Ausscheiden 228

Obstipation 229
Urininkontinenz 230
Stuhlinkontinenz 236

Literatur 238

Sachverzeichnis 241

Allgemeine theoretische und medizinische Gesichtspunkte

Geschichte des Bobath-Konzeptes

Das Bobath-Konzept hat seinen Namen nach seinen beiden im Jahr 1991 verstorbenen Urhebern, der Krankengymnastin Berta Bobath und dem Arzt Dr. Karl Bobath (Abb. **1**). Ihrem Lebenswerk, dem von ihnen entwickelten Therapiekonzept wird weltweit große Achtung entgegengebracht. Berta und Karl Bobath wurden beide in Berlin (1907 bzw. 1906) geboren und mußten während der nationalsozialistischen Diktatur aufgrund ihres jüdischen Glaubens emigrieren. Durch Zufall trafen sich beide Emigranten, die sich schon als Kinder kannten, in London wieder und heirateten.

Entwicklung des Bobath-Konzeptes

Die Entwicklung des Bobath-Konzeptes begann etwa um 1943. Frau Bobath bekam Anfang der 40er Jahre als Krankengymnastin den Auftrag, eine „Schwedische Vibrationsmassage" bei

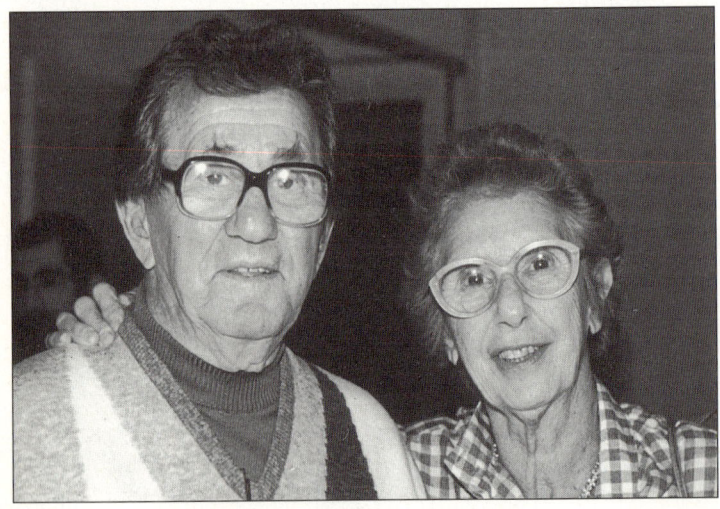

Abb. 1 Das Ehepaar Dr. Karl Bobath und Berta Bobath.

einem 40jährigen kriegsverletzten Hemiplegiker durchzuführen. Obwohl sie diese Methode nicht kannte, übernahm sie die Behandlung des Mannes, um den Auftrag nicht zu verlieren. Bei diesem sehr schwer spastischen Patienten entdeckte Frau Bobath nach einigen Behandlungsversuchen durch Zufall, daß die Spastik des Patienten in bestimmten Lagerungen und Stellungen nachließ oder sogar verschwand. Frau Bobath erkannte daraus, daß Spastik nicht wie bisher allgemein angenommen ein feststehendes, konstantes Phänomen ist, sondern von der Stellung und der Bewegung des Körpers beeinflußt wird.

Das Bobath-Konzept ist also ein empirisches (auf Erfahrungen gestütztes) Behandlungskonzept, das von Frau Bobath aus der Grundbeobachtung der Beeinflußbarkeit von Spastik weiterentwickelt wurde. Die neurophysiologischen Grundlagen des Konzeptes wurden erst nachträglich von dem Neurologen Dr. Karl Bobath, dem Ehemann von Berta Bobath, erarbeitet und das Konzept damit untermauert.

Beide Bobaths bezeichneten die von ihnen entwickelte Arbeitsweise ausdrücklich als ein Konzept und nicht als eine Methode. Das Bobath-Konzept beinhaltet also keine vorgeschriebenen Pflegetechniken, Methoden oder Übungen, die mit allen Patienten in stets gleicher Weise zu absolvieren sind, sondern es berücksichtigt vielmehr die individuellen Möglichkeiten eines Patienten und bezieht diese unter Anwendung einiger Prinzipien in die Pflege und Therapie mit ein.

Zunächst wurde das Bobath-Konzept überwiegend bei Kindern mit Zerebralparese eingesetzt. In den 60er Jahren wurde dieses Konzept auf die Erwachsenen-Therapie ausgedehnt. Heute stellt es eines der besten, erfolgreichsten und weltweit anerkanntesten ganzheitlichen Behandlungskonzepte für Hemiplegiker und andere Hirngeschädigte dar.

Konventionelle Rehabilitation beim Schlaganfall

Die in der Vergangenheit angewandten Rehabilitations-Praktiken bei der durch einen Schlaganfall oder andere zentrale Läsionen verursachten Hemiplegie bzw. Hemiparese hatten zum Ziel, den Betroffenen Hemiplegiker so schnell wie möglich zu mobilisieren und auch irgendwie zum Gehen (z.B. Gehwagen nach Eulenburg,

Vierfüßlerstock) zu bringen. Dabei wurde der Patient angehalten, seine nicht betroffene Seite intensiv zur Kompensation für die verlorenen Funktionen der betroffenen Seite einzusetzen. Die daraus resultierenden unphysiologischen Haltungen wie z. B. das spastische Beugemuster des Armes, das spastische Streckmuster des Beines sowie die unphysiologischen Bewegungsabläufe wie z. B. die Zirkumduktion des Beines (halbkreisförmiges Herumführen des Beines von hinten nach vorne, Wernicke-Mannsches Gangbild) wurden als unvermeidlich akzeptiert und stellenweise geradezu gezielt herbeigeführt.

In der Pflege wurde der Patient angeleitet, ausschließlich seinen nichtbetroffenen Arm und die Hand für die Aktivitäten des täglichen Lebens (Körperpflege, An- und Ausziehen, etc.) zu benutzen. Pflege und Ergotherapie setzten frühzeitig Hilfsmittel (z. B. Einhandfrühstücksbrett) ein, die diese „Ein-Seitigkeit" unterstützten und verfestigten.

Rehabilitation nach dem Bobath-Konzept

Das Bobath-Konzept ist im Gegensatz dazu ein ganzheitliches Rehabilitationskonzept, das darauf gerichtet ist, in gemeinsamer Arbeit von Patient, Pflegekräften, Therapeuten und Ärzten systematisch die verlorenen Funktionen der betroffenen Seite zu üben und verbliebene Funktionen auf der betroffenen Seite zu verbessern, um das Rehabilitationspotential eines jeden Patienten voll auszuschöpfen. Das Fernziel dabei ist es, die Selbständigkeit und Lebensqualität des betroffenen Hemiplegikers zu erhalten bzw. zu verbessern und die Pflegebedürftigkeit nach Möglichkeit zu verhindern.

Auch nach unserer Erfahrung ist es nicht realistisch, von einer „Heilung" einer Hemiplegie (die ja oft mit einer umfangreichen Hirnsubstanz-Schädigung verbunden ist) zu sprechen. In einigen wenigen Fällen, besonders bei Patienten mit rechtshirnigen Läsionen und erheblichen Wahrnehmungsstörungen, sind die Rehabilitationserfolge nicht immer befriedigend. In vielen Fällen ist es jedoch möglich, dem Patienten seine betroffene Seite wieder soweit verfügbar zu machen, daß Arm- und Hand-Funktionen (z. B. Greifen, Festhalten, Loslassen, etc.) möglich sind und daß Gang und Gleichgewicht des Patienten weitgehend gebessert sind. Im günstigsten Falle lassen sich die Funktionsverluste bis auf wenige Defizite beheben.

Für den Erfolg des Rehabilitationsprozesses ist es nach unseren Erkenntnissen wichtig, daß das Bobath-Konzept sofort vom Erkrankungsbeginn an und nicht erst in der Rehabilitations-Klinik eingesetzt wird. Je früher die Arbeit mit dem Patienten beginnt, desto schnellere und bessere Ergebnisse werden sich zeigen. Doch auch bei Patienten, die zunächst nicht nach Bobath behandelt wurden und deren akutes Ereignis schon einige Monate oder Jahre zurückliegt, können oft noch erhebliche Verbesserungen (z.B. Gehen ohne Stock) erzielt werden.

Krankheiten mit Halbseitensymptomatik

Viele Erkrankungen aus dem Bereich der Neurologie, der Neurochirurgie, der Inneren Medizin und der Geriatrie gehen mit einer halbseitigen Symptomatik (u.a. mit Hemiplegie oder Hemiparese) einher. Zahlenmäßig im Vordergrund steht hier der Schlaganfall. Synonym benutzte Begriffe für den Schlaganfall sind: Apoplexie, apoplektischer Insult, ischämischer Insult, Enzephalomalazie und Hirninfarkt. Der akute Schlaganfall wird heute häufiger überlebt und betrifft auch immer jüngere Patienten.

Statistische Daten zum Schlaganfall

Die folgenden Zahlen sollen die Bedeutung eines modernen Rehabilitationskonzeptes für Hemiplegiker verdeutlichen. Zerebrovaskuläre Erkrankungen, wie der Schlaganfall sind in der Bundesrepublik Deutschland nach den Herzerkrankungen und den malignen Tumoren die dritthäufigste Todesursache. Beim Schlaganfall (als häufigste Ursache für eine Hemiplegie) ist die Hälfte der Patienten jünger als 65 Jahre, ca. 20% der Patienten sind sogar jünger als 50 Jahre. Heute geht man von jährlich 300 bis 320 Erstschlaganfällen auf 100000 Einwohner aus. Das bedeutet für die Bundesrepublik Deutschland (alte und neue Länder) ca. 240000 bis 260000 Betroffene jährlich. Einige Veröffentlichungen geben sogar bis zu 350000 Neuerkrankungen pro Jahr an (Schütz 1994). Da ungefähr 20% der Betroffenen in der Akutphase (während der ersten drei Wochen) sterben, andere nur leicht erkranken, muß man für die Bundesrepublik Deutschland jährlich mit schätzungsweise 60 000 pflege- und rehabilitationsbedürftigen Schlaganfallpatienten rechnen.

Die aufgeführten Zahlen, die je nach Quelle schwanken, in der Größenordnung aber identisch sind, belegen, daß die Hemiplegie allein als Folge des Schlaganfalles (ohne Berücksichtigung anderer Ursachen) eine erhebliche pflegerische, medizinische, ethische und auch volkswirtschaftliche Bedeutung hat.

Hemiplegie bzw. Hemiparese als Krankheitssymptom

Die Hemiplegie selber ist keine eigenständige Erkrankung, sondern immer eine Folgeerscheinung verschiedener neurologischer, neurochirurgischer und internistischer Erkrankungen. Trotz der unterschiedlichen Ursachen ist der pflegerisch-therapeutische Ansatz bei allen mit einer Hemiplegie einhergehenden Erkrankungen sehr ähnlich, so daß die Zusammenfassung der für die Pflege relevanten Information über Krankheitsbilder mit Hemiplegie unter dem Leitsymptom Hemiplegie sinnvoll ist.

Erkrankungen mit Halbseitensymptomatik sind folgende:
- zerebrovaskuläre Erkrankungen (Erkrankungen durch Störungen der Hirndurchblutung und durch Hirnblutungen),
- Hirntumore,
- traumatische Schädigungen (offene und gedeckte Hirnverletzungen).

Zerebrovaskuläre Erkrankungen

Das Gehirn ist ein besonders stoffwechselintensives Organ mit hohem Sauerstoff- und Glukose-Verbrauch. Obwohl das Gehirn nur 2% der Körpermasse besitzt, verbraucht es 15–20% des Herzzeitvolumens. Weder Sauerstoff, noch Glukose werden im Hirngewebe gespeichert. So ist es zu erklären, daß schon kurzzeitige Ausfälle der Blutzufuhr von ca. 12 Sekunden eine cerebrale Funktionsstörung in Form einer Bewußtlosigkeit zur Folge haben. Nach 30–40 Sekunden ist im EEG eine Null-Linie zu sehen (keine elektrische Hirnaktivität mehr nachweisbar). Nach 3 bis 4 Minuten unterbrochener Blutzufuhr kommt es zu irreversiblen Nekrosen des funktionalen Hirngewebes. Der vollständige Hirntod tritt nach 9 Minuten totaler Ischämie auf.

Krankheiten mit Halbseitensymptomatik

Alle Störungen, die zur Mangeldurchblutung (Ischämie) des abhängigen Gewebebezirkes führen, können neurologische Ausfälle zur Folge haben. Sinkt die Durchblutung im betroffenen Bezirk unter ca. 30% des Normalwertes, treten (zunächst reversible) Funktionsstörungen auf. Wenn die Durchblutung unter ca. 15% des normalen Wertes absinkt, entstehen bleibende Schäden an der Struktur. Je nach dem betroffenen Stromgebiet des Gefäßes sind die korrespondierenden Ausfälle unterschiedlich geartet.

Zerebrale Zirkulationsstörungen sind:
- zerebrale Mirkoangiopathie (Durchblutungsstörungen in den kleinen Hirngefäßen),
- zerebrale Makroangiopathie (Durchblutungsstörungen in den großen Hirngefäßen),
- Hirnblutungen.

Zerebrale Mikro- und Makroangiopathie machen zusammen ca. 85% aller Gefäßinsulte aus. Hirnblutungen sind mit einem Anteil von ca. 15% an den Gefäßinsulten seltener.

Zerebrale Mikroangiopathie

Durch fortschreitende Arteriosklerose im Bereich der kleinen Hirngefäße, meist verbunden mit einer arteriellen Hypertonie, kommt es in einzelnen Hirnbezirken zu einer zunehmenden Gefäßverengung. Im Bereich dieser Engstellen bilden sich häufig zusätzlich thrombotische Blutgerinnsel. In Folge der Mangeldurchblutung bilden sich im Hirngewebe (oft an mehreren Stellen) Nekrosen oder Erweichungsherde (lakunärer Infarkt) von bis zu 10 mm Durchmesser.

Zerebrale Makroangiopathie

Von einer zerebralen Makroangiopathie spricht man bei einem Hirninfarkt im Bereich eines größeren Hirngefäßes durch Embolie (embolischer Infarkt) oder durch verminderte Blutströmung (hämodynamischer Infarkt).

Bei der Hirnembolie kommt es zu einem akuten Verschluß einer größeren Hirnarterie durch ein Blutgerinnsel (Embolus). Die Emboli kommen aus dem großen Kreislauf. Häufige Quellen sind vorgeschädigte Herzklappen, der linke Vorhof bei Vorhofflimmern bzw. absoluter Arrhythmie oder arteriosklerotische Carotisarterien (A. carotis) bzw. Vertebralarterien (A. vertebralis). Der Verschluß einer Hirnarterie führt in dem abhängigen Stromgebiet (=Territorium) zu sofortigen Ausfallserscheinungen durch den Untergang des Hirngewebes (Territorialinfarkt).

Die selteneren hämodynamischen Infarkte entstehen durch eine arteriosklerotische Verengung großer, hirnversorgender Gefäße (z.B. A. carotis interna, A. vertebralis) und der davon abgehenden Hauptäste der Hirnarterien (z.B. A. cerebri anterior, A. cerebri media und A. cerebri posterior). Hinter der Engstelle ist der Blutdruck in dem großen Hirngefäß niedriger als davor. Oft ausgelöst von Phasen besonders niedrigen Blutdrucks (meist nachts und in den frühen Morgenstunden) reicht der Blutdruck für die Durchblutung in den feinsten Verästelungen hinter der stenosierten Hirnarterie (die sogenannten „letzten Wiesen", die vom schwächer werdenden „Wasserstrom" nicht mehr „bewässert" werden können) dann plötzlich nicht mehr aus, und es kommt zu ischämischen Insulten (Endstrom- und Grenzzoneninfarkte).

Zerebrale Massenblutung

Die zerebrale Massenblutung entsteht durch die Ruptur angeborener Mikroaneurysmen (angeborene Gefäßwandschwächen). Im Rahmen von akuten Blutdruckspitzen (z.B. durch Pressen bei der Stuhlentleerung) oder ständiger Belastung beim Blutdruckpatienten reißt die Gefäßwand einer Hirnarterie und das austretende arterielle Blut schädigt das Hirngewebe direkt, durch Mangeldurchblutung des abhängigen Gewebes und durch die Kompression des Hirngewebes an der Blutungsstelle. Als weitere Ursache kommen Blutgerinnungsstörungen in Frage.

Die Subarachnoidalblutung entsteht duch die Ruptur eines Aneurysmas (häufig im Bereich der Hirnbasis) auch ohne nachvollziehbare Blutdruckspitzen oft aus völliger Ruhe.

Die Lokalisation des Einblutungsherdes bestimmt auch hier Art und Ausmaß der neurologischen Ausfälle. Sofern die an sich prognostisch ungünstige Hirnblutung überlebt wird, ist der weitere Verlauf der Rehabilitation oft günstiger, als bei ischämischen Insulten.

Hirntumoren

Unabhängig von ihrer Malignität bewirken Hirntumoren und Hirnmetastasen jeder Art eine Hemisymptomatik durch Druckschädigung des umgebenden funktionellen Hirngewebes. Art und Ausmaß der Ausfälle werden von der Tumorlokalisation, der Tumorgröße und der sich ergebenden Druck- und Verdrängungssituation bestimmt. Auch die Therapie der Hirntumore in Form von neurochirurgischen Eingriffen erzeugt umschriebene Hirngewebsdefekte, die entsprechend ihrem Ausmaß ein Hemiplegie-Syndrom zur Folge haben können.

Traumatische Schädigungen

Die Einwirkung mechanischer Gewalt auf den Schädel kann je nach Form (stumpf oder spitz), Ausmaß und Einwirkungsort zur Zerstörung der das Hirngewebe versorgenden Blutgefäße oder zur Schädigung des Hirngewebes selber führen.

Blutungen und Hämatome

Durch Gewalteinwirkung auf den Schädel kommt es zum Zerreißen arterieller oder venöser Gefäße im Bereich der harten Hirnhaut (dura mater) und damit zum Blutaustritt aus diesen Gefäßen.

Bei traumatischer Schädigung der Brückenvenen zwischen der dura mater und dem Gehirn kommt es zur (meist langsamen) Entwicklung eines subduralen Hämatoms durch Austritt venösen Blutes unterhalb der dura mater. Die resultierende, sich über Tage entwickelnde Kompression einer Hirnhemisphäre führt u.a. zur Halbseiten-Symptomatik auf der kontralateralen Seite.

Das epidurale Hämatom entwickelt sich rasch, innerhalb weniger Stunden nach dem auslösenden Trauma aus einer arteriellen Blutung oberhalb der dura mater. Die sich schnell ausbildende kontralaterale Hemisymptomatik ist meist ausgeprägter als beim subduralen Hämatom.

Offene oder gedeckte Hirnverletzung

Durch stumpfe Gewalteinwirkung auf den Schädel kommt es an der Einwirkungsstelle (coup) und aufgrund der Massenträgheit des Gehirns evtl. auch an der der Einwirkungsstelle gegenüber liegenden Hirnseite (contre-coup) zu einer herdförmigen Läsion des Hirngewebes, teilweise auch mit Einblutungen in das Hirngewebe. Je nach Größe und Lokalisation dieser Verletzungsherde bzw. einer offenen Hirnverletzung bestimmt sich Art und Ausmaß eines eventuellen Hemiplegie-Syndroms.

Schädigungsort und Funktionsausfall

Die folgende Abbildung zeigt eine modellhafte Darstellung der Großhirnrinde (Abb. 2) und ihre Aufteilung in Stirnlappen (Frontallappen), Scheitellappen (Parietallappen), Schläfenlappen (Temporallappen) und Hinterhauptslappen (Okzipitallappen). Zugleich sind einige bestimmten Funktionen zugeordnete Rindenfelder einge-

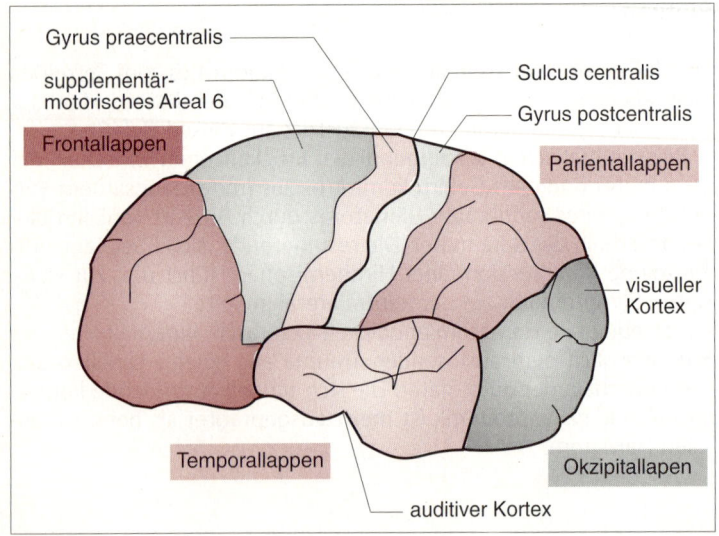

Abb. 2   Die 4 Lappen der Großhirnrinde.

zeichnet. Entlang der Zentralfurche (Sulcus centralis) zwischen Frontallappen und Parietallappen wird der gesamte menschliche Körper motorisch und somatosensorisch „abgebildet". In der im Frontallappen gelegenen vorzentralen Hirnwindung (Gyrus praecentralis) liegt das primäre motorische Rindenfeld, die Area 4 (nach Brodmann). Davor liegt eines der supplementär motorischen Areale, die Area 6 (nach Brodmann). In der im Parietallappen gelegenen nachzentralen Hirnwindung (Gyrus postcentralis) sind die primären somatosensorischen Rindenfelder beheimatet. Im Bereich des Okzipitallappens liegt die Sehrinde (primär visueller Kortex). Die Hörrinde (primär auditiver Kortex) findet sich im Bereich des Temporallappens.

Sowohl primäre motorische (Abb. 3) und primäre somatosensorische Rindenfelder (Abb. 4) als auch primäre Seh- und Hörrinde sind von sekundären Assoziationsfeldern umgeben (nicht eingezeichnet). Diese sekundären Assoziationsfelder sind für Planungs- und Wahrnehmungsprozesse wichtig. Sie beeinflussen oder verarbeiten die im Bereich der primären Rindenfelder ein- bzw. ausgehenden

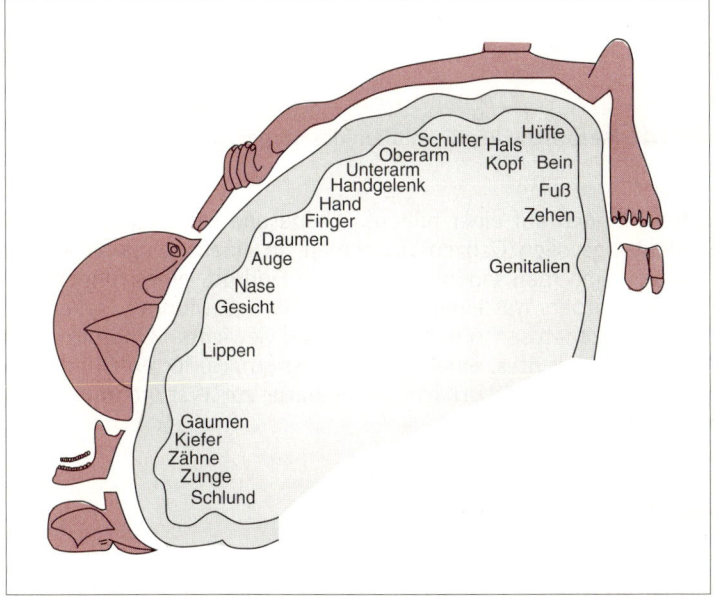

Abb. 3   Somatosensorische Repräsentation des Körpers im Gehirn.

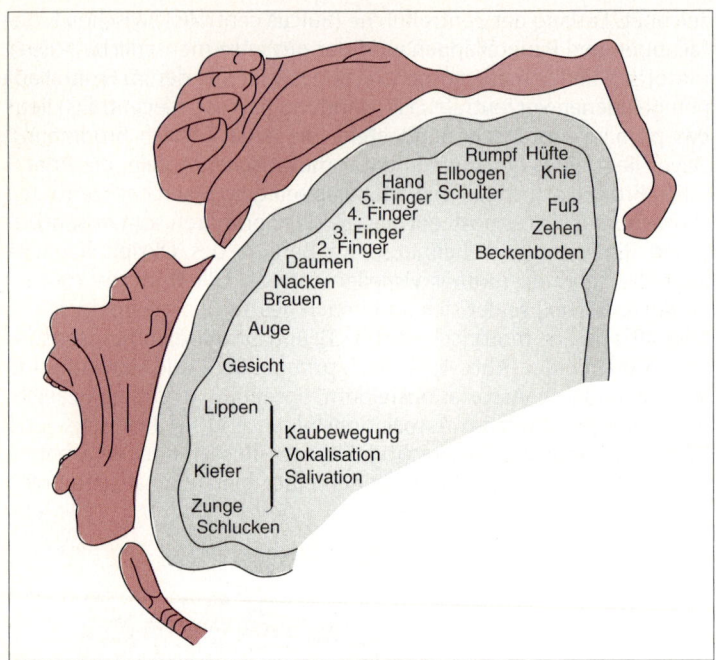

Abb. **4** Motorische Repräsentation des Körpers im Gehirn.

Informationen auf einer höheren Ebene und setzen sie zu einem bedeutungsvollen Ganzen zusammen. In einem vereinfachenden Beispiel kann man sagen: der optische Eindruck eines runden und flachen Körpers mit einer kleinen Größe und silbriger Farbe wird mit dem somatosensorischen (Tast- und Gewichts-) Eindruck eines geringen Gewichtes, einer glatten, aber strukturierten Oberfläche und einer kühlen Oberflächentemperatur zur Wahrnehmung z.B. einer Münze synthetisiert.

Bewegungsplanung

Die für die Planung der Bewegung verantwortlichen Hirnregionen liegen im obersten medialen Teil des Gehirns. Im supplementär motorischen Areal (SMA, Area 6 nach Brodmann) erfolgt die Planung einer Bewegung und die Gliederung der Bewegung in Bezug auf die Körperteile. Die räumliche Koordination des Bewegungsablaufes erfolgt wahrscheinlich im hinteren parietalen Kortex (Area 5 und 7). Im primären motorischen Rindenfeld (Gyrus praecentralis, Area 4) erfolgt die Ansteuerung der einzelnen Muskeln gemäß des Bewegungsprogrammes. Im Gyrus praecentralis sind alle Körperregionen in Bezug auf ihre Motorik repräsentiert.

Bewegungssteuerung

Die Pyramidenbahnen (tractus corticospinalis) verbinden die primären motorischen Rindenfelder (Gyrus praecentralis, Area 4) mit dem Rückenmark. Diese Bahnen kreuzen im Bereich des Hirnstamms bzw. der Medulla oblongata. Pyramidenbahnen aus dem linken Kortex kreuzen auf die rechte Seite hinüber und umgekehrt. Auf diese Weise erklärt sich die Kontralateralität der meisten Symptome eines Schlaganfalles. Bei einer linksseitigen Hirnläsion kommt es deshalb zu einer Lähmung der rechten Körperhälfte. Es gibt aber auch motorische Bahnen vom Kortex (Area 5, 6 und 7) in das Rückenmark, die nicht auf die andere Seite kreuzen! Besonders die proximale Muskulatur (z. B. Rumpfmuskulatur, Oberarme, Oberschenkel, usw.) wird sowohl von gekreuzten, wie auch von ungekreuzten Bahnen angesprochen. Das hat zur Folge, daß einseitige Hirnschäden die Motorik beider Körperhälften beeinflussen können.

Sensorische Auswertung

Die sensorische Auswertung von taktil-kinästhetischen Reizen aus dem gesamten Körper erfolgt über das primäre sensorische Rindenfeld (Gyrus postcentralis).
Bei vielen einer Hemiplegie zugrunde liegenden Erkrankungen werden verschiedene primäre und/oder sekundäre Rindenfelder ganz oder teilweise geschädigt und die damit verbundenen Funktionen werden gestört. Die Lokalisation und das Ausmaß der Hirngewebsläsion ist also entscheidend für die funktionelle Einschränkung. Die A. cerebri media versorgt z. B. unter anderem große Teile des Gyrus praecentralis und postcentralis. Ein Territorial- oder ein Endstrom-Infarkt im Bereich der A. cerebri media würde also je nach Ausmaß

des Infarktes immer motorische und somatosensorische Funktionsstörungen nach sich ziehen.

Die zu erwartenden Schädigungsbilder sind (in Anlehnung an Poeck 1992) dem jeweils geschädigten Hirnbezirk vereinfachend gegenübergestellt (Tab. **1**).

Tabelle **1** Schädigungsbilder in Abhängigkeit vom betroffenen Hirnbezirk.

Schädigungsort	Schädigungsbereich	Mögliche Schädigungsbilder
Frontallappen	Psyche	Veränderungen von Antrieb und Affekt, Verlust von Initiative, Teilnahmslosigkeit, Wiederholungen von Worten und Handlungen
	Neurologische Symptome	leichte kontralaterale Hemiparese, zögernder Gang, „am Boden kleben bleiben", Unsicherheit ohne Ausgleichsbewegungen
	Sprache	Broca-Aphasie (bei Läsion des Broca-Areals der dominanten Hemisphäre)
Temporallappen	Psyche	Reizbarkeit, Verstimmbarkeit, ängstliche oder depressive Stimmung, evtl. affektive u. sexuelle Enthemmung
	Neurologische Symptome	kontralaterale Hemiparese, homonyme (gleichseitige) Hemianopsie (Gesichtsfeldeinschränkung zur betroffenen Seite)
	Sprache	Wernicke-Aphasie (bei Läsion des Wernicke-Areals der dominanten Hemisphäre)
Parietallappen	Neurologische Symptome	Sensomotorische, evtl. vorwiegend sensible Hemiplegie, homonyme (gleichseitige) Hemianopsie

Tabelle 1 (Fortsetzung)

Schädigungs-ort	Schädigungs-bereich	Mögliche Schädigungsbilder
	Neuropsychologische Störungen	Neglect-Phänomen und räuml. Orientierungsstörung (b. Läsion d. nicht dominanten Hemisphäre), Apraxie (b. Läsion d. dominanten Hemisphäre)
	Sprache	amnestische Aphasie (bei Läsion im Bereich des Gyrus angularis der dominanten Hemisphäre)
Okzipitallappen	Neurologische Symptome	homonyme (gleichseitige) Hemianopsie (Gesichtsfeldeinschränkung zur betroffenen Seite)
	Neuropsychologische Störungen	Störung der optisch-räumlichen Orientierung, evtl. Störung des visuellen Erkennens bis zur kortikalen Blindheit
	Sprache	Lesestörungen
Hirnstamm	Psyche	Verlangsamung, Verminderung d. Stimmungsschwankung
	Neurologische Symptome	Spastische Tetraparese, Ataxie, Hirnnervenlähmungen (z. B. Schluckstörungen), Pupillenstörungen, Augenmuskellähmungen, Doppelbilder
Stammganglien	Psyche	Antriebsmangel, Verminderung d. Stimmungsschwankung, Somnolenz
	Neurologische Symptome	kontralaterale Hemiparese

Wenn man die Schädigungsbilder den Versorgungsgebieten der wichtigsten Hirnaterien zuordnet, ergibt sich folgendes Bild (Tab. 2):

Tabelle 2 Schädigungsbild in Abhängigkeit von den betroffenen Hirngefäßen.

Hirngefäß	Mögliches Schädigungsbild beim Hirninfarkt
A. cerebri media (häufigste Lokalisation)	Infarkt im Bereich des Parietal-, Temporal- und Teilen d. Frontallappens: im Akutstadium oft Somnolenz, Kontralaterale sensomotorische Hemiplegie mit Betonung im Arm- und Gesichtsbereich, evtl. homonyme (gleichseitige) Hemianopsie (Gesichtsfeldeinschränkung zur betroffenen Seite), nichtdominante Hemisphäre: Neglect, räumliche Orientierungsstörung dominante Hemisphäre: Aphasie, Apraxie
A. cerebri posterior	Infarkt im Bereich des Okzipitallappens: homonyme (gleichseitige) Hemianopsie (Gesichtsfeldeinschränkung zur betroffenen Seite), dominante Hemisphäre: Lesestörung (Alexie), Schreibstörung (Agraphie), kontralaterale Sensibilitätsstörungen, Parästhesien, Thalamusschmerz
A. vertebralis oder A. cerebelli inf. post.	Wallenberg-Syndrom (umschriebener Hirnstamminfarkt d. Medulla obl.): ipsilaterales Horner-Syndrom: hängendes Augenlid (Ptosis), verengte Pupille (Miosis), eingefallener Augapfel (Enophtalmus), ipsilaterale Sensibilitätsstörung im Gesicht (N. trigeminus), Schluckstörungen (N. glossopharyngeus), kontralaterale Sensibilitätsstörungen am Körper
A. basilaris (aus den beiden Aa. vertebrales)	Massiver Hirnstamminfarkt: schwere Bewußtseinsstörungen bis zum Koma, vegetative Fehlregulationen (Atmung, Kreislauf, Temperatur, etc.), Hemiplegie oder Tetraplegie, Augenmuskellähmungen
A. cerebri anterior	kontralaterale, beinbetonte Hemiplegie

Neurophysiologische Grundlagen des Bobath-Konzeptes

Funktionsmodell des Gehirns

Das Gehirn erzeugt nach dem Bobath-Konzept keine Aktion aus sich selbst heraus, sondern es reagiert auf Reize, die es über Sinnesorgane bzw. Rezeptoren aus der Umgebung und aus dem eigenen Körper wahrnimmt. Die wahrgenommenen Reize verarbeitet es dann und reagiert darauf mit entsprechenden Ausgaben (Abb. 5).

Der Input über die Sinnesorgane und Rezeptoren stellt einen ständigen (und sehr komplexen und umfangreichen) Informationsstrom dar. Die Informationen werden dabei von zwei Gruppen von Rezeptoren aufgenommen. Die Propriozeptoren dienen zur Eigenwahrnehmung des Körpers (propriozeptive Wahrnehmung von Berührung, Druck, Schmerz, Temperatur, Muskelspannung, Muskeldehnung, Gelenkbelastung). Die Ex-

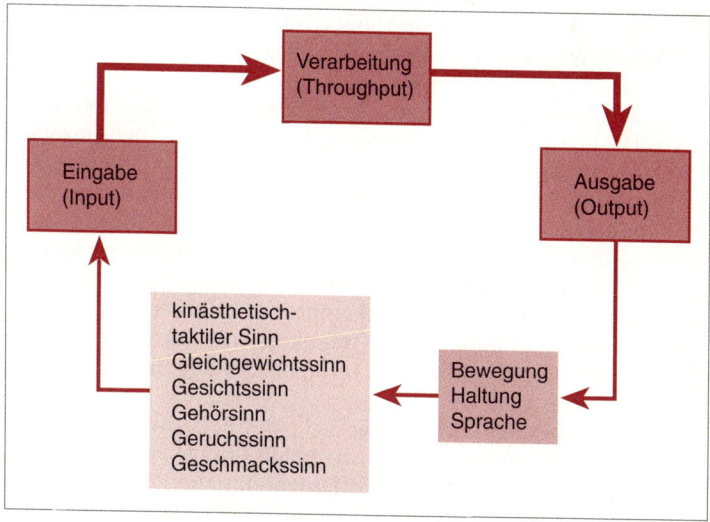

Abb. 5 Funktionsweise des Gehirns (nach Bobath).

terozeptoren liefern Informationen zur Umwelt (epikritische Wahrnehmung von Licht, Schall, Geruch und Geschmack).

Dieser Informationsstrom wird vom Gehirn in jedem Augenblick sofort (in verschiedenster Form) verarbeitet. Dabei werden Bewegungen neu entworfen oder bestehende Bewegungsprogramme gesucht und abgerufen. Nach den Bewegungsprogrammen werden dann die entsprechenden Steuerimpulse an die Muskulatur gegeben.

Der Output stellt eine sofortige Reaktion auf den Input dar, so daß die Qualität bzw. die Auswirkungen des Inputs über die Beobachtung des Outputs beurteilt werden kann.

Die Zahl der möglichen Reaktionen auf einen Reiz oder einer Gruppe von Reizen ist aber nicht unbegrenzt und auch nur selten der freien Willensentscheidung unterworfen. Bestimmte Aktionen und Handlungen sind im Gehirn als eine Art Bewegungsprogramm bereits „fertig gespeichert und abrufbereit" (=gebahnt). Andere Aktionen sind wiederum zwar theoretisch denkbar, aber noch nicht durch „vorentwickelte Stromkreise" im Gehirn repräsentiert, also noch nicht gebahnt. Zum Beispiel bedarf es für einen gesunden Erwachsenen keiner besonderen Überlegung um zu gehen oder zu laufen, da das Gehen und das Laufen im Kindesalter als Bewegungsprogramm gelernt wurde. Viele Erwachsene müssen jedoch das Tanzen erst Schritt für Schritt erlernen, obwohl es sich nicht prinzipiell vom Gehen unterscheidet.

Die Aktivität des Gehirns kann sich sowohl stimulierend als auch hemmend auf Funktionen auswirken. Die einzelnen Abschnitte des Gehirns sind nach ihrer Entstehung hierarchisch geordnet. Entwicklungsgeschichtlich neue Abschnitte hemmen ältere in ihrer Aktivität und die Hemmung ist als aktive Leistung des Hirns anzusehen. Unerwünschte Funktionen können gehemmt, brauchbare Funktionen können gefördert werden. Dazu ist jedoch immer ein Lernprozeß erforderlich. Stimulierung und Hemmung müssen gezielt gelernt werden. Eine wichtige Voraussetzung dafür ist Lernfähigkeit und Bildbarkeit (Plastizität) des Gehirns.

Das Gehirn ist also aus der Sicht des Bobath-Konzeptes ein Organ, das sensorische Informationen (Input) verarbeitet und auf das Gesamtbild aller wahrgenommenen Reize nahezu sofort mit einer Ausgabe (Output) in Form einer Aktivierung oder einer Hemmung von Funktionen reagiert.

Durch Krankheitsbilder mit Hemiplegie kann die Wahrnehmung des eigenen Körpers (Propriozeption) verändert werden. Die Propriozeptoren vermitteln dem Gehirn als Input Informationen zur räumlichen Beziehung des Körpers zur Umwelt und damit eine präzise Ausgangs- und „Berechnungsbasis" für die Planung und Ausführung von Körperbewegungen. Geringfügige Wahrnehmungsstörungen im Bereich der Propriozeption haben deshalb bereits erhebliche Funktionsausfälle zur Folge. Zum Beispiel hat ein Ausfall der räumlichen Wahrnehmung in Bezug auf den eigenen Körper (bei intaktem sensorischen Input!) zur Folge, daß der Patient die Begriffe „oben", „unten", „rechts" und „links" nicht mehr in adäquate Handlungen umsetzen kann und sich deswegen z.B. nicht mehr alleine anziehen kann.

Grundbausteine des Bobath-Konzepts

Da man die Verarbeitung im substantiell teilweise zerstörten Gehirn derzeit auf keine Weise unmittelbar korrigierend beeinflussen kann (es besteht ja ein Schaden durch den Verlust funktioneller Hirnsubstanz), ist der einzig mögliche therapeutische Zugangsweg zur Korrektur der Verarbeitung eine gezielte und wiederholte Gestaltung des Inputs über die Eingabekanäle, um auf diesem Wege neue Verarbeitungsstrukturen zu aktivieren. Dabei macht sich das Bobath-Konzept folgende physiologische Eigenschaften des Gehirnes zu nutzen:

- Jede, auch jede einseitige Bewegung wird in den supplementär motorischen Arealen beider Hirnhälften gleichzeitig geplant.
- Jede Stellung und Bewegung des Körpers im Raum wird ständig als Rückmeldung (Input) über den taktil-kinästhetischen Sinn im Gehirn (somatosensorische Rindenfelder) widergespiegelt.
- Das Gehirn ist lebenslang lernfähig.
- Das funktionelle Gehirngewebe wird nicht vollständig ausgenutzt, d.h. ein gewisser Anteil von intakten Nervenzellen ist ohne Funktion und kann aber Funktionen übernehmen (Plastizität des Gehirns).

Beidseitige Bewegungsprogrammierung

Die beidseitige Programmierung der Bewegungen ist wahrscheinlich der Grund dafür, daß eine Bewegung der einen Körperseite durch eine gleichzeitige und gleichartige Bewegung auf der anderen Seite erleichtert (= fazilitiert) wird, während eine gleichzeitige, unterschiedliche Bewegung der beiden Körperseiten sehr viel schwieriger, sogar oft nicht möglich ist (Beispiel: mit der linken Hand winken, mit der rechten Hand Glühbirne einschrauben oder linken Fuß kreisen lassen, rechten Fuß beugen und strecken). Die Fazilitation von Bewegungen auf der betroffenen Seite über gleichartige Bewegungen auf der nicht betroffenen Seite ist im Bobath-Konzept ein wichtiger Ansatz für Pflege und Therapie.

Mit der beidseitigen Planung einer Bewegung wird auch klar, daß selbst bei einer einseitigen Schädigung des motorischen Rindenfeldes auf beiden Körperseiten motorische Auswirkungen auftreten können.

> Die betroffene Körperseite ist gelähmt, aber die Funktionen der nicht betroffenen Körperseite sind ebenfalls behindert.

Input über den taktil-kinästhetischen Sinn

Im Bobath-Konzept spielt der taktil-kinästhetische Sinn eine besonders herausragende Rolle. Er beinhaltet als Teilsinne die Oberflächensensibilität (Berührungs-, Schmerz und Temperaturempfindung) und die Tiefensensibilität (Lage-, Vibrations- und Bewegungsempfindung), die über sogenannte Propriozeptoren, die den Dehnungsgrad und die Kraftanspannung der Muskeln und Sehnen sowie den Druck auf die Gelenke registrieren über den taktil-kinästhetischen Sinn ist das Gehirn in der Lage, ohne die Kontrolle anderer Sinne (z.B. Sehen) jederzeit Informationen über die Lage und Stellung des Körpers und der Extremitäten zueinander zu erhalten. Jede aktive und passive Bewegung des Körpers wird also ständig an das Gehirn gemeldet und ergibt dort eine „innere Abbildung" des aktuellen Lage- und Bewegungszustandes. Zugleich liefert uns dieses unbewußte aber kontinuierliche Körperspüren ein Körperschema, eine Art inneres Körperselbstbild, ein „Konzept" vom eigenen Körper.

Lebenslange Lernfähigkeit und Plastizität des Nervensystems

Die lebenslange Lernfähigkeit des Gehirns ermöglicht uns unsere motorische Entwicklung vom Neugeborenen zum Erwachsenen. Bei Neugeborenen finden sich zunächst gering koordinierte, zufällige, wenig selektive Bewegungen und primitive, wenig komplexe „automatische" Bewegungsprogramme (z. B. Greifreflex, der dem „Säugetierjungen" das Anklammern an das „Muttertier" ermöglicht). Beim Erwachsenen haben sich über die auch nach der Geburt durch Lernprozesse weiter verlaufende Hirnreifung willkürliche, selektive und harmonische Bewegungen entwickelt und Reflexe, die beim Neugeborenen leicht auslösbar sind, werden zentral sicher gehemmt.

Diese Lernfähigkeit des Gehirnes geht zwar im Alter zurück, besteht aber grundsätzlich lebenslang. Auch im Gehirn des Erwachsenen sind nicht alle funktionsfähigen Nervenzellen mit Funktionen belegt. Gewisse Anteile des Nervengewebes sind also ungenutzt. Durch Lernprozesse ist es aber möglich, diese „Reservekapazität" zu aktivieren und z. B. in motorische Funktionen einzubeziehen. Das „Ergebnis" dieses angestrebten Lernprozesses ist die Bahnung von Funktionen auf neuronaler Ebene durch die Aktivierung vorhandener Synapsen bzw. die Bildung neuer synaptischer Verbindungen zwischen den Neuronen.

Das Bobath-Konzept strebt einen Lernprozeß an

Dieser Lernprozeß basiert auf der Plastizität des Gehirns (unvollständige Ausnutzung funktionellen Hirngewebes), der lebenslangen Lernfähigkeit und der ständigen Rückmeldung taktil-kinästhetischer Informationen an das Gehirn. Es wird angestrebt, über einen wiederholten Input (taktil-kinästhetisch) einen Lernprozeß im Gehirn auszulösen, der evtl. auch bisher ungenutzte Nervenzellen einbezieht und so die durch eine Hirngewebsläsion nicht mehr abrufbaren Bewegungsprogramme (verlorene Funktionen) wieder verfügbar zu machen. Die Funktion bzw. das dahinter stehende Bewegungsprogramm soll wieder gebahnt werden.

Wie bereits oben erwähnt, sind bestimmte Aktionen und Handlungen im Gehirn als Bewegungsprogramm bereits „fertig gespeichert und abrufbereit" (=gebahnt), während andere Aktionen zwar theoretisch denkbar sind, aber noch nicht durch „vorentwickelte Stromkreise" im Gehirn repräsentiert sind.

Zur Bahnung von Funktionen schreibt Zinn: „Der Mensch entwickelt eine unvorstellbare Zahl von Nervenzellen und Nervenfasern mit einem Mehrfachen davon an Schaltstellen, mit Parallel- und Querverbindungen, Umwegsmöglichkeiten und normalerweise blockierten, primitiveren Ersatzfunktionen aus einer früheren Entwicklungsphase. Für jede Funktion des Zentralnervensystems, jedes Spüren, jedes Erkennen, jede Bewegung, jeden Denkvorgang wird ein eigener Regelstromkreis benötigt, wobei die dafür benötigten Impulse unter Umständen eine Vielzahl von Schaltstellen -oder Synapsen- passieren, also x-mal umgeschaltet werden müssen.

Bei der Wiederholung der gleichen Funktion sinkt der Widerstand an den Schaltstellen, die von den für diese Funktion benötigten elektrischen Potentialen durchlaufen werden. Das bedeutet, daß die für die Funktion nicht benötigten Nervenzellen allmählich immer sicherer blockiert und die Überleitung an der Schaltstelle von einer zur anderen für diese Funktion benötigten Nervenzellen erleichtert, fazilitiert oder gebahnt wird (Abb. 6). Mit dieser Hemmung und Bahnung ist die erlernte Funktion gespeichert. Sie steht nun aufgrund eines reflektorischen oder gelegentlich auch willentlichen Entscheidungsprozesses auf Abruf zur Verfügung (Zinn in Davies 1986).

Gestaltung des Lernprozesses

Zum Lernprozeß des Patienten muß nachdrücklich darauf hingewiesen werden, daß man den Input nicht „abschalten" kann. Zu jedem Zeitpunkt ist alles, was der Patienten selber aktiv macht und alles, was er in irgendeiner Form an sich erfährt ein Input für sein Gehirn. Jede wie auch immer geartete Pflegetätigkeit am Patienten ist gleichfalls immer ein Input.

Da das Gehirn aber nicht differenzieren kann, ob ein Input richtig oder falsch ist, kann durch falschen Input auch falsche Bahnungen (Abb. 6) erzeugt bzw. unphysiologische Bewegungen erlernt werden.

Die wichtigste Regel für den Lernprozeß eines Patienten mit zentraler Hirnschädigung nach dem Bobath-Konzept muß also lauten: wiederholt richtigen Input geben, damit der Patient

Neurophysiologische Grundlagen des Bobath-Konzeptes

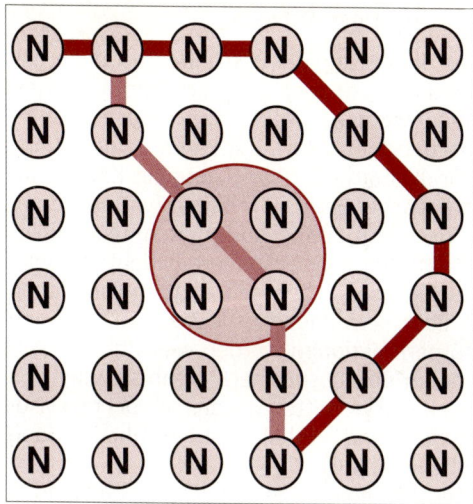

Abb. 6 Der Kreis stellt eine Läsion des Hirngewebes durch einen Schlaganfall dar. Die Verbindung zwischen einigen Neuronen, die eine Funktion (z.B. Zeigefinger strecken) darstellen soll, ist durch diese Läsion unterbrochen. Andere Neurone sind nicht mit Funktionen belegt. Durch das wiederholte Abrufen der gestörten Funktion über einen geeigneten Input wird nach anfänglich zufälliger Impulsrichtung zu bisher unbeteiligten Neuronen die dunkler gezeichnete Bahn herausgebildet, über die die Funktion wieder ausgeführt werden kann.

möglichst viel und richtig lernt. Um den Lernprozess optimal zu gestalten und einen guten Lernerfolg zu erzielen, müssen wir deshalb den taktil-kinästhetischen Input entsprechend gestalten:
- die richtigen Reize zum Gehirn gelangen lassen,
- verhindern, daß falsche Reize zum Gehirn gelangen,
- die richtigen Reize häufig wiederholen,
- Reize nicht ständig und nicht gleichförmig wiederholen, da sonst die Reizwahrnehmung zunehmend unterdrückt wird (eine Zahnprothese wird nach wenigen Minuten nicht mehr im Mund wahrgenommen, der Reiz einer Brille wird nach kurzer Zeit als normaler Reiz in das sensorische Körperschema integriert, Kleidung wird als Hautreiz nach kurzer Zeit nicht mehr wahrgenommen).

Welcher Art sind die „richtigen Reize"?

Der Lernerfolg ist von der Art und der Beschaffenheit der erhaltenen Informationen und Reize abhängig, die über die Sinnesorgane aufgenommen werden. Unter allen Sinnen unseres Organismus sind nach Piaget, Morf und Affolter drei Sinne besonders wichtig für die normale Entwicklung des Kindes: das Spüren (taktil-kinästhetischer Sinn), das Sehen (visueller Sinn) und das Hören (auditiver Sinn). Dabei kommt dem taktil-kinästhetischen Sinn nach Affolter eine besondere Bedeutung beim Lernen der für unser tägliches Leben gebrauchten Funktionen zu: „Informationen über dreidimensionale Gegenstände und dreidimensionale Körperfunktionen werden wesentlich besser (bis 80%) aufgenommen und gespeichert, wenn sie über den taktil-kinästhetischen Kanal vermittelt werden, als bei rein visueller oder rein beschreibend verbal-auditiver Übermittlung (20–40%)" (Zinn in Davies 1986).

Erkenntnisse der Lernpsychologie zeigen die in der folgenden Darstellung aufgeführten Abhängigkeiten zwischen dem Kanal des Inputs (Art des Lernweges) und dem Ausmaß des Behaltens.

> Der Mensch lernt und behält ungefähr
> 20% des durch Hören Aufgenommenen,
> 30% des durch Sehen Aufgenommenen,
> 50% des durch Hören und Sehen Aufgenommenen,
> 70% dessen, worüber er selbst spricht,
> 90% dessen, was er selbst ausführt.

Bei der Wiederherstellung körperlicher Funktionen steht die Bahnung dreidimensionaler, räumlicher Bewegungsmuster im Vordergrund. Deshalb kommt der taktil-kinästhetischen Informationsvermittlung (Bewegungslernen durch Spürinformationen) im Lehr- und Lernprozeß zwischen therapeutischem Team und betroffenem Patienten die größte Bedeutung zu.

Entstehung der Spastik

Eine Läsion des ZNS verändert die Regulation des Muskeltonus im Bereich der betroffenen Körperanteile (Parese, Plegie, Spastik) und durch unbewußte kompensatorische Aktivität immer (wenn auch nicht im Sinne von Spastik) auch in den nicht von Lähmungen betroffenen Körperanteilen.

Der Muskeltonus, also das Ausmaß der Muskelanspannung, verändert sich beim gesunden Menschen sehr schnell und in weiten Grenzen. Allein beim normalen Gehen (ca. 55 Schritte/min.) muß sich der Muskeltonus eines Beines etwa 110 mal in der Minute an wechselnde Anforderungen anpassen. In der Belastungsphase, der Standbeinphase muß ein Bein allein das gesamte Körpergewicht tragen und braucht demzufolge einen hohen Muskeltonus, um die nötige Stabilität zu erhalten. In der Spielbeinphase wird das Bein mit geringer Muskelaktivität nach vorne durchgeschwungen und muß also einen sehr niedrigen Tonus haben, um diese lockere Bewegung zu ermöglichen.

Diese schnelle Regulation des Muskeltonus zwischen hohem Tonus für Haltung und niedrigem Tonus für Bewegung erfolgt beim Gesunden unbewußt und völlig automatisch. Man muß sich also nicht überlegen, welche Muskeln man in welcher Reihenfolge und Dauer wie stark anspannen muß und welche Muskeln man dabei gleichzeitig in welcher Reihenfolge und Dauer entspannen muß, um z. B. eine kleine Strecke zu gehen. Der Plan dafür ist in der Kindheit als Bewegungsmuster erlernt worden und kann jederzeit ohne besondere Konzentration abgerufen werden.

Eine Hemiplegie verändert die Regulation des Muskeltonus auf der betroffenen Seite und zum Teil auch auf der nicht betroffenen Seite. Das normale Ausmaß des Muskeltonus wird sowohl nach unten bis zum Hypotonus wie auch nach oben bis zum Hypertonus erweitert. Beide Maximalwerte auf der Tonusskala werden vom Hemiplegiker erreicht, können von ihm aber nicht willkürlich beeinflußt werden. Die normale, schnell wechselnde Tonusregulation, der fließende Übergang zwischen Standwelt (stabilisierende Aktivitäten) und Spielwelt (mobilisierende Aktivitäten) ist für ihn nicht möglich. Deshalb kann er auch auf die erlernten Bewegungsmuster wie z. B. Gehen nicht ohne weiteres zugreifen (Abb. 7).

Es gibt in der Literatur viele Erklärungsversuche für Spastik. Für das Verständnis des Bobath-Konzeptes ist das nachfolgend ausgeführte Denkmodell sinnvoll. Das Modell soll das Phänomen der Spastik ver-

Allgemeine theoretische und medizinische Gesichtspunkte

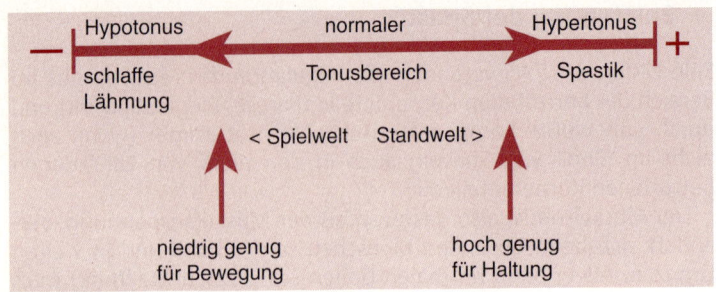

Abb. 7   Regulation des Muskeltonus.

stehen helfen. Es erhebt aber nicht den Anspruch, in jeder Hinsicht zutreffend und vollständig zu sein.

Sichtweise der Spastik nach dem Bobath-Konzept

Spastizität kann definiert werden als unwillkürliche und unkontrollierte Tonuserhöhung einer Gruppe von synergistischen Muskeln. Sie tritt immer dann auf, wenn eine Schädigung vor dem oder im Bereich des ersten motorischen Neurons vorliegt, d.h. bei nahezu allen zentralen Läsionen des Gehirns und des Rückenmarks (wie z.B. Apoplektischer Insult, Multiple Sklerose, Schädel-Hirn-Trauma, Querschnittlähmung, etc.).

Der Muskeltonus des Menschen wird in einer Art Regelkreis gesteuert, der hier grob vereinfacht dargestellt werden soll.

Das erste motorische Neuron zieht von den motorischen Rindenfeldern der Großhirnrinde als Pyramidenbahn bis hinunter in das Rückenmark, wo der motorische Reiz (zum Teil über ein oder mehrere zwischengeschaltete Neurone) segmentweise auf das zweite motorische Neuron umgeschaltet wird. Das zweite motorische Neuron verläßt das Rückenmark im Bereich des motorischen Vorderhorns der grauen Substanz. Die austretenden, efferenten Nervenfasern vereinigen sich zum motorischen Anteil des Spinalnerven des jeweiligen Segmentes. Dieser Spinalnerv versorgt dann die Muskulatur des spinalen Segmentes mit motorischen Steuerimpulsen für die Kontraktion und Erschlaffung der Muskulatur. Als Ergebnis dieses Inputs aus taktil-kinästhetischer Information erzeugt das Gehirn über die motorischen Rindenfelder wiederum steuernde, koordinierende und modulierende Impulse, die die Muskelspannung über das erste motorische Neuron und den Spinalnerven beeinflussen.

Die Rückmeldung über die Muskelanspannung, den Dehnungszustand der Muskulatur und die Belastung der Gelenke erfolgt ebenfalls segmentweise über die Propriozeptoren des taktil-kinästhetischen Sinnes. Die aufgenommenen Reize werden über afferente Nervenfasern, die sich zum sensiblen Anteil des Spinalnerven vereinigen, zum Rückenmark geleitet. Zu einem geringen Teil erfolgt auf der Basis dieser Rückmeldungen auf der spinalen Segmentebene eine direkte Regulation des Muskeltonus als eine Art „Reflexbogen". Die taktil-kinästhetischen Informationen aus der Peripherie werden aber überwiegend zu den somatosensorischen Rindenfeldern (z. B. Gyrus postcentralis) des Gehirnes weitergeleitet und von dort aus mit den „Sollwerten" des Bewegungsplanes verglichen.

Wenn die steuernde, koordinierende und modulierende Aktivität der motorischen Rindenfelder durch Läsionen im Bereich der Großhirnrinde entfällt oder durch Läsionen im Verlauf der ersten motorischen Neurone unterbrochen wird, kann der Muskeltonus vom Gehirn nicht mehr reguliert werden und es kommt zur Spastik.

Die Großhirnrinde als entwicklungsgeschichtlich neuester Hirnanteil ist allen entwicklungsgeschichtlich älteren Hirnanteilen übergeordnet. Sie moduliert die Aktivitäten der untergeordneten Hirnanteile durch Anregung oder aktive Hemmung. Wenn diese Modulation entfällt, kommt es zum Hervortreten primitiver, weniger komplexer und ausgereifter Haltungs- und Bewegungsprogramme aus niedrigeren, entwicklungsgeschichtlich älteren Hirnbezirken (z. B. Mittelhirn, Hirnstamm) durch mangelnde zentrale Hemmung und Kontrolle aus höheren, entwicklungsgeschichtlich jüngeren Hirnbezirken (z. B. Kortex). Diese primitiven, beim Erwachsenen pathologischen Bewegungsschablonen sind oft als einfache Strategien ausgebildet, um den Körper gegen die Schwerkraft zu halten und sind entwicklungsgeschichtlich zu einem bestimmten Zeitpunkt einmal sinnvoll gewesen. Sie entsprechen aber nicht der komplexen, ausgereiften menschlichen Motorik und den normalen Bewegungserfordernissen des Menschen. Das Modell findet gute Entsprechung in der typischen Spastik des Hemiplegiepatienten.

Diese „alten" Reflexschemata werden normalerweise durch die Großhirnrinde aktiv gehemmt. Die Hemmung muß oft erst erlernt werden. Viele im Säuglingsalter physiologisch vorkommenden Reflexe (wie z. B. der asymmetrisch-tonische Nacken-Reflex = ATNR: Kopfdrehung zur Seite, Armstreckung durch Strecktonus auf derselben Seite, Armbeugung durch Tonusabnahme auf der Gegenseite–„Fechterstellung") verlieren sich beim gesunden Kind (und natürlich beim Erwachsenen) durch die zunehmend gelernte Hemmung durch Aktivitäten der Großhirnrinde. Sie finden sich aber erwartungsgemäß beim Hemiplegiker wieder, da dort die hemmende Aktivität einzelner Großhirnrindenbezirke gestört ist oder fehlt.

Die Spastik als unwillkürliche und unkontrollierte Muskelaktivität ist also als Überwiegen entwicklungsgeschichtlich älterer Reflexschemata in Folge einer fehlenden Modulation durch die Großhirnrinde anzusehen.

Ein weiteres Erklärungsmodell der Spastik kommt bei Patienten mit diffuseren oder sehr ausgedehnten Hirnläsionen z. B. nach schwerem Schädel-Hirn-Trauma zum Tragen. Neben der mangelnden Reflexhemmung wirken sich hier die gestörte Propriozeption (Körper-Eigenwahrnehmung) und andere Wahrnehmungsdefizite (neuropsychologische Störungen) zusätzlich aus. Nach diesem Erklärungsmodell baut der Patient unwillkürlich immer mehr Muskeltonus besonders in den Extremitäten auf und preßt damit seine Extremitäten immer enger und fester an den Körper (Beugemuster). Den Kopf drückt er immer fester auf die Unterlage (Streckmuster) um seinen eigenen Körper auf diese Weise intensiver bzw. überhaupt zu spüren und so Informationen über ihn erhalten zu können. Diese Vorstellung kann auch erklären, warum jede, die Körperwahrnehmung intensivierende Handlung (= Vermittlung von gespürter Information) z. B. bei der Lagerung auf der betroffenen Seite oder jede intermittierende Stimulation (z. B. Hin- und Herschaukeln von der nicht betroffenen Seite auf die betroffene Seite im Sitzen) oft tonussenkend wirken.

Konsequenzen für Pflege und Therapie

Durch die Zusammenarbeit aller Berufsgruppen, die mit dem Patienten arbeiten über die ganzen 24 Stunden des Tages können die Auswirkungen zentraler Hirnläsionen behandelt werden. Der dabei angestrebte Lernprozeß erfordert, daß jede Berufsgruppe dabei die **beiden Grundprinzipien des Bobath-Konzeptes** beachtet:

1. Regulierung des Muskeltonus
2. Anbahnung von funktioneller Bewegung auf der betroffenen Seite

Regulierung des Muskeltonus

Die therapeutisch angestrebte Regulierung des Muskeltonus bei der Pflege nach dem Bobath-Konzept dient in erster Linie der Hemmung bzw. der Verhinderung von Spastik als unkontrolliertem, übermäßigem Tonus der Muskulatur. Das Auftreten von Spastik erschwert oder verhindert physiologische, harmonische, gezielte und willkürliche Bewegungen.

Die Regulierung des Muskeltonus dient in erster Linie der Hemmung bzw. der Verhinderung von Spastik (=unkontrollierter Hypertonus der Muskulatur), weil das Auftreten von Spastik harmonische, gezielte und willkürliche Bewegungen erschwert oder sogar verhindert. Zusätzlich sollen assoziierte Reaktionen (pathologische Mitbewegungen des Körpers bei Anstrengung, Husten, Niesen, Gähnen, etc.) gehemmt bzw. verhindert werden. Deshalb müssen bei jeder pflegerischen Aktivität vorbereitende und begleitende Maßnahmen zur Regulation des Muskeltonus ergriffen werden, um eine physiologische Bewegungsanbahnung überhaupt möglich zu machen und um nicht in spastische Muster hinein zu üben (falscher Input).

Damit die Haltefunktion der Muskulatur (z.B. Standbeinphase) wieder möglich wird, muß aber neben der Vermeidung der Spastik am Aufbau eines vom Patienten kontrollierten, den Anforderungen angepaßten Muskeltonus gearbeitet werden.

Anbahnung von funktioneller Bewegung

Die Anbahnung von funktioneller Bewegung auf der betroffenen Seite ist nur möglich, wenn der Patient seinen Muskeltonus kontrolliert verändern und spastische Bewegungsmuster kontrollieren kann. Aus einer geeigneten Ausgangsstellung heraus werden dazu mit dem Patienten mit seiner betroffenen Seite bzw. mit seinem ganzen Körper physiologische Bewegungsabläufe wiederholt geübt. Durch die regelmäßige Wiederholung als Input werden nach Vorstellung des Bobath-Konzeptes neue neuronale Verbindungen zu den alten „Bewegungsprogrammen" geschaffen oder im ungünstigeren Falle Bewegungen ganz neu gebahnt und erlernt. Der Patient lernt, seinen Muskeltonus wieder selber zu beeinflussen und physiologische Bewegungsabläufe wieder selber abzurufen.

Das Bobath-Konzept strebt primär keine Kompensation der verlorenen Funktionen mit der nicht betroffenen Seite an, weil
- Kompensation einen einseitigen erhöhten Kraftaufwand der nicht betroffenen Seite erfordert,
- Kompensation die Vernachlässigung der betroffenen Seite intensiviert und
- Kompensation über den unkontrollierten Krafteinsatz die Spastizität der betroffenen Seite verstärkt.

Ziel ist es vielmehr, den Patienten zur Bilateralität (Zweiseitigkeit) zurückzuführen, d.h. ihm seine beiden Körperhälften bewußt und willkürlich verfügbar zu machen, seine Spastik zu hemmen und ihm die gestörten Funktionen wieder verfügbar zu machen. Das Ziel ist also ein **maximaler Lernerfolg des Patienten.**

Lernen geschieht durch wiederholte Aufnahme von Reizen aus der Umwelt (Umwelterfahrungen) und durch Auseinandersetzung mit diesen Reizen. Um eine Bewegung ausführen zu können, müssen die richtigen Umweltreize gegeben werden („Input"). Diese Informationen erhält das Gehirn ständig über die äußeren Wahrnehmungsorgane, wie Augen, Ohren, Zunge, Haut, Nase und die inneren Wahrnehmungsorgane für den Taktil-Kinästhetischen Sinn (Empfindung von Tastreizen, Körperstellung und Lageveränderung, Bewegung, Kraft, Vibration und Schmerz). Die Sensorik kann also nicht von der Motorik getrennt werden und ist für den angestrebten Lernprozeß von großer Bedeutung.

Konsequenzen für Pflege und Therapie

Um eine geplante und sinnvolle Bewegung auszuführen, muß folgender Vorgang im Gehirn ablaufen:

> Das EVA-Prinzip:
> 1. Handlungsantrieb → **E**ingabe (Input, „Hirnfutter")
> 2. Bewegungsentwurf → **V**erarbeitung (Throughput)
>   Programmerstellung,
>   Programmausführung
> 3. Handlung, Bewegung → **A**usgabe (Output)

Das menschliche Gehirn arbeitet also in etwa vergleichbar einem Computer nach dem **EVA-Prinzip:**
Eingabe–**V**erarbeitung–**A**usgabe.
Die Ausgabe als das Ergebnis der Verarbeitung hängt damit also ganz wesentlich von der Qualität der Eingabe ab.

Wenn ein Computer nicht die richtigen Daten gefüttert bekommt, kann er nicht das richtige Ergebnis liefern, auch wenn die Verarbeitung selber stimmt. Beim Hemiplegiker sind diese Vorgänge ganz oder teilweise gestört:

- die Eingabe stimmt nicht mehr durch neuropsychologische Wahrnehmungsdefizite und falsche Vorbehandlung
- die Verarbeitung ist durch die Schädigung der Hirnsubstanz unmittelbar gestört
- deshalb kann die Ausgabe nicht stimmen – die motorischen (und andere) Funktionen sind gestört.

Viele der besonders in der kindlichen Entwicklungszeit erlernten Bewegungsfunktionen sind dem Hemiplegiker durch die Erkrankung nicht mehr verfügbar. Deshalb muß der Hemiplegiker oft ganz von vorne anfangen und sich jede Bewegungsfunktion wieder verfügbar machen.

Da man die Verarbeitung nicht direkt beeinflussen kann (es besteht ja ein Schaden durch den Verlust funktioneller Hirnsubstanz) kann eine Therapie nur über die richtige Eingabe erfolgen, um auf diesem Wege neue Verarbeitungsstrukturen zu aktivieren.

Die oberste Regel für Pflege und Therapie muß also sein:

> Wiederholt richtigen Input geben, damit der Patient möglichst viel und richtig lernt.

Richtiger Input über die betroffene Seite

Da der Patient die paretischen Körperteile zunächst nicht aktiv einsetzen kann, müssen sie vom Pflegetherapeuten geführt werden, um den Input einer physiologischen Alltagsbewegung zu vermitteln. Der Pflegetherapeut hält z. B. die Hände des Patienten und führt sie bei der Manipulation von Gegenständen entsprechend der Aufgabe: z. B. führt er sie beim Essen mit der Gabel zum Mund. Wichtig dabei ist, daß die Hände des Patienten und nicht die des Pflegetherapeuten in Berührung mit den Gegenständen sind.

Der Sinn dieses Führens ist, daß der Patient die normalen Empfindungen, Erfahrungen und propriozeptive Spürinformationen, die mit dieser alltäglichen Tätigkeit verbunden sind, als Input erhält. Je mehr der Patient die Aktion steuert, desto mehr nimmt sich der Pflegetherapeut zurück. Umgekehrt verstärkt der Pflegetherapeut seinen Anteil an der Aktion, wenn er merkt, daß der Patient alleine nicht weitermachen kann. Dieses Führen des Patienten bezieht sich nicht nur auf die Hände, sondern auf alle Bewegungen des Körpers. Das „Führen" der betroffenen Seite läßt sich oft in die tägliche Pflegearbeit integrieren, so daß die Pflege einen ausgeprägten therapeutischen Charakter erhält.

Wichtig ist es, dabei nicht viel zu sprechen und zu kommentieren. Der Patient benötigt zur Regulation seines Muskeltonus und zum Neuerlernen von Bewegung eine sehr hohe Konzentration. Mit den Augen kontrolliert er oft gleichzeitig den Bewegungsablauf. Damit sich der Patient voll auf die Aktion konzentrieren kann, soll das Nötige vorher oder nachher besprochen werden (Information des Patienten).

Der Gesunde kann komplexe Bewegungsabläufe wie z. B. Gehen ohne jede Überlegung und besondere Konzentration durchführen. Wenn der Hemiplegiker bei komplexen Bewegungen zum Sprechen angeregt wird, stoppt er in der Regel die Bewegung, weil er durch die begrenzte Aufnahme- und Verarbeitungskapazität überfordert ist. Trotzdem soll dem Patienten Zustimmung und Verstärkung oder Korrekturhilfen durch kurze Worte oder Laute gegeben werden.

Je näher an der bisherigen Erfahrungs- und Erlebniswelt des Patienten gearbeitet und geübt wird, desto reicher ist sein Erfahrungsschatz. In Situationen des täglichen Lebens lernt es sich leichter und der Patient ist oft motivierter, besonders wenn man auf frühere Erfahrungen, Hobbies und Interessen (Ressourcen) zurückgreifen kann. Schwierig wird eine Lernsituation, wenn sie absolut abstrakt und lebensfern ist, wenn man etwas völlig Neues lernen soll. Deshalb sollten künstlich geschaffene Übungen mit naturfremdem Übungsmaterial vermieden werden. Jedes Üben soll einen möglichst direkten Bezug zu den **Aktivitäten des täglichen Lebens** (Abschnitt über Allgemeine Symptome der Hemiplegie) des Patienten und zu seiner eigenen Erfahrungswelt haben.

Die Voraussetzung einer sinnvollen und ökonomischen Bewegung ist immer eine korrekte Ausgangsstellung. Kein Gesunder wird versuchen, mit ausgestreckten Beinen aus einem Stuhl aufzustehen, obwohl es mit viel Kraft und Schwung möglich wäre. Die Beine werden automatisch und ohne besonderes Nachdenken gebeugt und die Füße werden so unter die Knie gestellt, daß das Aufstehen möglichst leicht fällt. Dem Hemiplegiker ist die automatische Wahl der richtigen Ausgangsstellung krankheitsbedingt oft verloren gegangen. Deshalb müssen die Pflegetherapeuten darauf achten, daß die richtige Ausgangsstellung für jeden Bewegungsablauf hergestellt wird. Auch hier kommt es darauf an, Falsches zu vermeiden und Richtiges häufig zu wiederholen, damit der Patient lernt.

Spezielle Pflegeprobleme beim Hemiplegiker

Offensichtliche Einschränkungen – somatische Störungen

Das Hemiplegiesyndrom ist eine Gruppe von Krankheitssymptomen, die – je nach Ausprägung – sehr ins Auge fallen, weil sie für den Patienten mit teilweise erheblichen Behinderungen verbunden sind.

Allgemeine Symptome bei Hemiplegie

Je nach der Ursache der zentralen Störung (Infarkt, Tumor oder Hirntrauma), der betroffenen Hirnregion bzw. des Hirngefäßes und dem Ausmaß der Schädigung können sich die Krankheitszeichen in Konstellation und Ausprägung erheblich unterscheiden, d.h. nicht jedes der hier aufgeführten Symptome wird bei jedem Patienten vorhanden oder ausgeprägt beobachtbar sein.

Lähmung der Willkürmotorik und Verlust des normalen Haltungstonus

Willkürliche und gezielte Bewegungen sind mit der betroffenen Seite nicht möglich. Der Muskeltonus ist in der ersten Zeit der Erkrankung zu niedrig, um Bewegungen durchzuführen. Im weiteren Verlauf nimmt er besonders bei Bewegungsversuchen des Patienten oft über den normalen Bereich hinaus bis hin zur Spastik zu, so daß zielgerichtete Bewegungen weiterhin nicht möglich sind. Der Patient kann seinen Körper im ersten Krankheitsstadium meist nicht gegen die Schwerkraft (z.B. in einer aufrechten Sitzposition) halten, da die Muskulatur des Rumpfes ebenfalls betroffen ist und sich zur Stabilisierung des Rumpfes nicht kontrahieren kann. Im Sitzen fällt der Patient zur betroffenen Seite, wobei die betroffene Seite sich verlängert. Die Lähmung ist anfangs scheinbar schlaff und atonisch. Der Übergang in eine spastisch-hypertone Lähmung erfolgt fließend.

Beeinträchtigung der Oberflächensensibilität und/oder der Tiefensensibilität

Das Gefühl für die betroffene Seite kann vermindert sein oder sogar fehlen. Wenn diese Patienten auf ihrer betroffenen Seite liegen, haben sie manchmal das Gefühl, „in ein Loch" zu fallen. Zusätzlich können Parästhesien (Gefühlsmißempfindungen) in Form von ständigem Kribbeln, Stechen oder Berührungsüberempfindlichkeit in der betroffenen Seite auftreten.

Auftreten abnormer Reflexe

Reflexe, die physiologisch nur beim Neugeborenen und beim Säugling auftreten und die mit zunehmender Reifung durch Lernprozesse durch die Aktivität der Großhirnrinde gehemmt werden und verschwinden, treten wieder hervor. Dieser Vorgang ist eng mit dem Auftreten der Spastik verknüpft. Beispiele für diese (beim Erwachsenen) pathologischen Reflexe sind die positive Stützreaktion des Beines gegen die Schwerkraft, der ATNR (asymmetrisch-tonischer Nackenreflex) und der Greifreflex.

Verlust normaler Stütz- und Gleichgewichtsreaktionen

Der normale Erwachsene hat verschiedene, automatisch ablaufende Bewegungsprogramme erlernt, die ihm die Aufrechterhaltung des Gleichgewichtes und der aufrechten Körperhaltung ermöglichen. Beim Hemiplegiker sind die Stütz- und Gleichgewichtsreaktionen teilweise oder vollständig gestört. Diese Bewegungsprogramme sind jedoch für eine normale Willkürmotorik fundamental. Die daraus folgenden Gleichgewichtsstörungen machen ihm sicheres Sitzen, Stehen oder Gehen oft unmöglich.

Homonyme Hemianopsie

Durch eine Unterbrechung der Sehbahnen hinter dem Chiasma opticum (Kreuzung der Sehbahnen) kommt es zu gleichseitigen Gesichtsfeldausfällen. Bei beiden Augen fehlt entweder die rechte oder die linke Hälfte des Gesichtsfeldes. Diese Störung wird im

Gegensatz zum Neglect-Phänomen (siehe dazu den Abschnitt über das Neglect-Phänomen) durch das Drehen des Kopfes kompensiert.

Parese im Bereich des Nervus trigeminus

Die resultierende Störung der Sensibilität im Bereich des Gesichtes, der Schleimhäute des Auges, der Zunge und von Teilen des Nasen-Rachen-Raumes hat oft auch Probleme beim Sprechen und Schlukken zur Folge. Zusammen mit dem N. facialis ist der N. trigeminus mit seinen motorischen Anteilen auch für die Steuerung von Bewegungen des Unterkiefers beim Kauen verantwortlich, so daß bei einer Trigeminus-Parese auch Kaustörungen resultieren können.

Parese im Bereich des Nervus facialis

Durch die Innervationsstörungen der mimischen Muskulatur kommt es auf der betroffenen Seite zu einem hängenden Mundwinkel. Durch den fehlenden Lippenschluß können Speichel und Nahrungsreste aus dem Mund fließen und das normale Kauen ist erschwert. Das Unterlid des Auges kann ebenfalls herabhängen, so daß es zu einem ungenügenden Lidschluß mit Augentränen kommt. Zusätzlich besteht die Gefahr der Hornhautaustrocknung. Auch bei einer Facialis-Parese können Kaustörungen resultieren (Abb. 8).

Parese im Bereich des Nervus oculomotorius

Sie kann eine Augenwendung zur nicht betroffenen Seite, den sogenannten Herdblick bewirken, da die Augenbulbi in Richtung auf die Seite der Hirnläsion ausgerichtet sind.

Paresen im Bereich des Nervus hypoglossus und des Nervus glossopharyngeus

Die resultierende Einschränkung der Kieferbewegungen und der Zungenbewegungen bewirken Kau- und Schluckstörungen. Durch diese Störungen ist die normale Nahrungsaufnahme behindert. Zusätzlich ist eine erhöhte Aspirationsgefahr gegeben.

Offensichtliche Einschränkungen – Somatische Störungen

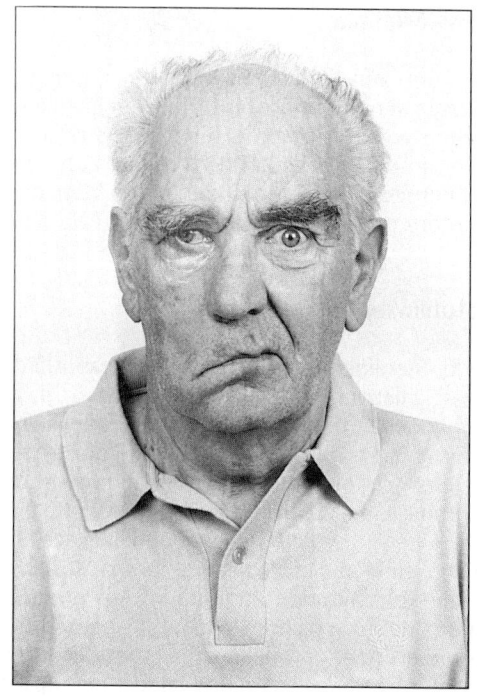

Abb. 8 Patient mit Facialisparese.

Sprach- und Sprechstörungen

Die Unfähigkeit zu sprechen oder Sprache zu verstehen fällt, obwohl die zugrunde liegenden Störungen zu den neuropsychologischen Störungen gehören, schnell auf.
Weitere Ausführungen dazu finden sich im Abschnitt über Sprach- und Sprechstörungen. Weitere Symptome, die nicht als eigentliche Symptome der Hemiplegie gelten, können z. B. einen frischen Hirninfarkt begleiten.

Bewußtseinsstörungen

Sie treten in Form von Somnolenz oder sogar komatösen Zuständen besonders in der Akutphase einer mit Hemiplegie einhergehenden Erkrankung auf. Die Ursache für die Bewußtseinsstörung ist meist das die Hirnläsion begleitende Hirnödem und der damit verbundene Hirndruck. Einige Mediziner betrachten die Dauer der Bewußtseinsstörung als einen prognostischen Parameter.

Urin- und Stuhlinkontinenz

Urin- und/oder Stuhlinkontinenz sind keine zwangsläufige Folgeerscheinung des Schlaganfalls bzw. einer Hemiplegie, da die Muskulatur im Beckenbodenbereich von den Lähmungserscheinungen beim häufigsten Hirninfarkt (der A. cerebri media) nicht betroffen wird. Meist handelt es sich um eine vorübergehende Symptomatik während der Akutphase, die zusammen mit den Bewußtseinsstörungen verschwindet. Eine längerdauernde Inkontinenz nach einem Schlaganfall wird von einigen Medizinern als prognostisch ungünstiger Faktor für eine Rehabilitation angesehen. Aus pflegerischer Sicht kann sich dieser Meinung nicht in jedem Fall angeschlossen werden, da sich besonders die unreflektiert fortgesetzte, langdauernde Bettruhe, Wahrnehmungsdefizite und andere neuropsychologische Störungen auf die Kontinenz auswirken. Diese Probleme sind einer gezielten Pflege und Therapie aber durchaus zugänglich. Weitere Hinweise finden sich im Abschnitt Ausscheiden.

Einschränkung der Selbständigkeit

Der gesunde Erwachsene ist fähig, im Bereich aller **ATL** (nach Juchli) für sich selber zu sorgen und seine Bedürfnisse zu erfüllen. Man spricht dabei von Selbstpflege. Der Hemiplegiker kann im Bereich einzelner **ATL** nicht für sich selber sorgen und ist von unserer Hilfe abhängig. Er benötigt also Krankenpflege.
Die Halbseitensymptomatik wirkt sich auf alle **Aktivitäten des täglichen Lebens** aus. Jede dieser **ATL** ist allen Menschen gemeinsam (Tab. 3). Sie müssen aber in Bezug auf Alter, Geschlecht, Entwicklungsstadium, Gesundheitszustand und soziokulturellen Hintergrund individuell betrachtet werden.

Offensichtliche Einschränkungen – Somatische Störungen

Tabelle 3 Die 12 Aktivitäten des täglichen Lebens (ATL) (nach Liliane Juchli, 1994)

Aktivitäten des Täglichen Lebens (ATL)	Erklärung und Bemerkungen
Wach sein und schlafen	Anpassung an den 24-Stunden-Rhythmus im Gleichgewicht von Wachen und Schlafen.
Sich bewegen	Aufrechterhaltung des Tonusgleichgewichts von Bewegung und Statik.
Sich waschen und kleiden	Verantwortung und Unabhängigkeit für die persönliche Pflege.
Essen und trinken	Aufrechterhaltung von genügender Nahrungs- und Flüssigkeitsaufnahme.
Ausscheiden	Regulierung des Ausscheidungsvorganges und Kontrolle der Ausscheidung.
Körpertemperatur regulieren	Erhaltung der Wärme-Kälte-Regulation.
Atmen	Aufrechterhaltung der Luftzufuhr (Sauerstoff) und der Kohlensäureabgabe.
Sich sicher fühlen und verhalten	Verhüten von Risiken, Gefahren und Schäden.
Raum und Zeit gestalten – arbeiten und spielen sich beschäftigen	Aufrechterhaltung des Gleichgewichts zwischen Aktivität und Passivität, zwischen Arbeit und Muße, Beziehung zur Umwelt.
Kommunizieren	Steuerung des Gleichgewichts zwischen Individualität und Sozialität, Rückzug und Interaktion, Selbstbeziehung und Fremdbeziehung.
Kind, Frau, Mann sein	Aufrechterhaltung der menschlichen Fortpflanzung und des Gleichgewichts zwischen männlichen und weiblichen Lebensbezügen.
Sinn finden im Werden, Sein, Vergehen, Selbstwerdung, Selbsttranszendenz, Sterben	Bewältigung von Lebens- und Entwicklungsprozessen, Umgehenkönnen mit Grenzen, Reifen entsprechend der konstitutionellen und individuellen Veranlagung; Bezug zur Religion.

Beim Hemiplegiker liegen zum Teil erhebliche Einschränkungen in der selbständigen Befriedigung dieser Grundbedürfnisse in nahezu allen Bereichen vor. Die dabei für den Patienten auftretenden Probleme umreißen gleichzeitig die Aufgabenstellung für die pflegerische Betreuung der Patienten. Viele dieser Aufgaben finden sich ebenfalls bei anderen Berufsgruppen in der Rehabilitation, so daß das gemeinsame pflegerische und therapeutische Vorgehen abgesprochen werden muß. **Die Rehabilitation erfordert gute interdisziplinäre Zusammenarbeit** besonders mit der Physiotherapie, der Ergotherapie, der Neuropsychologie und anderen Berufsgruppen.

Spastizität

Zentrale Lähmungen wirken anfangs schlaff, werden aber nach einer Latenz- bzw. Schockphase, die im Bereich von einigen Tagen bis hin zu mehreren Wochen liegt, manchmal sehr schnell, oft auch schleichend immer spastisch. Diese Spastizität muß nicht in jedem Falle sehr auffällig sein. Bei manchen Patienten ist Spastik nur unter bestimmten Bedingungen oder zu bestimmten Zeiten zu beobachten. Jede Form von Spastik beeinträchtigt jedoch die normale Bewegungsfähigkeit und verändert so auch die Wahrnehmung des eigenen Körpers. Zusätzlich erhöht sich mit der Ausbildung einer Spastik auch die Gefahr von Kontrakturen. Von Spastizität betroffene Muskulatur wird auch in ihrer Struktur umgebaut. Die tonische (langsame) Muskulatur, die mehr für Haltearbeit und Stabilität ausgelegt ist, nimmt zu, während die phasische (schnelle) Muskulatur, die für Bewegungen wichtig ist, zunehmend abgebaut wird.

Spastik erscheint häufig in ähnlicher Art und Verteilung. Sie betrifft Ketten synergistisch zusammenarbeitender Muskulatur. Die gleichzeitige Kontraktion dieser Muskelgruppen führt dann zu typischen, stets in gleicher Form auftretenden Fehlhaltungen, die das sogenannte spastische Muster darstellen.

Die beiden Hauptformen sind die Flexionsmuster (Beugespastik) bzw. die Extensionsmuster (Streckspastik), die bei allen Krankheitsbildern mit Hemiplegie in verschiedenen Kombinationen auftreten. Die beiden spastischen Grundmuster können auch in derselben Extremität rasch wechselnd auftreten.

Dieses spastische Muster zeigt sich in der Regel nicht sofort nach Auftreten einer Hemiplegie, sondern kann sich im weiteren Verlauf herausbilden. Es ist für jeden Pflegetherapeuten, der mit dem Patienten arbeitet wichtig, diese spastischen Muster zu kennen, um ein weiteres Einschleichen der Spastik zu verhindern. Bewegungsabläufe, die in diese Muster hineinführen oder entsprechend nahe der Muster verlaufen, müssen sicher vermieden werden, um dem Patienten keinen falschen Input zu geben. Die Spastik verhält sich in den verschiedenen Stadien der Krankheit nach einem auslösenden Ereignis unterschiedlich.

Pseudoschlaffes Stadium

Im ersten Stadium der Tonusentwicklung, dem pseudoschlaffen Stadium erscheint die betroffene Seite des Hemiplegikers zunächst atonisch bzw. schlaff. Man bezeichnet diese Phase aber als pseudoschlaffes Stadium, da selbst in dieser Phase der Muskelhypotonie durch Stimuli (falscher Input) diskrete unwillkürliche und unkontrollierte Muskelaktivität provoziert werden kann. Diese Muskelaktivität muß nicht unbedingt so ausgeprägt sein, daß sie sich in Form von Motorik zeigt. Sie ist aber auf jeden Fall auch ohne motorische Auswirkung ein Schritt auf dem Weg zur Ausbildung einer Spastik. Das Ausbleiben einer unerwünschten motorischen Reaktion kann Pflegekräfte und Therapeuten dabei in falscher Sicherheit wiegen. Auch ohne motorische Auswirkungen induzieren falsche Stimuli und Arbeiten bzw. Üben nahe der spastischen Muster Spastik. Deswegen müssen gerade in der pseudoschlaffen Phase falsche Stimuli unbedingt vermieden werden.

Das pseudoschlaffe Stadium ist für Pflege und Therapie besonders wichtig, weil in dieser Zeit, die in der Regel im Akutkrankenhaus verbracht wird, mit falscher Lagerung bzw. falschem Handling (=therapeutische Handhabung) die Spastizität „herangezüchtet" werden kann. Zudem ist die Schulter der betroffenen Seite während dieser Phase besonders empfindlich (s. Schulterprobleme) und bedarf deshalb spezieller Beachtung. Andererseits kann im pseudoschlaffen Stadium durch korrektes Vorgehen in der Pflege ein kontrollierter Muskeltonus und damit die Grundlage für angepaßte Haltung, Gleichgewichtsreaktionen und Willkürmotorik vorbereitet werden. Die Dauer des pseudoschlaffen Stadiums von ca. einer Woche bis zu einigen Monaten ist individuell unterschiedlich und unterliegt großen Schwankungsbreiten.

Spastisches Stadium

Im zweiten Stadium der Tonusentwicklung, dem spastischen Stadium hat sich die Spastik bereits deutlich herausgebildet. Der Übergang vom pseudoschlaffen Stadium zum spastischen Stadium, soll durch unsere pflegerische und therapeutische Arbeit von vorneherein nach Kräften verhindert werden. Trotzdem kommt es leider in der Regel zur Ausbildung von Spastik. Der Übergang vom pseudoschlaffen Stadium zum spastischen Stadium vollzieht sich fließend und unmerklich. Die Spastik verstärkt sich allmählich (neben dem Wegfall der zentralen Hemmung) über wiederholte falsche Stimuli und wird durch die häufige Wiederholung eingeschleift und gelernt. Das Vollbild des spastischen Musters entsteht. Im spastischen Muster sind normale Haltungs- und Gleichgewichtsreaktionen und eine funktionelle Willkürmotorik unmöglich. Ohne intensive und regelmäßige therapeutische Pflege kommt es durch die ausgeprägte Spastik schnell zu Kontrakturen, die eine weitere Rehabilitation des Patienten erheblich erschweren oder sogar verhindern können. Zudem wird die physiotherapeutische und ergotherapeutische Therapie durch eine bestehende Spastik erheblich erschwert.

Stadium der Restsymptomatik

Im dritten Stadium der Tonusentwicklung dem Stadium der Restsymptomatik haben sich die Lähmungserscheinungen aufgrund der Therapie und auch spontan teilweise zurückgebildet. Die Spastizität bildet sich nicht mehr wesentlich weiter aus. Die verbliebenen Krankheitsauswirkungen erscheinen nicht weiter therapierbar zu sein. Die Form und die Ausprägung der verbleibenden Restsymptomatik wird entscheidend davon geprägt, inwieweit der Patient gelernt hat, seinen Muskeltonus zu kontrollieren, d.h. seine Spastik zu hemmen. Viele Patienten lernen nach einem Hirninfarkt wieder gehen. Die Qualität des Gangbildes wird einerseits durch den Verlauf des therapeutischen Lernprozesses und andererseits durch die wiedergewonnene Fähigkeit des Patienten, seinen Muskeltonus zu kontrollieren bestimmt. Wann und ob das Stadium der Restsymptomatik erreicht ist, kann nur schwer beurteilt werden, da selbst nach Jahren des Stillstandes noch pflegerische und therapeutische Fortschritte möglich sind.

Spastische Muster

Die verschiedenen spastischen Muster der oberen Extremität (Schulter, Arm und Hand) und der unteren Extremität (Becken, Bein und Fuß) sollen nachfolgend beschrieben werden. Mögliche Reize sind kurz erwähnt und werden im Abschnitt über Lagerung und Handling genauer beschrieben.

Spastizität ist kein konstantes Phänomen. Man kann beobachten, daß die Spastik in Ruhe und ohne besondere Belastung in einem statischen Muster auftritt, oder daß der Patient in Ruhe sogar hypoton wirkt. Unter Belastung und Kraftanstrengung, bei Angst, Schmerzen und Hektik zeigt sie sich oft mehr ausgeprägt oder verändert in ein dynamischen Muster oder in Form einer assoziierten Reaktion (verbundene, begleitende spastische Reaktion bei starken Stimuli wie z. B. Husten, Niesen, Lachen, Gähnen, etc.).

Sowohl an der oberen wie auch an der unteren Extremität kann man ein spastisches Beugemuster und ein spastisches Streckmuster beobachten. An der oberen Extremität zeigt sich häufig eher das Beugemuster, da hier die Beugemuskulatur stärker entwickelt ist. Im Bereich der unteren Extremität ist häufiger das Streckmuster zu beobachten, weil die Streckmuskulatur im Bein ausgeprägter ist (Tab. **4–7**). Bei häufiger Wiederholung geeigneter (falscher!) Sti-

Tabelle **4** Spastisches Beugemuster der oberen Extremität

Obere Extremität	Beugemuster (häufig) Auslösung z. B. durch Dauerreiz in der Handinnenfläche (z. B. Handrolle oder Schaumgummiball)
Kopf	Zur betroffenen Seite geneigt und zur nicht betroffenen Seite gedreht.
Rumpf	Auf der betroffenen Seite verkürzt.
Schulter, Schulterblatt	Nach hinten an die Wirbelsäule und nach unten gezogen.
Arm	Oberarm adduziert und innenrotiert, Ellenbogen gebeugt und in Pronation.
Hand	Handgelenk gebeugt und zur Ulnarseite abgewinkelt, Daumen und Finger gebeugt.

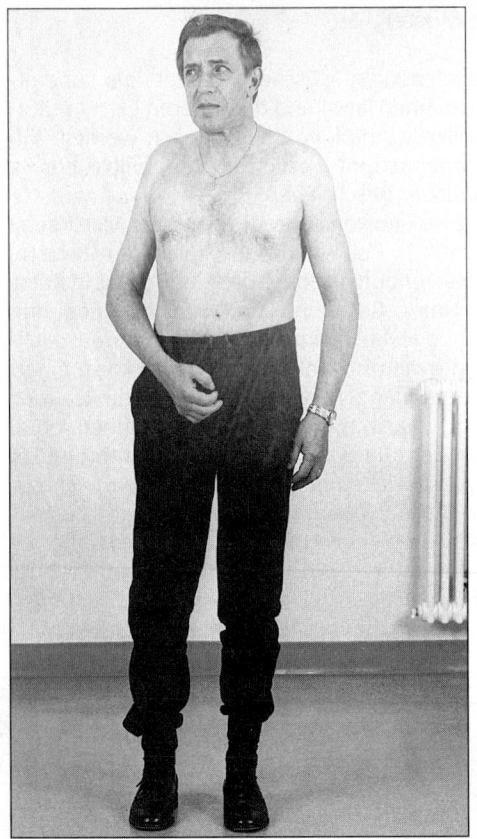

Abb. **9** Spastik: Beugemuster des Armes.

muli läßt sich aber jede Form der Spastik für die jeweilige Extremität provozieren (Abb. **9–12**).

Offensichtliche Einschränkungen – Somatische Störungen

Tabelle 5   Spastisches Streckmuster der oberen Extremität

Obere Extremität	Streckmuster (selten)
Kopf	Zur betroffenen Seite geneigt und zur nicht betroffenen Seite gedreht.
Rumpf	Auf der betroffenen Seite verkürzt.
Schulter, Schulterblatt	Nach vorne und nach oben gezogen.
Arm	Innenrotiert, adduziert und im Ellenbogengelenk gestreckt (gelegentlich auch leicht angehoben oder nach hinten gestreckt).
Hand	Handgelenk leicht gebeugt, Finger und Daumen gebeugt.

Tabelle 6   Spastisches Streckmuster der unteren Extremität

Untere Extremität	Streckmuster (häufig) Auslösung z. B. durch dauerhaften Sohlendruck im Vorfußbereich (z. B. Fußstütze oder Fußbrett)
Becken	Nach hinten und unten gezogen.
Hüftgelenk	Gestreckt.
Bein	Innenrotiert und adduziert.
Kniegelenk	Gestreckt.
Fuß	Plantarflektiert, Innenrand hochgezogen.
Zehen	Plantarflektiert, großer Zeh evtl. gestreckt.

Tabelle 7   Spastisches Beugemuster der unteren Extremität

Untere Extremität	Beugemuster (Fluchtreflex, selten) Auslösung z. B. durch Oberkörper-Hochlagerung (Hüftbeugung) u. Sohlendruck (Fußstütze).
Becken	Nach hinten und unten gezogen.
Hüftgelenk	Gebeugt.
Bein	Außenrotiert und abduziert.
Kniegelenk	Gebeugt.
Fuß	Dorsalflektiert, Innenrand hochgezogen.
Zehen	Gestreckt.

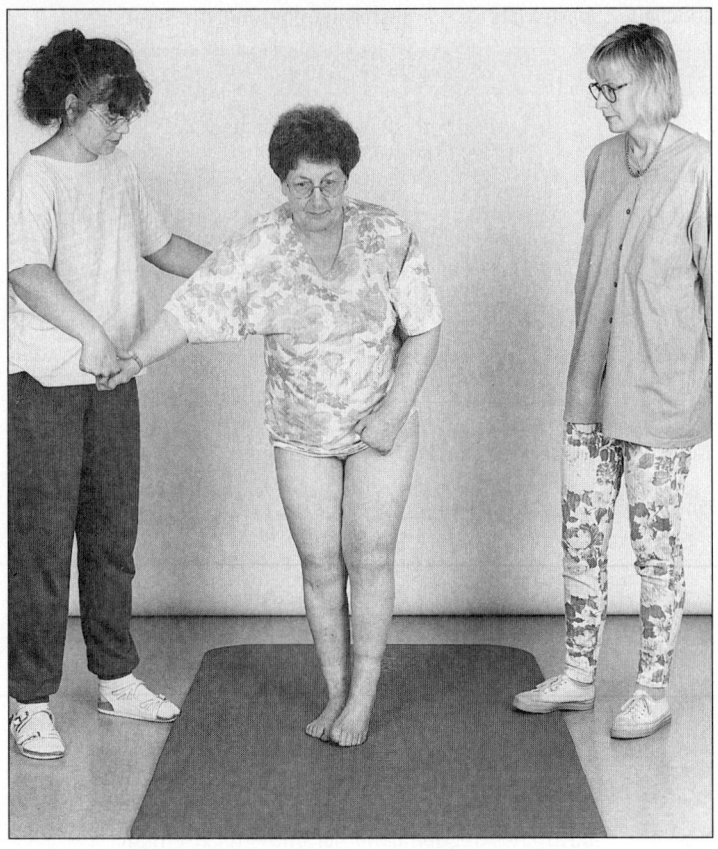

Abb. **10** Spastik: Streckmuster des Beines und Beugemuster des Armes.

Offensichtliche Einschränkungen – Somatische Störungen

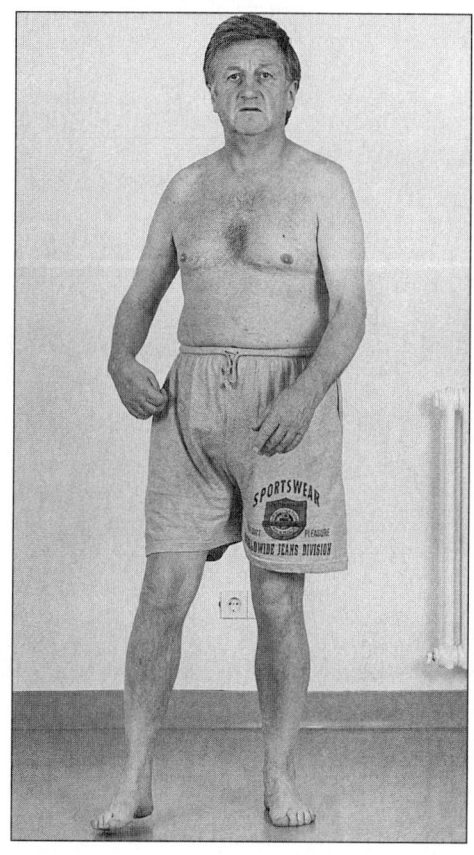

Abb. **11** Spastik: Streckmuster des Beines.

Spezielle Pflegeprobleme beim Hemiplegiker

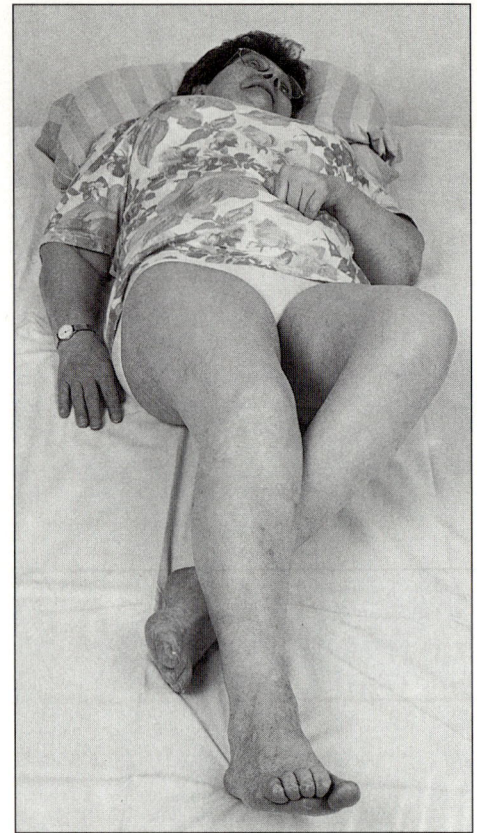

Abb. **12** Spastik: Beugemuster des Beines.

Zusammenfassung

- Spastik entwickelt sich im pseudoschlaffen Stadium der Tonusentwicklung und manifestiert sich im spastischen Stadium.
- Spastik ist im Stadium der Restsymptomatik kaum noch beeinflußbar.
- Spastik macht normale Haltungs- und Gleichgewichtsreaktionen und normale Bewegung unmöglich.
- Spastik kann über bestimmte Stimuli ausgelöst werden.

- Spastik kann über die Ausgangsstellung bzw. Lage beeinflußt (gefördert und gehemmt) werden.
- Spastik tritt in sich gleichartig wiederholenden statischen und dynamischen Beuge- und Streckmustern auf.
- Spastik setzt passiven Bewegungen Widerstand entgegen (je schneller die Bewegung, desto höher der Widerstand).
- Spastik bedeutet nicht willkürliche und kontrollierte Kraftentfaltung.
- Spastik verstärkt sich bei Angst, Schmerz, Hektik und einseitigem Kraftaufwand.

■ „Unsichtbare" Probleme – Neuropsychologische Störungen

Um die Probleme des Hemiplegikers nachvollziehen zu können, müssen wir uns in die für den Patienten so plötzlich veränderte Situation hineinversetzen. Eine Hemiplegie bewirkt aus heiterem Himmel eine vollständige Veränderung der Erlebniswelt und aller Lebensumstände des Patienten und läßt ihm keine Zeit zur langsamen Gewöhnung, Anpassung und Umstellung. Das Gehirn empfängt plötzlich von beiden Körperhälften unterschiedliche oder sogar widersprüchliche somatosensorische Informationen. Das kann beim Patienten zu Verwirrung führen. Er kann sich somit in Bezug auf seinen Körper und die Umwelt nur noch schwer orientieren.

Eine Schädigung der Hirnsubstanz hat also außer den offensichtlichen körperlichen Störungen oft noch wesentlich weitreichendere Folgen. Eine gesunde Versuchsperson kann sich zum Beispiel ohne Probleme anziehen, wenn sie eine halbseitige Lähmung simuliert. Das gilt auch für alle Patienten mit rein peripheren Lähmungen, z.B. nach Armplexusläsion. Ein Hemiplegiker mit neuropsychologischen Störungen hat meist auch mit seiner nicht gelähmten Seite Probleme bei der Bewegungsplanung und kommt deshalb nicht so gut oder gar nicht zurecht: der Bewegungsablauf ist gestört, die Reihenfolge der Handlungen kommt durcheinander, der Patient erkennt Kleidungsstücke nicht richtig, findet die Ärmellöcher auch für die gesunde Seite nicht bzw. vertauscht die Seiten des Kleidungsstücks, zieht die betroffene Seite „unordentlich" an, knöpft falsch, etc.

Bei der Pflege und Behandlung des Hemiplegikers darf deshalb auf gar keinen Fall übersehen werden, daß die Erkrankung dem Patienten zusätzlich zu den bekannten Krankheitserscheinungen weitere Probleme in Form von Wahrnehmungsstörungen und Hirnleistungsstörungen bereitet. Die Störungen von Wahrnehmung und Hirnleistung beeinflussen einander und sind deshalb nicht isoliert zu sehen.

Definition der Wahrnehmung

Wahrnehmung kann definiert werden als ein interaktiver Prozeß (zwischen Mensch und Umwelt) der gezielten, organisierten Informationssuche und Informationsentnahme aus den Informationsquellen der Umwelt und des eigenen Körpers und der Verknüpfung dieser Sinnesreize mit gespeicherten Vorerfahrungen und Daten. Die Wahrnehmung kann in Bezug auf den eigenen Körper und die Umwelt gestört sein.

Definition von Hirnleistungen

Hirnleistungen umfassen Funktionen, wie z.B. Gedächtnis und Lernen, Aufmerksamkeit und Konzentration, Sprechen und Verstehen, Lesen und Schreiben, Planen und Handeln. Komplexe Hirnleistungen bauen auf einer intakten Wahrnehmung auf.

Diese Probleme werden von Pflegetherapeuten und Angehörigen oft nicht als solche erkannt und deswegen fehlinterpretiert. Deshalb wird hier auch von „unsichtbaren" Problemen gesprochen, obwohl diese Störungen bei genauer Beobachtung durchaus erkennbar sind. Es handelt sich dabei um die neuropsychologischen Störungen oder Hirnleistungsstörungen. Neuropsychologische Störungen haben keine psychische Ursache, sondern sind durch die organische Hirnverletzung selber bedingt. Sie können alle komplexen Hirnleistungen, wie Sprache, Erkennen, Handlungsplanung und Ausführung, Aufmerksamkeit, Konzentration und Gedächtnisleistungen, etc. betreffen. Alle neuropsychologischen Störungen wirken sich, zwar in unterschiedlichem Ausmaß, aber immer auf die Selbstpflegefähigkeit des Patienten im Bereich der ATL aus.

Ziel dieses Kapitels ist es, diese auf den ersten Blick „unsichtbaren" Probleme für Pflegetherapeuten bekannter zu machen, damit schwer neuropsychologisch gestörte Patienten nicht zu unrecht mit Prädikaten wie z.B. dement, unkooperativ, interessenlos, faul oder

„Unsichtbare" Probleme – Neuropsychologische Störungen

sogar aufsässig belegt werden. Am Rande soll noch bemerkt werden, daß neuropsychologische Störungen bei Patienten mit Hirnschädigungen jeder Art und losgelöst von motorischen Beeinträchtigungen auftreten können.

Wenn sich ein hirngeschädigter abweichend von unseren Erwartungen verhält oder wenn der angestrebte Erfolg in der Pflege trotz planvollem und einheitlichem pflegerischen Vorgehen nicht eintritt, muß immer auch an ein mögliches Vorliegen neuropsychologischer Störungen gedacht werden! Leider lassen sich einige neuropsychologische Störungen nicht auf den ersten Blick erkennen, sondern können erst durch längere Beobachtung des Patienten in seiner Gesamtheit und seinen Aktionen und Reaktionen erschlossen werden. Die Erkennung neuropsychologischer Störungen ist zur Vermeidung von Überforderung und zur Anpassung von Pflege und Therapie an die individuelle Situation des Patienten unbedingt erforderlich.

Ein erkennbarer Erfolg der Pflege muß sich allerdings auch nicht unbedingt schnell einstellen. Es kann lange Phasen der Stagnation im Rehabilitationsverlauf geben, die aber nicht von Dauer sein müssen. In vielen Veröffentlichungen wird deutlich, daß eine Verbesserung von Funktionen und Leistungen bei entsprechender Therapie und therapeutischer Pflege noch nach mehr als 5 Jahren auftreten kann. Die „Regel", daß eine Besserung nur innerhalb der ersten 6 Monate nach dem akuten Krankheitsereignis stattfinden kann, wird heute zunehmend angezweifelt.

Neuropsychologische Störungen sind derart vielfältig, daß sie ein sehr umfangreiches und interessantes Thema für sich darstellen. Deshalb können hier nur einige häufige Störungen kurz überblickend aufgezählt und stichwortartig erläutert werden. Dabei gibt es deutliche Unterschiede zwischen den Störungsbildern je nach Lokalisation der Schädigung in den beiden Hirnhemisphären. Die sprachdominante Hirnhemisphäre ist beim Rechtshänder in der Regel die linke Hemisphäre.

Hemisphärenspezialisierung

Aufbauend auf der Erkenntnis, daß bei rechtshändigen Menschen Funktionen wie z.B. Sprechen, Verstehen, Lesen, Schreiben und Rechnen überwiegend in der linken Hirnhemisphäre angesiedelt sind, wurde die linke Hemisphäre lange Zeit als die „dominante Hemisphäre" bezeichnet.

Die Vorstellung von der Hemisphärendominanz wurde in den letzten Jahren zugunsten des Modells der Hemisphärenspezialisierung weitgehend verlassen. In Bezug auf komplexe Hirnleistungen arbeiten die beiden Hemisphären des Gehirnes mit unterschiedlichen Arbeitsschwerpunkten eng zusammen. Eine Läsion einer Hirnhemisphäre beeinflußt deshalb auch immer die Zusammenarbeit der beiden Hemisphären und somit die Hirnleistungen.
Die Hemisphärenspezialisierung steht im Zusammenhang mit der Händigkeit. Bei echten Linkshändern findet sich eine Umkehrung (Tab. 8) der angegebenen hemisphärenspezifischen Aufgaben.

Tabelle 8 Spezialisierung der Hirnhemisphären und Störungsbilder

Linke Hemisphäre	Rechte Hemisphäre
Aufgaben:	Aufgaben:
Analyse und Synthese, Konkretisierung: <ul><li>z. B. Planen einer Handlung durch Zusammensetzung einer Gesamthandlung aus vielen Handlungsteilen,</li><li>z. B. Zerlegen einer Lautfolge in Sätze und Worte</li></ul>	Ganzheitliche Operationen, Abstraktion: <ul><li>z. B. Bildhaftes Erkennen und abstrakte Vorstellung von Dingen (z. B. Bild „aller" Trinkgläser),</li><li>Erkennung von Situationen</li><li>Vorstellung vom eigenen Körper („Körperschema"),</li><li>z. B. Reihenbildung (Wochentage, Monate, Zahlenreihen, etc.),</li><li>z. B. Musische Fähigkeiten (Lieder, etc.)</li></ul>
• Merksatz zu den Aufgaben: „Wir erkennen die Bäume".	• Merksatz zu den Aufgaben: „Wir erkennen den Wald".
Merksatz zur gestörten Zusammenarbeit der beiden Hemisphären: „Wir erkennen den Wald vor lauter Bäumen nicht mehr".	
Beispiele zu Störungsbildern: <ul><li>Apraxien,</li><li>Aphasie.</li></ul>	Beispiele zu Störungsbildern: <ul><li>Agnosien,</li><li>Räumliche Orientierungsstörungen,</li><li>Neglect-Phänomen.</li></ul>

Häufige Störungsbilder

Apraxien

Unter Apraxie versteht man eine Störung der Fähigkeit zur koordinierten Handlung bzw. Bewegung. Sie wird nicht durch motorische Ursachen wie Lähmung, abnormalen Muskeltonus, Bewegungsstörungen (wie Tremor oder Chorea) und intellektuelle Beeinträchtigung, mangelnde Einsicht oder fehlende Kooperationsbereitschaft verursacht.

Gestört ist sowohl die sinnvolle Auswahl von Bewegungselementen oder Handlungselementen als auch die sinnvolle Aneinanderreihung dieser Elemente. Diese beiden Störungsaspekte bewirken die für alle Apraxie-Formen typische Entstellung der Bewegungen bzw. Handlungen (Parapraxien).

Ideomotorische Apraxie

Bei der ideomotorischen Apraxie kann der Patient einfache Bewegungsfolgen, die er spontan teilweise sogar beherrscht, auf Aufforderung und nach Demonstration nicht willentlich abrufen. So kann z.B. ein Patient, der spontan mit der nicht betroffenen Hand seinen Angehörigen nachwinkt, diese Winkbewegung nach Aufforderung und Demonstration nicht nachmachen.

Hier sind besonders die Patienten betroffen, die z.B. im Rahmen eines Anziehtrainings oder Eßtrainings wieder Bewegungsabläufe durch Imitation des Pflegetherapeuten bzw. anderer Therapeuten erlernen sollen. Es kommt dabei zu einer Fülle von Parapraxien (Bewegungsentstellungen) in Form von Ersatzbewegungen, Auslassungen, unnötigen Bewegungen und Bewegungswiederholungen (Perseverationen) (z.B. gleichförmige Waschbewegung immer auf derselben Stelle).

Betroffen sein können dabei sowohl die Gliedmaßen (Gliedmaßen-Apraxie) als auch das Gesicht (Gesichts-Apraxie, buccofaziale Apraxie). Pflegerisch bedeutet eine ideomotorische Gliedmaßen-Apraxie Probleme im Selbsthilfebereich (Waschen, Anziehen, etc.), während eine ideomotorische Gesichts-Apraxie Probleme beim Kau- und Schlucktraining und Störungen der Mimik (z.B. freundliches Lächeln mißlingt) zur Folge hat.

Ideatorische Apraxie

Die ideatorische Apraxie ist eine Störung der logischen Aneinanderreihung von Teilhandlungen zu mehrgliedrigen Handlungsfolgen. Der Patient kann Teilhandlungen, die er als Einzelhandlung sicher beherrscht, nicht in logischer Reihenfolge und mit den dazu benötigten Gegenständen ausführen. Der Patient versucht z.b. zuerst Marmelade auf das Brötchen zu streichen und es dann mit dem Kaffeelöffel aufzuschneiden. Die funktionsfremde Nutzung von Gegenständen (Kaffeelöffel als Messer) wird auch bei agnostischen Störungen beobachtet.

Bei diesen Patienten kommt es zu massiven Einschränkungen im Bereich der Selbständigkeit (Körperpflege, Anziehen, Essen, Kontinenz), die durch die halbseitige Lähmung allein nicht erklärt werden können. Die Inkontinenz beim Hemiplegiker kann z.B. die Folge einer Apraxie sein. Schwesternrufanlagen in Krankenhäusern werden häufig über ein Multifunktionsteil eingeschaltet, das u.a. auch zur Bedienung eines Zimmer- und der Lesebeleuchtung, des Fernsehgerätes, des Telefons und eventuell anderer technischer Geräte mitbenutzt wird. Selbst wenn ein Pflegetherapeut dem Patienten die Klingel in ihrer Funktion demonstriert, wird der sie bei einer ideatorischen Apraxie trotz intensiver Bemühungen nicht nutzen können, wenn er z.B. auf die Toilette muß. Er kann sie entweder in ihrer Funktion als Klingel nicht erkennen und bricht nach einigem Suchen nach einer Klingel ratlos ab oder er drückt immer wieder auf den falschen Knopf und schaltet dadurch z.B. nur das Radio ein und aus.

In der Therapie der Apraxien sind Ergotherapie und Physiotherapie besonders gefordert. Die gestörten Bewegungs- und Handlungssequenzen werden dabei in kleine Teileelemente zerlegt und Schritt für Schritt wieder zu komplexeren Bewegungs- und Handlungsabläufen zusammengebaut. Die Pflege kann die Therapie hierbei besonders im Selbsthilfebereich (Körperpflege, Anziehen, Essen) mit therapeutischer Pflege unterstützen, indem mit viel Ruhe und Geduld und ohne den Patienten mit komplexen Aufgaben zu überfordern gearbeitet wird. Es kommt darauf an, zu den bereits sicher gelernten Handlungen bzw. Bewegungen in kleinsten Teilschritten neue Elemente zu üben, bis der Patient diese beherrscht. Anfangs sollte dazu höchstens ein vertrauter Gegenstand bzw. Hilfsmittel (z.B. Zahnbürste) eingesetzt werden. Später können komplexere Gegenstände (z.B. Besteck, Kleidung, etc.) in die Übungen einbezogen werden. Bei der Übung im Selbsthilfebereich kommt es wie im ganzen Bobath-Konzept weniger auf Erklären und Zeigen (es besteht ja beim Patienten gerade eine Störung des Nachmachens!) als auf Bewegungslernen mit Spürinformationen durch Führen des Patienten an. Da Apraxien überwiegend bei Schädigung der sprachdominanten Hemisphäre vorkommen, treten sie häufig zusammen mit einer Sprachstörung auf.

Agnosien

Unter Agnosie versteht man alle Störungen des Erkennens, die nicht auf Einschränkungen der Sehleistung oder einer allgemeinen geistigen Beeinträchtigung wie z. B. Demenz beruhen. Die Abgrenzung zu echten Sehstörungen und intellektuellen Einschränkungen kann dabei sehr schwierig sein und erfordert eine gezielte Diagnostik und gute Beobachtung im Verlauf. Die komplexe Leistung des Erkennens kann in vielen verschiedenen Bereichen gestört sein. Agnostische Störungen werden eher Läsionen der nicht dominanten Hemisphäre (also meist der rechten Hemisphäre) zugeordnet.

Objektagnosie

Bei der Objektagnosie handelt es sich um eine Störung des visuellen Erkennens von Gegenständen. Bei nicht zu ausgedehnten Störungen kann der Patient den Gegenstand evtl. noch erkennen, wenn er ihn in die Hand nimmt. Die Gegenstände werden zwar in allen ihren Merkmalen normal gesehen und bemerkt. Die einzelnen Merkmale und Eigenschaften können aber nicht mit einem bekannten Objekt in Verbindung gebracht werden. Zusätzlich können alle Erfahrungen zur praktischen Nutzung dem Patienten nicht mehr zugänglich sein. Die Funktion des Objektes bleibt dem Patienten unklar. Einander recht ähnliche Objekte werden vom Patienten besonders oft verwechselt. Ein Patient benutzt z. B. die Zahnbürste als Kamm oder den Löffel als Messer und benennt diese Gegenstände auch falsch.

Störungen der Gesichtswahrnehmung (Prosopagnosie)

Eine besondere Form der Objektagnosie ist die Störung der Gesichtererkennung. Die Fähigkeit, vertraute Gesichter zu erkennen und zu unterscheiden ist eingeschränkt. In der Praxis kann das bedeuten, daß ein Patient Angehörige wie z. B. die eigene Ehefrau nicht erkennt. Auch Pflegetherapeuten, die ihn lange gepflegt haben, kann er nicht am Gesicht identifizieren. Die Erkennung von Personen erfolgt dann über andere Merkmale, wie z. B. die Stimme, die Kleidung, etc.

Anosognosie

Bei der Anosognosie handelt es sich um ein fehlendes Erkennen der eigenen Situation, insbesondere des eigenen Krankseins. Sie ist ein wichtiges Teilsymptom des Neglect-Phänomens. Es ist umstritten, ob zusätzlich zur hirnorganischen Schädigung auch psychische Verdrängungsvorgänge dabei eine Rolle spielen. Der Patient überschätzt trotz wiederholter Mißerfolgserlebnisse seine Situation und seine Fähigkeiten. Für jeden Mißerfolg findet er eine „Erklärung", die für uns im ersten Moment oft einleuchtend klingt. Auf die Frage, warum er nicht aufstehen kann, antwortet er: „Ich bin ja immer im Bett festgebunden" oder „Ich kann nicht aufstehen, weil ich sehr müde bin". Wenn man dem Patienten dann seine Defizite beweisen will, reagiert er ärgerlich oder wird unruhig und unsicher, läßt sich aber keinesfalls überzeugen.

> **Schweregrade der Anosognosie** (nach Berlit 1991):
>
> Grad 1: Bemerkt Ausfall nicht – fühlt sich gesund.
> Grad 2: Bemerkt den Ausfall nicht, aber die resultierenden Folgen (z. B. Anstoßen).
> Grad 3: Bemerkt veränderte Umgebung.
> Grad 4: Bemerkt Funktionsstörung, ohne sie zuordnen zu können.
> Grad 5: Bemerkt Funktionsstörung, ordnet sie falsch zu („Erklärungen").
> Grad 6: Volle Einsicht in die Funktionsstörung.

Räumliche Orientierungsstörungen

Unter räumlichen Orientierungsstörungen versteht man Störungen, durch die die dreidimensionale Welt mit allen darin vorkommenden Objekten, ihrer räumlichen Ausdehnung und die räumlichen Beziehungen zwischen Objekten (wie z. B. vor, hinter, neben, auf, unter, hinein, durch, usw.) nicht richtig erfaßt werden. Räumliche Orientierungsstörungen werden Schädigungen der nicht dominanten Hirnhemisphäre (also meist der rechten Hemisphäre) zugeordnet.

Störungsbereiche bei Raumsinnstörungen:

- visuell-räumliche Wahrnehmung,
- Wahrnehmung des eigenen Körpers,
- visuelle Raumoperationen und konstruktive Leistungen.

Visuell-räumliche Wahrnehmung

Hier kommt es zu Störungen der Einschätzung von Strecken, Entfernungen, Größenverhältnissen und Winkeln. Der Patient ist beispielsweise nicht in der Lage, aus der Stellung der Uhrzeiger zueinander die Uhrzeit zu erfassen, während er eine Digitaluhr ohne Schwierigkeit ablesen kann.

Wahrnehmung des eigenen Körpers

Die Körperlängsachse verschiebt sich hier scheinbar zur betroffenen Seite hin, so daß der Patient sich im Sitzen und Stehen ständig zur betroffenen Seite hin schiebt und drückt, um vermeintlich im Gleichgewicht und in seiner (verschobenen) Senkrechten zu bleiben (auch das Pusher-Syndrom). Zusätzlich weiß der Patient oft nicht, wo und in welcher Stellung sich seine Körperteile bzw. Extremitäten befinden. Auf die Aufforderung, mit der nicht betroffenen Hand seine betroffene Schulter zu berühren, wird der Patient z.B. sein Gesicht oder seinen Rumpf berühren.

Visuelle Raumoperationen und konstruktive Leistungen

Visuelle Raumoperationsstörungen sind mit konstruktiven Störungen (konstruktive Apraxie) eng verbunden. Raumwahrnehmung und Raumoperationen, wie z.B. Drehung, Klappung oder Spiegelung eines Gegenstandes müssen zunächst in der Vorstellung des Patienten vollzogen werden, damit die Handlung entsprechend geplant und ausgeführt werden kann. Zum korrekten Einschalten einer Herdplatte muß z.B. der richtige Schalter auf der im rechten Winkel zur Herdplattenfläche stehenden Bedienungsblende benutzt werden. Die symbolische Darstellung der vier Herdplatten neben den Schaltern muß richtig gedeutet (visuell-räumliche Wahrnehmung) und gedanklich durch Klappung auf die Ebene der Herdplatten umgesetzt (Raumoperation) werden.

Raumoperationen sind Basisleistungen, die für konstruktive Vorgänge (aus einzelnen Teilen ein Ganzes schaffen) benötigt werden. Gestört ist nicht nur das Zusammensetzen von Teilen zu einem Ganzen. Auch beim Zeichnen von Gegenständen aus dem Alltag zeigen sich Defizite in der räumlichen Vorstellung und in der Anordnung verschiedener Teile zueinander (Abb. 13).

Es wird deutlich, daß Patienten mit Störungen räumlich-konstruktiver Leistungen im Bereich der **Aktivitäten des täglichen Lebens** (Anziehen, Nahrungsvorbereitung) besonders behindert

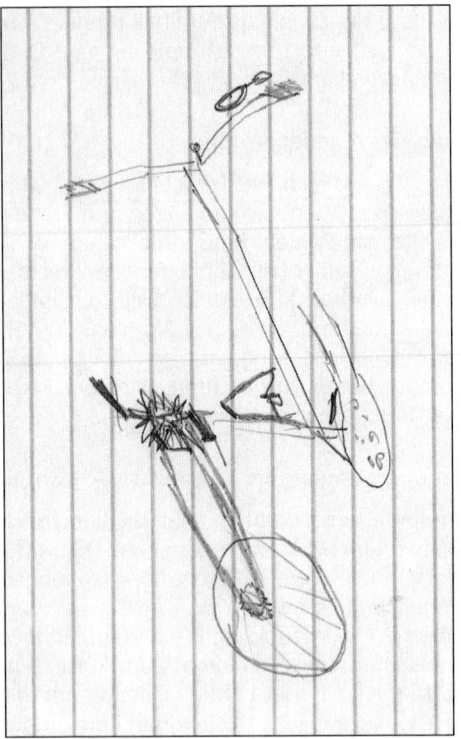

Abb. **13** Räumliche Orientierungsstörung, Störung konstruktiver Leistungen. 52jähriger Patient mit rechtshirnseitigem Infarkt, von Beruf Dipl.-Ing. Maschinenbau. Auftrag: Zeichnen Sie ein Fahrrad! Der Patient benötigt viel Zeit, ist aber mit dem Ergebnis zufrieden.

sind. Komplexe räumliche Vorgänge wie z. B. Anziehen, Öffnen von Portionspackungen, Ein- und Ausgießen von Flüssigkeiten, etc. sind für den Patienten kaum zu bewältigen, obwohl die Motorik bisweilen kaum beeinträchtigt ist. Der Patient verwechselt Vorder- und Rückseite der Kleidungsstücke, fährt mit dem Arm durch die Halsöffnung und steht rat- und hilflos vor für ihn motorisch lösbaren Aufgaben. Ohne Kenntnis der neuropsychologischen Störung sind hier Fehlinterpretationen des Patientenverhaltens nur zu leicht möglich.

Hier sind gezielte pflegetherapeutische, krankengymnastische und ergotherapeutische Maßnahmen besonders beim Ankleiden des Patienten und beim Essen ein wichtiger Therapieansatz.

Neglectphänomen

Das Neglectphänomen (engl. to neglect = vernachlässigen, nicht beachten) oder auch die Halbseiten-Unaufmerksamkeit ist eine neuropsychologische Störung, die bevorzugt bei Läsionen der nicht sprachdominanten Hemisphäre (also meist der rechten Hemisphäre) auftritt.

Ein Patient mit Neglectsyndrom wird neue und bedeutungsvolle Reize, die der betroffenen (der Hirnläsion gegenüberliegenden) Seite entgegengebracht werden:

- nicht beachten,
- sich ihnen nicht zuwenden,
- nicht darauf reagieren,

ohne daß sensorische oder motorische Defizite dieser Seite vorliegen müssen.

Die verschiedenen Aspekte bzw. Teilsymptome des Neglectphänomens treten bei jedem betroffenen Patienten in unterschiedlicher Ausprägung auf. Einige der genannten Symptome können auch fehlen. Nach Cramon (1988) lassen sich die Symptome des Neglectphänomens in 3 Gruppen einteilen:

1. Vernachlässigungsphänomene sind Störungen:

- in der Auswertung visueller Reize,
- in der Auswertung akustischer Reize,
- in der Auswertung von Berührungs- und Bewegungsreizen.

Spezielle Pflegeprobleme beim Hemiplegiker

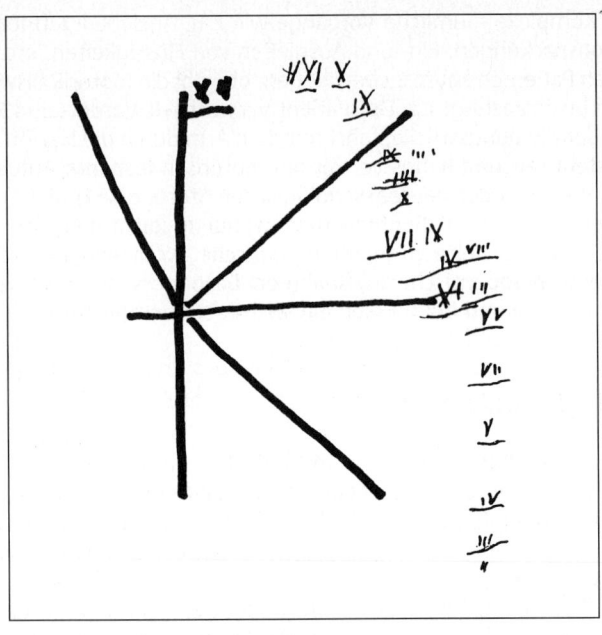

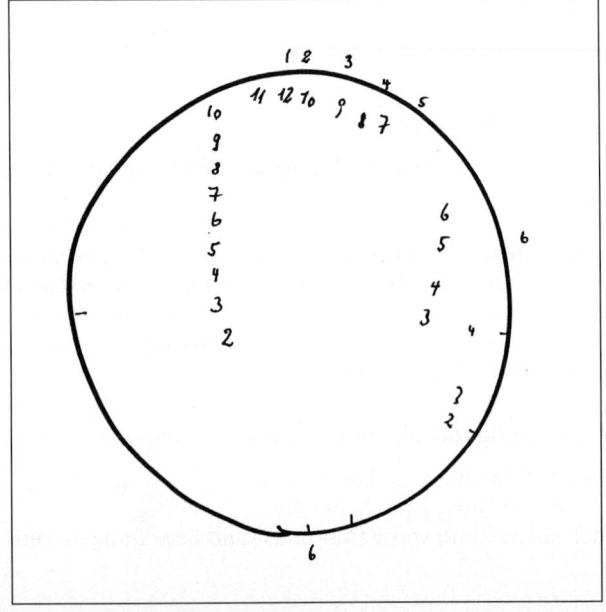

„Unsichtbare" Probleme – Neuropsychologische Störungen

Optische, akustische und sensomotorische Reize von der betroffenen Seite werden (bei intakten Sinnesorganen!) nicht beachtet:

▶ Der Patient stößt mit der betroffenen Seite häufig an Hindernissen und am Türrahmen an oder fährt mit dem Rollstuhl immer wieder dagegen.
▶ Wenn Besucher (selbst Angehörige) auf der betroffenen Seite stehen und ihn ansprechen, bemerkt es der Patient nicht oder verzögert, dreht den Kopf nicht und reagiert nicht oder verzögert. Evtl. sucht der Patient auf der nicht betroffenen Seite nach der Quelle der Stimme, die ihn anspricht.
▶ Wenn er auf der betroffenen Seite berührt und geschüttelt wird, reagiert er nicht oder verzögert. Selbst Schmerzreize (wenn z. B. die betroffene Hand in die Speichen des Rollstuhles gerät) werden manchmal nicht beachtet.

2. Störungen der Repräsentation betreffen:

- den eigenen Körper (Körperschemastörung),
- den äußeren Raum.

Die betroffene Körperhälfte und die Welt auf der betroffenen Seite existieren für den Patienten nicht oder er beachtet ihre Existenz nicht:

▶ Der Patient wäscht, rasiert und bekleidet die betroffene Körperhälfte nicht oder nur unordentlich, er zeichnet seinen Körper nur zur Hälfte (manchmal auch mit zwei Armen bzw. Beinen auf der nicht betroffenen Seite). Auf Aufforderung, den betroffenen Arm zu heben, wird manchmal der nicht betroffene Arm gehoben oder der Arm des Pflegetherapeuten ergriffen und hochgehoben.
▶ Der Patient zeichnet von einfachen Vorlagen Gegenstände und Personen nur zur Hälfte ab oder vereinfacht die Zeichnung auf der betroffenen Seite. Vertraute Orte wie z. B. das eigene Wohnzimmer werden aus dem Gedächtnis heraus auf der betroffenen Seite ungenau bzw. unvollständig beschrieben.

◁ Abb. 14 Neglectphänomen. Gleicher Patient wie bei Abb. 13 **a** 1. Auftrag: Zeichnen Sie ein Zifferblatt (keine Vorgabe!) Der Patient korrigiert die Ziffern mehrfach, bemerkt zum Schluß, daß die I nach oben gehört hätte. Kommentar: Zeichnen Sie in den vorgegebenen Kreis ein Zifferblatt! Kommentar: „Diesmal hat es geklappt!"

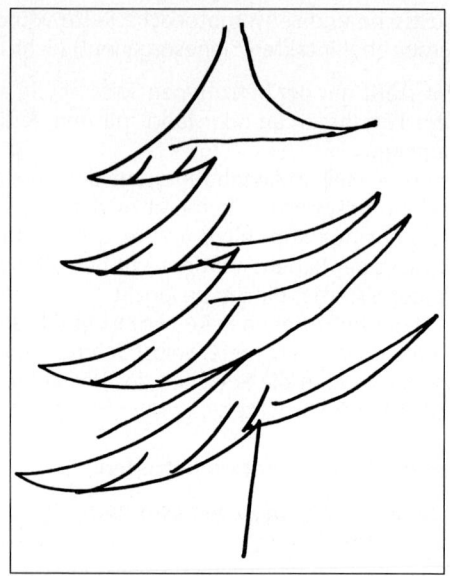

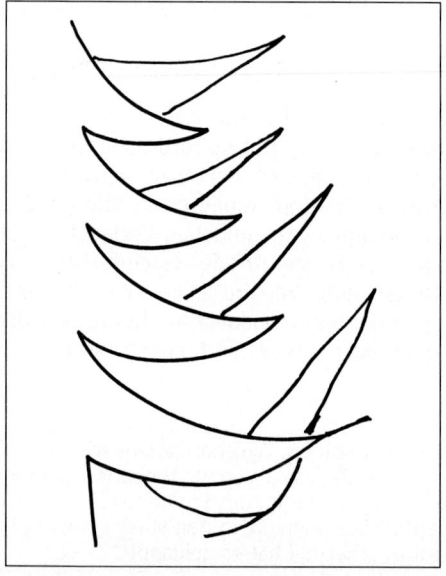

„Unsichtbare" Probleme – Neuropsychologische Störungen

▶ Der Patient ißt den Teller nur auf der nicht betroffenen Seite leer, beschwert sich über zu kleine Portionen und möchte Nachschlag haben (wenn man den Teller umdreht, ißt er weiter). Er sucht den Kaffee, der auf der betroffenen Seite steht, vergeblich, etc.

3. Anosognosie bedeutet:

- die eigene Krankheit,
- die eigenen Fähigkeiten

werden nicht korrekt wahrgenommen und eingeschätzt.

▶ Der Patient nimmt die Tatsache krank zu sein nicht wahr, will immer aufstehen und gehen, obwohl er gelähmt ist. Wenn er merkt, daß er nicht gehen kann, benutzt er Erklärungen wie: „ich bin heute einfach zu müde" oder „irgend jemand hat mich festgehalten".

▶ Seine gelähmten Extremitäten „gehören ihm nicht". Von seinem betroffenen Arm behauptet er z. B.: „Der Arm da ist aus Holz, den hat mir der Notarzt im Krankenwagen angeschraubt".

▶ Einige Patienten geben ihrem betroffenen Arm bzw. Bein (als indirekte Folge des Neglects) einen Namen („Das ist Egon") und distanzieren sich so davon. In Einzelfällen kann es zur Wut und Aggressivität gegenüber den betroffenen Extremitäten kommen. Manche Patienten schlagen wiederholt ihren betroffenen Arm.
Die Patienten mit einer Neglect-Symptomatik lassen sich selbst durch eigenen Augenschein nicht überzeugen. Zeigt bzw. beweist man diesen Patienten ihre Ausfälle, so reagieren sie mit Unruhe, Unsicherheit oder Ärger, weil sie ihre feste Überzeugung nicht ändern können. Sie erfahren über ihre Wahrnehmung trotz intakter Sinnesorgane abhängig vom Schweregrad des Neglects nichts von „der anderen Seite" und können unseren „Beweisen" deshalb nicht glauben.
Auf den abgebildeten Zeichnungen von Patienten ist das Neglect-Phänomen gut zu erkennen (Abb. **14** u. **15**).

◁ Abb. **15** Neglectphänomen. Patient mit rechtshirnseitigem Infarkt mit Neglectphänomen. Auftrag: Vervollständigung der in der Abbildung jeweils oben vorgegebenen Tannenbäume. Kommentar des Patienten: „Das ist nicht ganz symmetrisch, aber das ist in der Natur ja auch nicht so!"

Rehabilitationsprozeß beim Neglectpatienten

Der Rehabilitationsprozeß beim Neglectpatienten dauert wesentlich länger, als bei Patienten ohne Neglect. Alle Beteiligten müssen besonders viel Geduld im Umgang mit dem Patienten haben. Das wird durch die Ungeduld und fehlende Krankheitseinsicht der Patienten nicht gerade erleichtert. Zur Pflege und Therapie des Neglectpatienten gelten im besonderen Maße die Prinzipien des Bobath-Konzeptes, wie sie u. a. in diesem Buch beschrieben werden. Dabei ist die Stimulation und Einbeziehung der betroffenen Seite über alle Sinneskanäle (taktilkinästhetisch, auditiv und visuell) bei allen Aktivitäten hier besonders wichtig. Ziel beim Neglectpatienten ist es, die betroffene Seite für den Patienten immer wieder erfahrbar und damit wieder wahrnehmbar zu machen.

Beim Neglectphänomen ist die Intensivierung der Körperwahrnehmung der vernachlässigten Seite über (taktil-kinästhetische) Spürinformationen eine besonders wichtige therapeutische Möglichkeit. Das Spüren der vernachlässigten Seite als Input beeinflußt und vervollständigt das Körperschema mit der Zeit. Im Rahmen der Körperpflege kann der Patient seinen Körper wieder erfahren lernen, wenn der Pflegetherapeut den nicht betroffenen Arm des Patienten über die gesamte betroffene und vernachlässigte Seite führt und den Patienten dabei intermittierend zufassen läßt. Der betroffene Arm bzw. das betroffene Bein müssen konsequent vom Patienten mit der bilateralen Armführung (Handling) bewegt werden. Wichtig ist es, hier gegenüber dem Patienten nicht zuvorkommend zu sein. Indem man dem Patienten „zuvor kommt", erfährt er nichts über seine betroffene Seite und die vollzogene Pflege wirkt für ihn wie nicht nachvollziehbare Magie. Hier muß der Pflegetherapeut mit viel Geduld immer wieder daran erinnern und darauf bestehen, daß der Patient (eventuell mit Hilfe durch Führung der nicht betroffenen Seite) selber tätig wird.

Wichtig ist es auch, den vernachlässigten Arm immer im Blickfeld des Patienten zu lagern damit er sich damit auseinandersetzen muß. Der vernachlässigte Arm ist besonders verletzungsgefährdet. Die Patienten setzen sich darauf und erzeugen so Stauungen und Druckschädigungen im Handbereich (mit Auswirkungen ähnlich einer Sudeckschen Reflexdystrophie). Die Hand kann sogar in die Speichen des Rollstuhles geraten und erheblich verletzt werden, ohne daß der Patient (bei erhaltener Sensibilität!) reagiert. Deshalb muß der betroffene Arm des Patienten in jeder Situation sicher gelagert werden. Bei Transporten im Rollstuhl liegt er auf einem Rollstuhltisch, bei allen therapeutischen und sonstigen Aktivitäten am Tisch wird er immer auf die Tischplatte gelagert.

Wenn der Patient von der betroffenen Seite her angesprochen wird, reagiert er oft überhaupt nicht, obwohl die Sinnesorgane intakt sind. Dann muß die Ansprache zunächst mehr von vorn erfolgen und langsam (solange der Patient mit der Aufmerksamkeit folgt und reagiert) auf die betroffene Seite hin ausgedehnt werden.

Sicherheit

Für die Sicherheit des Neglectpatienten ist es (im Gegensatz zum Vorgehen bei Patienten ohne Neglect) besonders wichtig, die Klingel immer auf die nicht betroffene Seite zu legen oder sie ihm sogar in die Hand zu geben, damit der Patient sie im Bedarfsfall auch finden kann. Auf seiner betroffenen Seite wird der Patient niemals danach suchen!

Gestaltung der Umgebung

Die anregende Gestaltung der Umgebung ist für den Neglectpatienten besonders wichtig, um ihm immer wieder zur Auseinandersetzung mit seiner betroffenen Seite herauszufordern (s. Gestaltung der Umgebung).

Orientierung

Die Orientierung in einem Gebäude ist für einen Neglectpatienten erheblich erschwert. Wege zur Röntgenabteilung, zur Physiotherapie etc. kann er sich nur schwer merken, weil der Hinweg (eine Seite des Flures) für ihn anders aussieht, als der Rückweg (andere Seite des Flures)! Deshalb braucht er selbst bei geringer motorischer Beeinträchtigung oft über längere Zeit eine Begleitung, die ihm bei der Orientierung hilft.

Pushersyndrom

Eine kleine Gruppe der Hemiplegiepatienten zeigt trotz aller pflegerischen und therapeutischen Bemühungen wenig Fortschritte in der Rehabilitation und hat auch wenig Erfolg beim Gehenlernen. Diese Gruppe von Patienten hat mehrere Symptome gemeinsam, die P. Davies unter der Bezeichnung Pushersyndrom zusammengefaßt hat (Davies 1986).

Das Pushersyndrom tritt oft (aber nicht immer) bei der Schädigung der nicht sprachdominanten Hirnhemisphäre auf, bei Rechtshändern also bei Schädigung der rechten Hemisphäre verbunden mit einer linksseitigen Lähmung.

Das auffälligste Symptom gibt dem Syndrom auch seinen Namen: die Patienten drücken bzw. schieben (engl. to push = drücken, schieben) ihren Körper aus jeder Stellung (Liegen, Sitzen, Stehen) auf die betroffene Seite und nach hinten. Der Druck zur betroffenen Seite und nach hinten nimmt zu, je höher die Ausgangsstellung ist (Stehen > Sitzen > Liegen). Diese Fehlhaltung kann (wenn überhaupt) nur gegen erheblichen Widerstand zur Mitte hin korrigiert werden. Der Patient selber empfindet seine Haltung nicht als verändert und bemerkt auch sein Drücken zur betroffenen Seite nicht (Abb. **16a** und **b**).

Weitere auffällige Symptome:

- Vernachlässigung der betroffenen Körperseite (Neglectphänomen),
- der Patient empfindet sich selbst oft nicht als krank (Anosognosie),
- der Patient richtet in jeder Situation (Bett, Eßtisch, Bad, usw.) ein Chaos um sich herum an, das Ausdruck seiner chaotischen inneren Situation ist,
- die Stimme klingt monoton, der Gesichtsausdruck fehlt oft völlig,
- der Patient will sich bei Annäherung an eine Sitzgelegenheit schon setzen, wenn er ihr noch nicht nahe genug ist, bzw. sich noch nicht gedreht hat (räumliche Orientierungsstörung),
- Die Geschicklichkeit bei komplexen Aufgaben ist auch auf der nicht betroffenen Seite eingeschränkt (Apraxie).

„Unsichtbare" Probleme – Neuropsychologische Störungen

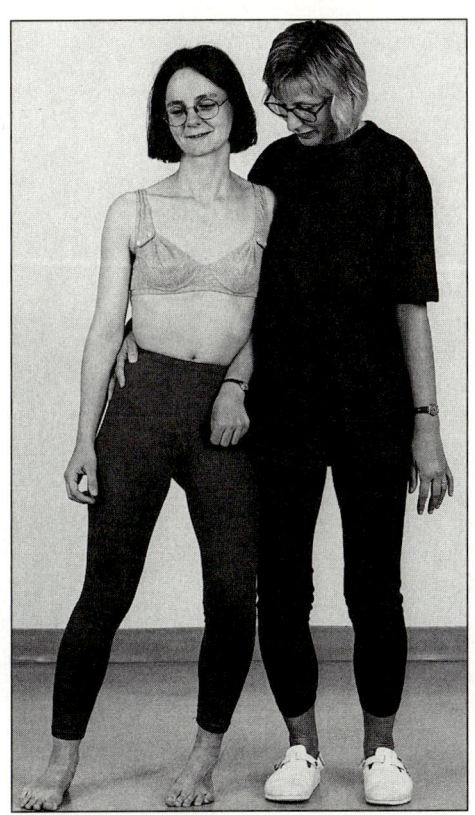

Abb. **16a** Patientin mit Pushersymptomatik im Stehen.

PRAXIS

Pflege bei Pushersyndrom

Bei der Pflege von Patienten mit Pushersyndrom ist (ähnlich wie beim Neglectpatienten) besonders viel Geduld erforderlich. Der Patient kann aufgrund seiner Störung nicht so rasche Fortschritte machen wie andere Patienten. Der Patient braucht für alle Verrichtungen wesentlich mehr Zeit und ist sehr rasch überfordert. Überforderungssituationen überspielt er entweder mit einem ablenkenden Redefluß und „erklärt" sein momentanes Versagen oder er reagiert aggressiv gegen die Pflegetherapeuten oder sich selbst.

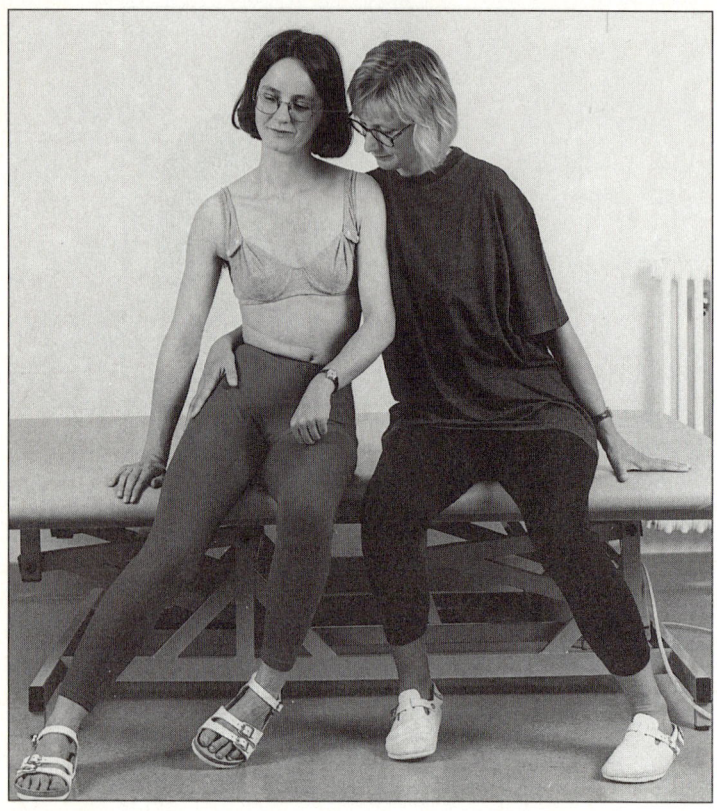

Abb. **16b** Patientin mit Pushersymptomatik im Sitzen.

Während aller Pflegemaßnahmen, bei den **ATL** und bei jeder anderen Gelegenheit soll der Patient so viele Umweltreize wie möglich in jeder Wahrnehmungsmodalität (taktilkinästhetisch, visuell und auditiv) über seine betroffene Seite erfahren. Wichtig ist es auch, den Patienten in Bewegung zu bringen, da das „Pushen" in Bewegung nachläßt. Das Ziel ist, sein gestörtes Körperschema durch Informationen der betroffenen Seite wieder herzustellen.

Sprach- und Sprechstörungen

Sprachstörungen nach bereits vollzogenem Spracherwerb werden als Aphasien bezeichnet. Im amerikanischen Sprachgebrauch die Bezeichnung Dysphasie üblich. Sprechstörungen bezeichnet man als Dysarthrien.

Aphasie

Die Aphasie ist eine zentral bedingte Sprachstörung und erstreckt sich auf alle sprachlichen Modalitäten:

- Sprechen (Sprachproduktion),
- Schreiben (Sprachproduktion),
- Verstehen (Sprachverständnis),
- Lesen (Sprachverständnis).

Mimik und Gestik sind evtl. auch gestört und werden falsch eingesetzt (z.B. Kopfnicken anstelle von Kopfschütteln, etc.).

Die Aphasie betrifft lediglich den Bereich der Sprache. Intellektuelle Fähigkeiten sind nicht betroffen, d.h. der Verstand, die Intelligenz und die Denkfähigkeit des Patienten sind nicht eingeschränkt! Leider werden aphasische Störungen aus Unkenntnis auch heute noch mit gestörtem Denken gleichgesetzt. Tatsächlich gibt es Krankheiten, bei denen ein gestörtes Denken zu Sprachauffälligkeiten führen. Dazu gehören die Senile Demenz vom Alzheimer-Typ (SDAT) und einige Psychosen. Bei diesen diffusen Erkrankungen des gesamten Gehirns spricht man jedoch nicht von Aphasie.

Nicht zu verwechseln ist die Aphasie mit kindlichen Sprachentwicklungsverzögerungen, Stottern, o.ä. Aphasie entsteht immer nach vollzogenem Spracherwerb (d.h. nach Vollendung des 4. Lebensjahres) und immer in der Folge einer umschriebenen Hirnschädigung (s.o. neu).

Ursache der Aphasie

Ursache der Aphasie ist eine umschriebene, d.h. auf bestimmte Hirnregionen begrenzte Schädigung der sprachdominanten Hirnhemisphäre nach vollzogenem Spracherwerb. Bei den ca. 90% rechtshändigen Patienten ist dies in aller Regel die linke Hirnhemisphäre. Bei 56% der Linkshänder befindet sich die sprachdominante Hemisphäre ebenfalls links. Die verbleibenden 44% der Linkshänder zeigen keine Hemisphärendominanz. Nur ein sehr kleiner Teil der Linkshänder ist rechtshemisphärisch sprachdominant.

Man unterscheidet grob zwischen zwei Sprachzentren. Das vordere (motorische) Sprachzentrum (Broca-Zentrum) und das hintere (sensorische) Sprachzentrum (Wernicke-Zentrum). Läsionen des vorderen Sprachzentrums führen zu Störungen der Sprachproduktion, Störungen des hinteren Sprachzentrums jedoch zu Störungen des Sprachverständnisses.

Störungsbild der Aphasie

Das Störungsbild der Aphasie variiert, je nachdem welche Sprachregion des Gehirnes in welchem Ausmaß geschädigt ist.
Reine Aphasieformen sind im Klinikalltag selten. In der Praxis zeigen sich häufig Mischbilder der Hauptformen, so daß die aufgeführte Einteilung nur einen orientierenden Charakter haben kann. Nicht immer zeigt eine Aphasieart alle oben beschriebenen Symptome (Tab. 9).

Diagnose der Aphasie

Die Diagnose der Aphasie-Form erfolgt durch den Sprachtherapeuten zumeist mit dem Aachener Aphasie Test (AAT), mit dem auch leichte aphasische Störungen erfaßt werden können. Der AAT gliedert sich in folgende Untertests:

- Spontansprache,
- Token-Test (zeigen korrekter geometrischer Formen nach Aufforderung),
- Nachsprechen,
- Schriftsprache,
- Benennen,
- Sprachverständnis.

Sprach- und Sprechstörungen

Tabelle 9 Hauptformen der Aphasie (in Anlehnung an Poeck) und die damit verbundenen Störungsbilder

Sprachfluß	Form der Aphasie	Störungsbild
Flüssige Aphasien	Amnestische Aphasie: Flüssige Sprache mit Wortfindungsstörungen	Es bestehen Wortfindungsstörungen beim Sprechen und Schreiben. Es werden sinnwahrende Umschreibungen benutzt. Lesen und Verstehen sind meist nicht beeinträchtigt.
	Wernicke-Aphasie (sensorische Aphasie): Flüssige, überschießende Sprachproduktion.	Schwere Störung des Sprachverständnisses bei flüssiger Sprachproduktion und guter Artikulation. Gesprochene und geschriebene Texte werden nur eingeschränkt verstanden. Oft nur schwer beherrschbarer Sprechdrang (Logorrhoe) mit vielen inhaltlich und lautlich entstellten Wörtern (semantische und phonematische Paraphrasien), Wortneuschöpfungen (Neologismen) und langen Sätzen. Lesen und Schreiben sind entsprechend gestört.
Nichtflüssige Aphasien	Broca-Aphasie (motorische Aphasie): gehemmte, verlangsamte Sprachproduktion	Abgehackte, stockende Sprache, kurze Ein- bis Zweiwortsätze ohne Funktionswörter (Telegrammstil), kleiner Wortschatz, lautlich entstellte Wörter (phonematische Paraphrasien, „Spille" statt „Spinne"). Sprachverständnis und Lesen sind abhängig von der syntaktischen Komplexität der Sprache mehr oder weniger gestört.
	Globale Aphasie: Spärliche oder keine Sprachproduktion	Sprachautomatismen (ständig wiederholte, formstarre Äußerungen, z. B. „außer außer außer"). Floskeln u. inhaltsleere Redewendungen (z. B. „mal so mal so", „das Dings da", „na Sie wissen schon", „da hab ich das gemacht", „da liegt es schon mal drin", „ja, also"). Sprachverständnis und Lesen sind sehr stark gestört.

Ziel der Sprachtherapie

Das Ziel der Sprachtherapie bei Aphasien ist die Wiederverfügbarmachung der Kommunikationsfähigkeit. Das beinhaltet die sprachlichen Fähigkeiten und die nichtsprachlichen Fähigkeiten, wie Mimik, Gestik, Zeigen und Zeichnen von Bildern. In der Sprachtherapie geht es nicht um das Neuerlernen von Sprache, sondern analog zur Deblockierung von Bewegungsprogrammen um ein Wiederverfügbarmachen von sprachlichen Elementen und Regeln (Deblockierung sprachlicher Prozesse).

Therapie der Aphasie

Die Therapie der Aphasie gliedert sich nach Springer und v. Hinckeldey (in Kommunikation zwischen Partnern: Aphasie) in 3 Phasen:

1. In der Aktivierungsphase (ca. 4–6 Wochen) erfolgt eine unspezifische Stimulierung und Aktivierung, d.h. alle sprachlichen Reaktionen des Patienten werden positiv verstärkt.
2. In der störungsspezifischen Übungsphase (bis max. 2 Jahre) werden Sprachverständnis und Sprachproduktion je nach Aphasieform gezielt stimuliert. Ansatzpunkt ist dabei immer die am wenigsten gestörte Leistung im Umgang mit der Sprache. Über diesen Zugang (z.B. Bildmaterial) wird eine Deblockierung der schwerer gestörten Sprachleistungen versucht.
3. In der Konsolidierungsphase lernt der Patient gemeinsam mit den Angehörigen mit seinen verbliebenen sprachlichen Defiziten einerseits und den wiedererworbenen Fähigkeiten andererseits in Alltagssituationen möglichst effektiv umzugehen.

Hinweise zum pflegerischen Umgang mit aphasischen und dysarthrischen Patienten werden im Abschnitt Kommunizieren gegeben.

Dysarthrie

Die Dysarthrie ist eine Sprechstörung, bei der die Funktion der Sprechorgane, wie Kehlkopf, Rachenwand, Gaumensegel, Zunge, Kiefer und Lippen gestört ist. Dadurch sind die Stimmgebung (Phonation), die Lautgebung (Artikulation) und das Zusammenwirken mit der Atmung beeinträchtigt. Eine Dysarthrie tritt in Folge einer zentralen (teilweise auch peripheren) Störung auf. Es kommt zu typischen, die Verständlichkeit der Sprache einschränkenden Störungsmerkmalen (Tab. 10).

Die Störungen der Sprechorgane im Rahmen von Dysarthrien haben zusätzlich oft Störungen des Schluckvorganges zur Folge. Die dabei angewandten Übungen und Therapieformen werden auch zur Therapie der Dysarthrie angewandt.

Tabelle 10   Störungsmerkmale der Dysarthrie

Störungsbereich	Störungsmerkmale
Artikulation	Verwaschen, z. B. undeutliche Konsonanten.
Resonanz	z. B. nasal.
Sprechtempo	Verlangsamt.
Stimme	Zu leise, rauh, heiser oder gepreßt.
Sprechatmung	z. B. stoßartige Lautstärkeschwankungen, kurze Phrasen, hörbares Einatmen.
Sprechrhythmus und Sprechmelodie	z. B. melodisch falsche und monotone Sprache.

Schulter- und Handprobleme

Bei ca. 70 % aller Hemiplegiepatienten treten Beschwerden im Bereich des Schultergelenks der betroffenen Seite auf. Diese Schulterschmerzen sind kein Symptom der Hemiplegie und treten nicht zwangsläufig in Folge einer Hemiplegie auf. Vielmehr handelt es sich um eine Komplikation, die durch unsachgemäßes Bewegen der Schulter erst entsteht.

Schulterschmerzen als Rehabilitationshindernis

Wenn der Patient Schmerzen bei der Bewegung des betroffenen Armes hat, wird er jede Bewegung vermeiden. Er ist ständig durch den Schmerz abgelenkt und zusätzlich behindert. Die **Aktivitäten des täglichen Lebens** wie sich waschen und kleiden fallen so noch schwerer. Es kann so weit kommen, daß sich der Patient aufgrund seiner Schmerzen aus allen therapeutischen Maßnahmen zurückzieht und sich weigert, jemanden an seine schmerzende Schulter heranzulassen. Deshalb ist es sehr wichtig, dem Schulterschmerz durch korrekte Pflege und richtige Lagerung und Bewegung (Handling) vorzubeugen. Die Problembereiche der hemiplegischen Schulter sind:
- die Schultersubluxation (schmerzlos),
- der „idiopathische" Schulterschmerz,
- das Hand-Syndrom.

Schultersubluxation

Die Schultersubluxation verursacht an sich (außer bei vorgeschädigter Schulter) keine Schmerzen und tritt in der Anfangsphase der Hemiplegie bei allen Patienten aufgrund der fehlenden oder reduzierten Stabilisationswirkung der das Gelenk umgebenden Muskulatur auf. Die Subluxation verliert sich mit fortschreitender Übungsbehandlung durch die Stimulation und Tonisierung der Umgebungsmuskulatur zunehmend.

„Idiopathischer" Schulterschmerz

Der „idiopathische" Schulterschmerz entwickelt sich meist langsam und scheinbar ohne erkennbare Ursache. Er äußert sich zuerst als einzelnes Schmerzereignis in Form eines genau lokalisierbaren, stechenden Schmerzes bei Bewegungen bis an die Bewegungsgrenze oder bei isolierten Bewegungen des Armes gegen Schulter und Rumpf oder der Schulter und des Rumpfes gegen den Arm.

Wenn dieses Warnzeichen nicht beachtet wird und mit der Schulter wie bisher umgegangen wird, kann er sich bis hin zum diffusen und oftmals sehr starken, in den ganzen Arm ausstrahlenden Ruheschmerz weiterentwickeln. In manchen Fällen ist der Schmerz so

Schulter- und Handprobleme

stark, daß der Patient niemanden mehr an sich heran läßt und auch keine Therapien mehr duldet. Die Rehabilitationsfähigkeit des Patienten kann durch diese vermeidbare Komplikation ernsthaft gefährdet werden.

Normale Schulter

Bei der intakten Schulter bewegt sich das Schulterblatt bei allen (auch kleinsten) Arm- und Handbewegungen mit (Abb. 17). Jede Armbewegung im Schultergelenk ergibt sich aus einer Schulterblattbewegung gegen den Rumpf (ca. ein Drittel des Bewegungsausmaßes) und einer Humerusbewegung gegen das Schulterblatt (ca. zwei Drittel des Bewegungsausmaßes). Das Gelenk hat eine außerordentlich hohe Beweglichkeit. Kreisende Bewegungen mit hohem Bewegungsausmaß sind möglich. Zugleich ermöglicht die normalerweise gute Stabilität des Schultergelenkes höchste Belastungen, wie d.h. Hängen an einem Arm mit dem vollen Körpergewicht oder sogar Umschwünge beim Turnen an den Ringen.

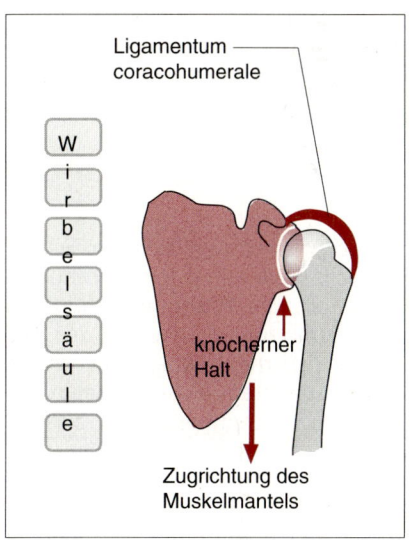

Abb. 17 Die intakte Schulter.

Tabelle 11 Mobilitätsfaktoren und Stabilitätsfaktoren des Schultergelenks

Mobilitäts-Faktoren	Stabilitäts-Faktoren
Das Schultergelenk ist ein Kugelgelenk.	Umgebender Muskelmantel und Muskelzug.
Mitbewegung des Schulterblattes im Verhältnis 1:2 (Scapulo-humeraler Rhythmus). 180° Armbewegung ergeben sich aus 60° Schulterblattbewegung gegen den Rumpf und 120° Humerusbewegung gegen das Schulterblatt.	Ligamentum coracohumerale.
Lockerer Bau der Gelenkkapsel ermöglicht hohes Bewegungsausmaß	Knöcherner Bau der Gelenkpfanne.
Außenrotation des Humeruskopfes ermöglicht Anheben des Armes über 90° („Anstoßen" des tuberculum minus am processus coracoideus wird so verhindert).	

(Tab. 11). Aber selbst bei der normalen Schulter sind Schulterluxationen durch hohe mechanische Belastungen nicht so selten.

Schlaffe Schulter

Bei der schlaffen Schulter bewegt sich das Schulterblatt bei den Armbewegungen nicht mehr mit, d.h. der scapulo-humerale Rhythmus von 1:2 ist gestört. Die Bewegung erfolgt alleine durch den Humeruskopf. Der Humeruskopf ist durch den fehlenden Muskelzug, den fehlenden knöchernen Halt und das schlaffe Lig. coracohumerale subluxiert, d.h. es steht nicht zentral in der Gelenkpfanne, sondern ist um einige Zentimeter (!) axial herausgerutscht (Abb. 18).

Diese Subluxation kann von außen als bis zu 2–3 cm breiter Gelenkspalt getastet werden. In einigen Fällen kann man die Subluxation bei herabhängendem Arm als eine Stufe in der Rundung der Schulter sogar sehen. Durch den breiten Gelenkspalt kann der

Schulter- und Handprobleme

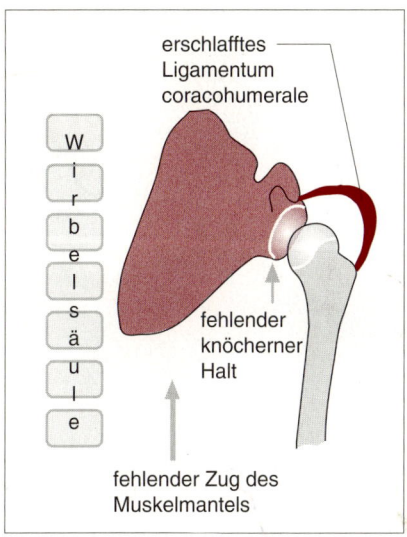

Abb. 18 Die schlaffe Schulter.

Humeruskopf gegen die Gelenkkapsel bewegt werden. Diese Schultersubluxation selber bereitet dem Patienten keine Schmerzen und wird von unerfahrenen Pflegetherapeuten oft gar nicht wahrgenommen (Abb. **19**).

Schmerzhafte Schulter

Schmerzursachen

Die Ursachen des Schulterschmerzes sind in der komplexen Funktionsbehinderung des schlaffen Schultergelenks und in mechanischen Fehlbelastungen des Gelenkes zu sehen. Es kommt in der Folge von falschen Manipulationen immer wieder zur Einklemmung von Teilen der Gelenkkapsel zwischen den nicht mehr geführten knöchernen Bestandteilen des Gelenkes und so zu kleinen Mikrotraumen im Bereich der Gelenkkapsel und des umliegenden Gewebes. Die Mikrotraumen heilen schließlich durch die ständige Neutraumatisierung nicht mehr ab und werden zu einem bleibenden

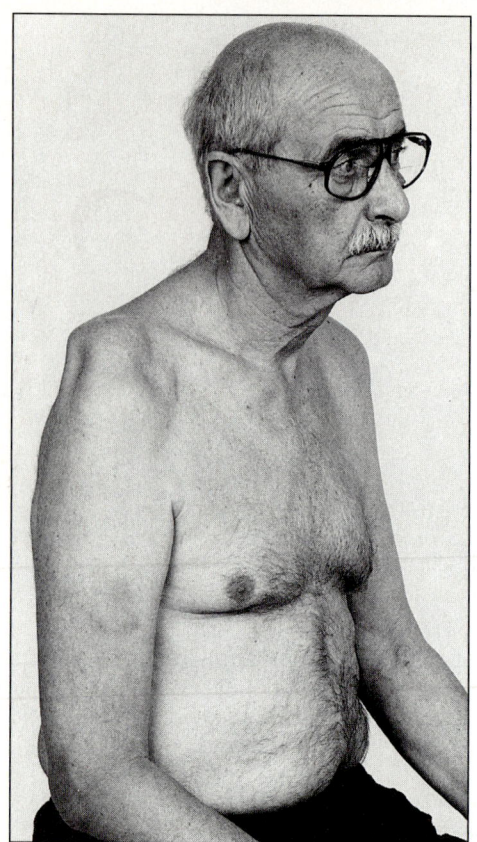

Abb. 19 Schultersubluxation mit verbreitertem Gelenkspalt.

Entzündungsherd. Dieser Entzündungsherd erzeugt dann die erheblichen Schmerzen.

Prophylaxe der schmerzhaften Schulter

- Den Patienten die bilaterale Armführung (s. Bilaterale Armführung) bei allen Maßnahmen zur Lagerung und zum Handling konsequent durchführen lassen.

- Die mechanische Belastung der betroffenen Schulter so niedrig wie möglich halten.
- Den Arm nicht an der Hand ergreifen, denn das Gewicht des Armes zieht den Humeruskopf aus der Gelenkpfanne. Statt dessen das Gewicht des Armes am Ellenbogengelenk oder am Oberarm abnehmen.
- Niemals am Arm ziehen, sondern den Oberarm eher ganz leicht in das Gelenk schieben und nach außen rotieren.
- Den Rumpf des Patienten nicht gegen den fixierten Arm bewegen.
- Den Arm des Patienten nicht mit Gewalt gegen Muskelwiderstand bewegen.
- Wenn eine Stellung bzw. Bewegung dem Patienten Schmerzen verursacht, so muß sie sofort zur Schmerzfreiheit korrigiert werden.

Pflegerische Maßnahmen bei einem bereits bestehenden Schultersyndrom werden im Abschnitt „Pflege bei Schulter- und Handproblemen" angesprochen.

Handsyndrom

Das Hand-Syndrom tritt als Sekundär-Komplikation bei manchen Hemiplegikern (häufiger bei rechtshirnigen Läsionen) auf. Plötzlich und ohne erkennbare Ursache schwillt die Hand der betroffenen Seite (besonders im Bereich des Handrückens) an und beginnt zu schmerzen. Entweder ist sie heiß und gerötet oder feucht-kalt und bläulich gefärbt. Bei Nichtbehandlung kann daraus eine bleibende Kontraktur der Hand und der Finger mit einer nahezu vollständigen und irreversiblen Bewegungseinschränkung entstehen, die die weitere Rehabilitation erschwert und die Hand funktionslos macht. In einigen Veröffentlichungen wird eine Ähnlichkeit des Hand-Syndroms mit der Sudeckschen Dystrophie vermutet.

Ursachen des Handsyndroms
Die Ursachen für das Hand-Syndrom des Hemiplegikers sind noch nicht vollständig erforscht. Zur Zeit werden folgende Faktoren diskutiert:
- Venöse Stauung und Lymphabflußbehinderung durch die Beugestellung der Hand in Folge der fehlenden Streckmöglichkeit des

Handgelenks in der pseudoschlaffen Phase.
- Mikrotraumen im Bereich des Handrückens durch ständige Überdehnung.
- Mikrotraumen der Hand beim Neglect-Patienten (der Patient sitzt oder liegt auf der Hand, ohne es zu merken, die Hand hängt herab, manchmal sogar in den Speichen des Rollstuhls, etc.
- Beeinträchtigung der Blutzirkulation durch den Ausfall der Muskelpumpe.
- Ernährungsstörungen des Gewebes (trophische Störungen) der betroffenen Seite durch nervöse Fehlregulation der Durchblutung.
- Gewebsschädigung durch paravenös eingelaufene Infusionslösungen.

PRAXIS

Prophylaxe des Handsyndroms

Zur Prophylaxe des Hand-Syndroms gilt es, die vermuteten Ursachen auszuschalten. Die Beugestellung der Hand entwickelt sich durch die typische Armbeugehaltung des Hemiplegikers im spastischen Muster. Die Beugung des Handgelenks kann deshalb durch korrekte Lagerung (Armstreckung in Außenrotation) meist verhindert werden.

Die Überdehnung des Handgelenks sowohl in Beuge- wie auch in Streckstellung muß durch schonende und überlegte passive Behandlung (richtiges Handling, evtl. Schienenbehandlung) vermieden werden. Die Gefahr einer aktiven Überdehnung besteht nicht.

Bei allen Patienten, die im Rollstuhl sitzen, muß der betroffene Arm gelagert werden, um ein Herabfallen oder eine Einklemmung zwischen Rumpf und Armlehne zu vermeiden. Dazu kann man den Arm auf ein über die Oberschenkel gelegtes Kissen lagern. Besser ist die Verwendung eines Rollstuhltisches (Therapietisch), der auf die Lehnen des Rollstuhls geschoben wird. Dieser Therapietisch soll ausschließlich zur sicheren Lagerung des betroffenen Armes eingesetzt werden. Er soll nicht als Eßtisch oder Arbeitsfläche für den Patienten benutzt werden. Für derartige Aktivitäten muß der Patient in einen normalen Stuhl umgesetzt und am normalen Tisch sitzend gelagert werden.

Infusionen sollen unter anderem auch deshalb nicht am betroffenen Arm angelegt werden, damit die paravenöse Infusion sicher verhindert wird.

■ Epileptische Anfälle

Bei etwa 10% bis 20% der Patienten mit ischämischen Insulten des Gehirnes treten in der Akutphase häufiger, zu späteren Zeitpunkten seltener, generalisierte oder fokale epileptische Anfälle auf. Seltener entwickelt sich daraus eine chronische Epilepsie (Mumenthaler 1990).

Der Patient, der allein durch das auslösende Ereignis seiner Hemiplegie „schlagartig" mit einer völlig veränderten Lebenssituation konfrontiert wird, sieht sich mit dem ersten Auftreten epileptischer Anfälle erneut von einer unerwarteten und für ihn nicht nachvollziehbaren Komplikation bedroht. Viele Patienten erleben nach ihren ersten Fortschritten in der Rehabilitation den plötzlichen Anfall als einen erneuten tiefen Absturz und durchlaufen deshalb eine sehr kritische Phase. Zusätzlich hat die Epilepsie als Erkrankung für viele Menschen etwas Bedrohliches und Unheimliches an sich. Das Wissen über Anfallserkrankungen ist in der Bevölkerung gering.

PRAXIS

Die **pflegetherapeutische Betreuung** von Hemiplegiepatienten mit Anfällen muß für diese Empfindungen und Besorgnisse der Patienten sensibel sein. In Zusammenarbeit mit dem Arzt kommt es hier besonders auf offene Gespräche mit dem Patienten mit verständlichen Informationen über Ursachen, Behandlungsmöglichkeiten und Prognose seiner Anfälle an. Der Patient interessiert sich für die Auswirkungen der Anfälle auf seinen Alltag, seinen Beruf und das Zusammenleben mit seinen Angehörigen und Bekannten. Er braucht klare Aussagen darüber, daß epileptische Anfälle nichts mit psychiatrischer Krankheit zu tun haben.

Rehabilitative Pflege

Definition von Rehabilitation

Der Begriff Rehabilitation leitet sich von den lateinischen Wortbestandteilen habilitare (=befähigen) und re (=wieder, erneut) ab. Dieses „Wiederfähigmachen" umfaßt alle Maßnahmen, die der Besserung eingeschränkter Funktionen der benachteiligten bzw. behinderten Person dienen.

Definition von Behinderung

Der Begriff der Benachteiligung oder Behinderung hat nach der Definition der Weltgesundheitsorganisation (WHO) 3 verschiedene Aspekte:
- Den Schaden (impairment): Störung bzw. Schädigung einer anatomischen Struktur bzw. einer physiologischen Funktion (z. B. der Hirninfarkt).
- Die funktionelle Einschränkung (disability): teilweise oder vollständige Einschränkung einer Fähigkeit, eine bestimmte Tätigkeit in als normal angesehener Art und Weise auszuführen (z. B. die halbseitige Lähmung).
- Die soziale und berufliche Beeinträchtigung oder Behinderung (handicap): ein sozialer oder situativer Nachteil, der die Ausübung einer bestimmten Tätigkeit beschränkt oder verhindert (z. B. die Berufsunfähigkeit für einen Briefträger).

Alle drei Aspekte der Behinderung sind miteinander verbunden und beeinflussen sich gegenseitig. Der Schaden bewirkt eine funktionelle Einschränkung, die eine soziale oder berufliche Beeinträchtigung zur Folge hat. Auch in umgekehrter Richtung sind Wechselwirkungen möglich: Arbeitslosigkeit als berufliche Beeinträchtigung bewirkt eine funktionelle Einschränkung (mangelnde Nutzung der verbliebenen Funktion), die z. B. in Form von Kontrakturen wieder einen anatomischen Schaden zur Folge haben kann.

Schon aus der WHO-Definition des Behinderungsbegriffes wird deutlich, daß eine erhebliche Gesundheitsschädigung niemals auf den Körper ausschließlich begrenzt ist. Um eine Rehabilitation erfolgreich durchführen zu können, müssen alle Aspekte der Behinderung berücksichtigt werden. **Deshalb ist der geschädigte Mensch als somatopsychosoziale Einheit Mittelpunkt und Gegenstand der Rehabilitation mit allen Aspekten seiner Person.**

Rehabilitationsprozeß

Der Rehabilitationsprozeß beginnt sofort mit Eintreten des Gesundheitsschadens (impairment) also bereits im Akutkrankenhaus und ist erst mit der Wiedereingliederung in Beruf und soziales Umfeld abgeschlossen. Er verläuft in 3 Abschnitten, die fließend ineinander übergehen:

Phase 1: Akutphase (Phase 1a) und Frührehabilitation (Phase 1b):

- Pflege und Therapie des Geschädigten während der akuten Erkrankung in der Akutklinik;
- Ziele: Stabilisierung des Zustandes und Vorbereitung gezielter Rehamaßnahmen in Spezialkliniken, evtl. sehr frühzeitige Aufnahme in einer Spezialklinik zur Frührehabilitation.

Phase 2: Medizinische Rehabilitation:

- Gezielte und individuell geplante interdisziplinäre Pflege und Therapie des Geschädigten, sobald sein Erkrankungszustand sich stabilisiert hat bzw. keine akute Gefährdung zu erwarten ist;
- Ziele: allgemeine Rehabilitations-Ziele (siehe unten).

Phase 3: Berufliche und soziale Rehabilitation:

- Gezielte und individuell geplante interdisziplinäre berufspädagogische und therapeutische Maßnahmen, sobald die medizinische Rehabilitation keine wesentlichen Fortschritte mehr erzielen kann;
- Ziele: Wiedereingliederung des Geschädigten in die soziale Gemeinschaft und Teilnahme am sozialen und wirtschaftlichen Leben.

Gestaltung des Rehabilitationsprozesses

Der Rehabilitationsprozeß beinhaltet ein geplantes und zielgerechtes Vorgehen. Dabei lassen sich zwar allgemeine Rehabilitations-Ziele formulieren. Diese Ziele müssen aber immer für jeden Patienten neu durchdacht und individuell spezifiziert werden. Es darf sich dabei für den Patienten nicht um von außen durch Fremde aufgezwungene und an fremden Wertvorstellungen orientierte Ziele handeln.

Um den Patienten zur aktiven Mitarbeit zu motivieren, muß er die Rehabilitations-Ziele selber mitbestimmen und für sich formulieren. Dabei bestimmen die Fernziele die Richtung der gemeinsamen Arbeit und die Nahziele dienen der Erfolgskontrolle des Rehabilitationsprozesses und der Motivation des Patienten. Das Nichterreichen zu weit gesteckter oder unrealistischer Ziele frustriert Patienten und Mitarbeiter. Hingegen motiviert einen Patienten nichts mehr, als der Erfolg, ein Nahziel erreicht zu haben. Der Weg zum Fernziel sollte über viele kleine Erfolgserlebnisse führen. Allgemeine Rehabilitations-Ziele (Fernziele) sind:

- Selbständigkeit und Unabhängigkeit in den **Aktivitäten des täglichen Lebens (ATL).**
- Erhaltung und Ausweitung verbliebener Funktionen bzw. Fähigkeiten.
- Wiederverfügbarmachung verlorener Funktionen bzw. Fähigkeiten.
- Kompensation nicht zu behebender Funktionsverluste.
- Anpassung an bleibende Behinderungen.
- Vorbeugung gegen weitere Schädigung (Prävention bzw. Prophylaxe).
- Vorbereitung auf die häusliche Situation und Eingliederung in den bisherigen sozialen und wirtschaftlichen Kontext.

Im Idealfall soll der Patient nach erfolgreicher Rehabilitation mit Selbstbewußtsein und Lebensfreude sein Geschick wieder eigenverantwortlich in die Hand nehmen und am Leben aktiv teilnehmen.

Rehabilitative Krankenpflege

Die Pflege in der Rehabilitation benötigt zur Erreichung dieser Ziele neben einem erheblichen Personaleinsatz einen pflegerischen Ansatz, der in der Akutversorgung des Patienten aus vielfältigen Gründen häufig in nicht ausreichendem Maße zum Tragen kommt. Die Merkmale rehabilitativer Pflege sind:

- eine aktivierende Pflege,
- eine ressourcenorientierte Pflege,
- eine ganzheitliche Pflege,
- eine Übertragung der Verantwortung für die Rehabilitation auf den Patienten,
- eine teamorientierte und kooperative Pflege.

Aktivierende Pflege

Die rehabilitative Pflege ist eine aktivierende Pflege, die die verbliebenen Restfähigkeiten (Ressourcen) des Behinderten so weit wie möglich miteinbezieht (Bakeberg 1990). Die Aufgaben der Krankenpflege beziehen sich hierbei in besonderem Maße auf die **Aktivitäten des täglichen Lebens** des Patienten. Dabei müssen alle Aktivitäten eines 24-Stunden-Tages in die Rehabilitation mit einbezogen werden. Das allgemeine Ziel ist es, den Patienten in den **ATL** auf hohem physiologischen Bewegungsniveau so selbständig und unabhängig wie möglich zu machen.

Ressourcenorientierte Pflege

Die rehabilitative Pflege ist eine ressourcenorientierte Pflege. Der Gradmesser des Rehabilitationserfolges ist nicht die Entwicklung bzw. Rückbildung von Krankheitssymptomen, sondern die Wiedererlangung der Unabhängigkeit und Selbstpflegefähigkeit. Der Patient wird also nicht versorgt, betreut und passiv gepflegt, sondern dazu motiviert und angehalten, die eigene Pflege in Anwesenheit des Pflegetherapeuten nach seinen Fähigkeiten selber zu übernehmen. Dabei wird aber mit dem Patienten gezielt geübt, diese Fähigkeiten zu verbessern. Im Vordergrund steht das Gesunde am Patienten, seine verbliebenen Restfähigkeiten, Hobbies, besonderen Interessen, etc., die im Rahmen der Rehabilitations-Pflege genutzt und vermehrt werden. Der personelle und zeitliche Aufwand für diese anleitende, übende und unterstützende Begleitung ist zunächst meist höher, als die vollständige Übernahme der Pflegemaßnahme durch die Pflegetherapeuten.

Ganzheitliche Pflege

Die rehabilitative Pflege ist eine ganzheitliche Pflege. Sie bezieht sich nicht allein auf die körperliche Einschränkung des Patienten. Ein Beinamputierter zum Beispiel, der zur Rehabilitation nur Beinprothesen und Gehübungen erhält, wird unter seiner Behinderung weiter leiden, im Selbstwertgefühl eingeschränkt bleiben, sich u. U. sozial isolieren und Erleichterung mit Alkohol suchen.

Eine Schädigung in einem der Bereiche Körper–Seele–Geist wirkt sich immer auf die beiden anderen Bereiche aus. Eine erfolgreiche

Rehabilitation muß dies berücksichtigen und ist deshalb nur mit einem ganzheitlichen Ansatz möglich. Die Ausrichtung der pflegerischen Arbeit an den **Aktivitäten des täglichen Lebens** erleichtert ein ganzheitliches Arbeiten.

Da die Patienten meist recht lange in der Rehabilitationsklinik bleiben, muß ihnen die Station zeitweilig auch das Zuhause ersetzen. Der Patient soll sich heimisch fühlen können. Er soll sich sein Zimmer und seine Umgebung im Rahmen des Möglichen nach seinen Vorstellungen gestalten können. Diese persönliche Umgebung ist für wahrnehmungs- bzw. orientierungsgestörte Patienten eine wertvolle Hilfe. Dazu gehört, daß die Pflege das Zimmer des Patienten als einen Teil seiner Intimsphäre betrachtet und respektiert.

Aus dieser „Zu Hause"-Situation auf der Station resultieren beim Patienten aber Verhaltensunterschiede im Vergleich zu seinem Verhalten in den Therapieabteilungen. Auf der Station ist der Patient zu Hause und betrachtet die Ereignisse dort als normal. Er erwartet einen Rückzugsraum, der frei von Leistungsanforderungen ist. Was hingegen bei den Therapien geschieht und gesagt wird, ist für den Patienten das Außergewöhnliche und hat für ihn besondere Wichtigkeit. Das hat bei einigen Patienten auch Einfluß auf die Motivation gegenüber pflegerisch-therapeutischen Maßnahmen auf der Station.

Verantwortung des Patienten

Die rehabilitative Pflege überträgt dem Patienten Verantwortung. Rehabilitation als Lernangebot kann nicht gegen den Willen und ohne die aktive Mitarbeit des Patienten erfolgen. Deshalb muß dem Patienten in der Pflege auch die Verantwortung für seine Pflege und für den gesamten Rehabilitationsprozeß verdeutlicht und mit übertragen werden. Patienten, die im Rahmen der Akutbehandlung aufgrund der Schwere des Krankheitsbildes oder anderer in der Akutpflege begründeter Ursachen pflegerisch „entmündigt" wurden, können sich oft nur schwer daran gewöhnen, wieder Verantwortung für sich selbst zu übernehmen. Auch hier ist ein stufenweiser Lernprozeß notwendig. Allerdings kann durch die Eigenart mancher neurologischer Erkrankung bedingt nicht jeder Patient zur vollen Eigenverantwortung geführt werden.

Teamorientierte Pflege

Die rehabilitative Pflege ist eine teamorientierte Pflege. Der Rehabilitationsprozeß erfordert (besonders im Bereich der Neurologie) die Arbeit vieler verschiedener Berufsgruppen. Diese Berufsgruppen können nicht isoliert voneinander tätig werden, sondern müssen sich im Hinblick auf gemeinsame Rehabilitations-Ziele untereinander abstimmen und eng zusammenarbeiten. Alle am Rehabilitations-Prozeß Beteiligten bilden das Rehabilitationsteam. Die Pflege ist ein gleichberechtigtes Mitglied im Rehabilitationsteam. Pflegetherapeuten wirken deshalb bei allen Beratungen und Entscheidungen besonders in Bezug auf die **ATL** des Patienten aktiv mit. Mitglieder des Rehabilitationsteams sind (Aufzählung nicht vollständig):

- Patient und/oder Angehörige,
- Pflegetherapeuten,
- andere Therapeuten (z. B. Physiotherapie, Ergotherapie, Psychologie, Sprachtherapie, physikalische Therapie, Sporttherapie, Musiktherapie, Freizeitpädagogik, u. v. a. m.),
- Sozialarbeiter, Sozialpädagogen,
- Ärzte
- Mitarbeiter von Sanitätshäusern, Orthopädieschumacher, Bandagisten, etc.

Die Zusammenarbeit erfolgt im Rahmen regelmäßiger wöchentlicher Besprechungen aller Mitglieder des Rehabilitationsteams informeller Absprachen und Einbeziehung von Ärzten bzw. Therapeuten in die Dienstübergaben des Pflegedienstes. Die regelmäßigen Besprechungen orientieren sich meist an den folgenden Punkten:

- Individuelle Problemsituation des Patienten,
- Rahmenbedingungen der Rehabilitation (persönliche, wirtschaftliche, soziale),
- Rehabilitations-Ziele,
- Möglichkeiten und Ansätze bei Pflege und Therapie,
- Berichterstattung zum Rehabilitationsverlauf, evtl. Revision der Fern- und Nahziele von Pflege und Therapie,
- Auswertung.

Ein Schema kann im Rahmen der Teambesprechungen als gedankliche Leitlinie zum Gesprächsverlauf und ggf. als Dokumentationshilfe eingesetzt werden. Dabei ist eine gewisse Ähnlichkeit zum Pflegeprozeß erkennbar und durchaus beabsichtigt. (Tab. **12**).

Tabelle 12 Gesprächsleitline für Besprechungen im Rehabilitationsteam

Problembeschreibung: • Krankheitsbild/Vorgeschichte, • psychosoziale Situation, • grob-/feinmotorische Funktionen, • kognitive Funktionen, • pflegerische Situation (ATL).	Warum kommt der Patient zu uns?
Ressourcen • erhaltene Funktionen, • Interessen und Hobbies, • Motivation.	Wo liegen Stärken und potentielle Hilfen?
Rehabilitations-Fernziele	Was kann/will der Patient bzw. wir erreichen?
Rehabilitations Nahziele • Krankenpflege, • Medizin, • Ergotherapie, • Physiotherapie, • Sporttherapie, • Physikalische Therapie, • Psychologie, • Sprachtherapie, • Sozialdienst.	Was ist das nächste angestrebte Ziel?
Therapieplan: • Krankenpflege, • Medizin, • Ergotherapie, • Physiotherapie, • Sporttherapie, • Physikalische Therapie, • Psychologie, • Sprachtherapie, • Sozialdienst.	Welche Maßnahmen sollen zum Ziel führen? Ist Verlängerung sinnvoll/erforderlich?

Tabelle 12 (Fortsetzung)

Rehabilitations-Verlauf	
• Krankenpflege, • Medizin, • Ergotherapie, • Physiotherapie, • Sporttherapie, • Physikalische Therapie, • Psychologie, • Sprachtherapie, • Sozialdienst.	Wie entwickeln sich die Probleme des Patienten? Müssen Ziele bzw. Maßnahmen überdacht werden? Ist Verlängerung sinnvoll/ erforderlich?
Rehabilitations-Ergebnis	
• Krankenpflege, • Medizin, • Ergotherapie, • Physiotherapie, • Sporttherapie, • Physikalische Therapie, • Psychologie, • Sprachtherapie, • Sozialdienst.	Wurden alle Rehabilitations-Ziele erreicht? In welchem Bereich und warum nicht?

Gute Zusammenarbeit zwischen Pflegetherapeuten einerseits und anderen Therapeuten bzw. Ärzten andererseits setzt auch gegenseitige Kenntnisse über die jeweilige Problemstellung und Arbeitsweise voraus.

Für uns Pflegetherapeuten bedeutet dies regelmäßige Fortbildung über Therapieformen und regelmäßige Hospitation bei der Therapie, damit die Arbeit der anderen Therapeuten unterstützt und fördernd begleitet werden kann. Ärzte und nicht pflegende Therapeuten hingegen müssen durch regelmäßige Teilnahme an den Dienstübergaben oder besser sogar Mitarbeit in der therapeutischen Pflege ihr Wissen über pflegerische Probleme und das oft abweichende Verhalten der Patienten auf der Station erweitern.

Grundlagen der Pflege

Allgemeine Pflegeprinzipien und Pflegeziele

Durch die fachgerechte Pflege des Hemiplegikers bereits im Akutkrankenhaus werden entscheidende Weichen für die weitere Rehabilitation gestellt. Deshalb müssen allen Pflegenden einige wichtige Prinzipien immer gegenwärtig sein.

Die wichtigste Regel lautet:

- Fördern durch Fordern und Hilfe zur Selbsthilfe

Als Fehler ist unbedingt zu vermeiden:

- Überversorgung durch falschverstandene Hilfsbereitschaft

Wenn ein Patient etwas selber machen kann, muß er auch Gelegenheit bekommen, es selber zu tun. Wenn er es jedoch nicht tut, obwohl er es schon könnte, dann sollte mit Bedacht nach den Gründen gesucht werden, bevor der Patient als „faul" oder „unmotiviert" bezeichnet wird. So kann es Ausdruck einer depressiven Verstimmung, eines veränderten Selbstwertgefühles, Ängstlichkeit oder ähnliches sein, das ihn zu diesem Verhalten bewegt.

Selbstverständlich kann eine Pflegemaßnahme ohne Einbeziehung und Anleitung des Patienten in der Regel sehr viel schneller durchgeführt werden. Leider bleibt dabei aber die Tatsache bestehen, daß der Patient dabei abhängig bleibt, nichts lernt und seine Ressourcen nicht genutzt werden und verkümmern. In Bezug auf die ATL wird er so in die Abhängigkeit geführt.

Das Ziel ist allerdings nicht eine Selbständigkeit um jeden Preis. Die Selbständigkeit soll nicht nur quantitativ sondern auch qualitativ auf ein hohes Niveau gebracht werden. Es läßt sich oft beobachten, daß ein Patient, der schon einige Fortschritte gemacht hat, selber Lösungen für seine alltäglichen Probleme findet. Mit diesen selbstentwickelten Strategien kann sich der Patient teilweise in eine therapeutische Sackgasse begeben, weil er zufrieden mit seiner Strategie ist und subjektiv gut zurecht kommt, objektiv aber eventuell spastikfördernd arbeitet oder sich überfordert. Wenn tonus- und funktionsabhängige Voraussetzungen für einen korrekten Bewegungsablauf fehlen, wird der Bewegungsablauf dann falsch erlernt. Manchmal ist es deshalb z.B. besser, daß ein Patient noch eine Weile im Rollstuhl gefahren wird, obwohl er schon (im spastischen Muster) gehen kann.

Rehabilitative, also aktivierende, den Patienten wieder befähigende Pflege ist (zunächst) viel zeitaufwendiger, als allein durch Pflegetherapeuten durchgeführte Pflege, ermöglicht dem Patienten aber einen Lern- und Entwicklungsprozeß in Richtung auf das allgemeine Rehabilitationsziel.

Allgemeines Rehabilitationsziel

Das allgemeine Rehabilitationsziel ist immer eine **weitestmögliche Wiederherstellung der Selbständigkeit und Unabhängigkeit im Bereich der Aktivitäten des täglichen Lebens** und der Berufsausübung. Diese Unabhängigkeit bedeutet für den Patienten eine weitgehende Selbstbestimmung. Dieses Ziel kann nur durch eine beständige Motivation und Aktivierung des Patienten erreicht werden. Dahingegen führt eine Pflege, die die aktiven Möglichkeiten (Ressourcen) des Patienten nicht berücksichtigt, geplant und gezielt einsetzt und fördert, zur Passivität und zum Verharren in Abhängigkeit und Fremdbestimmung.

Leitgedanken für die tägliche Pflegearbeit

- Korrekt ausgeführte Pflege ist Therapie.
- Falsch ausgeführte Pflege kann Fortschritte verhindern oder erheblichen Schaden anrichten.
- Jede Handlung mit dem Patienten ist Input.
- Rehabilitative Pflege heißt „Fördern durch Fordern" und „Hilfe zur Selbsthilfe".
- Die Belastbarkeit des Hemiplegikers ist geringer als die des Gesunden.
- Kleine Teilziele sind schneller und leichter erreicht als große Fernziele.
- Lob und Erfolgserlebnisse motivieren und spornen an, Tadel und Mißerfolg, aber auch Gleichgültigkeit entmutigen und frustrieren.
- Angehörige müssen keine „Störenfriede" sein, sondern können bei gezielter Anleitung und Einhaltung der mit Ihnen vereinbarten Regeln wichtige Partner in der Rehabilitation sein.

Psychische Betreuung

Patient. Die psychische Betreuung des Hemiplegikers spielt in der Rehabilitation eine wichtige Rolle. Dabei muß berücksichtigt werden, daß für den Patienten durch das plötzliche und akute Ereignis des Schlaganfalls eine **emotionale Notsituation** ungeheuren Ausmaßes entstanden ist und er oft einen schweren Schock erlitten hat. Hinzu kommen der motorische Kontrollverlust, die allgemeine Leistungsminderung, die Stimmungsschwankungen, das Nichtsprechenkönnen oder Nichtverstandenwerden, die dem Patienten seine absolute **Hilflosigkeit**, eine **Demütigung** und ein **Ausgeliefertsein** vermitteln. All das bewirkt eine Stimmung der Frustration und Passivität, die einer Rehabilitation, in der der Patient aktiv die meiste Arbeit selber tun muß, entgegensteht.

Pflegeteam. Hier muß die Hilfe aller Mitglieder des therapeutischen Teams, besonders aber der Pflegetherapeuten als unmittelbarem Ansprechpartner des Patienten einsetzen. Erforderlich ist u.U. auch die frühzeitige Einbeziehung der Angehörigen. Dabei ist es besonders wichtig, den Patienten in jedes Gespräch, jede Handlung **einzubeziehen**, also **mit ihm zu sprechen**. Absolut falsch ist es, in Gegenwart des Patienten über ihn (hinweg) zu sprechen, weil ihm so sein Ausgeliefertsein und seine erzwungene Passivität weiter verdeutlicht wird. Die Versuchung, dies zu tun, ist bei Gesprächen mit Rollstuhlfahrern, die in sitzender Körperhaltung mit ihrem Kopf viel tiefer als die anderen Gesprächsteilnehmern sind, sehr groß. Um in der Kommunikation mit Rollstuhlfahrern mit dem Patienten auf einer Ebene kommunizieren zu können, muß man sich zu ihm setzen.

Mit **Verständnis und Einfühlungsvermögen** in die Situation des Patienten ist es möglich, für seine Probleme und Reaktionen sensibel zu werden. Das Verhaltensideal aller Mitglieder des Rehabilitations-Teams, das alle Mitarbeiter zu erreichen versuchen sollen, beinhaltet, den **Patienten in seiner Individualität anzunehmen**, ihm **positive Wertschätzung, Respekt, Gesprächsbereitschaft und Interesse** entgegenzubringen und ihm so das Gefühl der Vollwertigkeit als Person und Mut zu seiner persönlichen Zukunft zu vermitteln.

Maßnahmen. Darauf aufbauend muß dann eine **stufenweise Aktivierung des Patienten** erfolgen. Dazu muß der Patient bestmöglich motiviert werden. Da Erfolg selber die stärkste Motivation

Grundlagen der Pflege

überhaupt darstellt, muß das ganze Rehabilitationsprogramm so gestaltet werden, daß der Patient Erfolgserlebnisse haben kann. Der Patient vergleicht seinen aktuellen Zustand mit seinem Zustand vor dem Erkrankungsbeginn; der Pflegetherapeut hingegen vergleicht den aktuellen Zustand des Patienten mit dem Zustand bei der Aufnahme. Deshalb erkennt der Patient seine Fortschritte oft nicht an, während die Pflegetherapeuten deutliche Verbesserungen beobachten. Um eine Überforderung und damit ein Mißerfolgserlebnis (als negative Motivation) zu vermeiden, sollten möglichst gemeinsam mit dem Patienten für die tägliche Pflegearbeit kleine, erreichbare Ziele abgesteckt und formuliert werden.

Die Beanspruchung des Patienten in einer Pflegesituation knapp unter seiner maximalen Leistungsfähigkeit **verbessert sein Leistungsniveau** und wirkt durch den Übungserfolg sehr motivierend für weitere Aktivität. Erfolgreiches Arbeiten sollte (nicht zu überschwenglich, sondern glaubwürdig und ehrlich) **positiv verstärkt werden,** über Mißerfolge sollte man möglichst **einfühlsam hinweghelfen,** ohne die offensichtlichen Defizite durch entsprechende Kommentare zu verstärken.

! **Überforderung äußert sich in ablenkendem, ausweichendem oder sogar aggressivem Verhalten.** Teilweise zeigen die Patienten auch **Angst** und **Regression**. Eine Überforderung muß unbedingt vermieden werden, denn nichts wirkt demotivierender und frustrierender als beständiger Mißerfolg. Deshalb muß das pflegerische Übungsprogramm die individuelle Leistungsfähigkeit eines jeden Patienten berücksichtigen und realistische, erreichbare Nahziele setzen.

! **Ein unterforderter Patient zeigt sich gelangweilt, unaufmerksam** und läßt sich leicht ablenken. Auch hier zeigen sich keine Fortschritte.

Gestaltung der Umgebung

Die Zielsetzung, dem Patienten seine betroffene Seite immer wieder bewußt zu machen, und die Tatsache, daß der Hemiplegie-Patient oft seine betroffene Seite vernachlässigt oder sogar ignoriert (Neglectphänomen), erfordern eine besondere Gestaltung der gesamten Umgebung und des Krankenzimmers mit der Einrichtung. Damit der Patient den richtigen Input erhält und damit die betroffene Seite intensiv stimuliert wird, ist es wichtig, daß alle Pflegetätigkeiten, jede Handlung, jede Kommunikation und jeder Reiz immer über die bzw. von der betroffenen Seite aus erfolgt. Ziel ist hier, daß die betroffene Seite immer die interessantere („reizvollere") Seite darstellt. Gleichzeitig soll für Patienten das Zurechtfinden in Zeit und Raum erleichtert werden.

PRAXIS

Die **Maßnahmen zur Gestaltung des Patientenzimmers** sind:

- Den Nachttisch auf die betroffene Seite stellen, damit der Patient sich beim Zugriff auf den Nachttisch immer über seine betroffene Seite beugen muß.
- Für den Patienten wichtige Gegenstände wie z.B. Telefon, Bilder, etc. auf den Nachttisch (auf der betroffenen Seite) stellen.
- Die Klingel in erreichbarer Nähe auf der betroffenen Seite plazieren (außer beim Neglect-Patienten, der sie dort niemals vermuten, suchen und finden würde!).
- Den Besucherstuhl in erreichbarer Nähe auf die betroffene Seite stellen.
- Besucher anhalten, sich stets auf die betroffene Seite des Patienten zu stellen.
- Das Fernsehgerät auf die betroffene Seite stellen.
- Der Patient soll die Tür über die betroffene Seite sehen können.
- Wenn das Bett mit einer Längsseite an der Wand stehen muß, soll es so aufgestellt werden, daß die nicht betroffene Seite des Patienten an der Wand liegt (Abb. **20**)

Orientierungshilfen

Zur Erleichterung der Orientierung für den Patienten sollten in jedem Patientenzimmer ein Kalender und eine Uhr sein. Die Uhr sollte eine konventionelle Zeigeruhr sein, weil sie von orientierungsgestörten Patienten in der Regel besser als eine Digitaluhr abgelesen werden kann (Ausnahme: räumliche Orientierungsstörungen). Der Kalender soll immer den gesamten Monat auf einem Blatt anzeigen. Zu jedem Tagesfeld soll der Wochentag und der Monat zugeordnet sein.

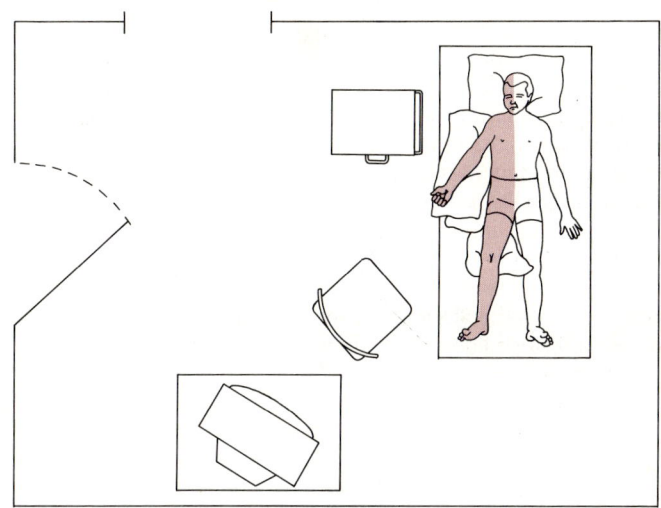

Abb. 20   Gestaltung des Patientenzimmers.

Die Tür des Patientenzimmers kann ergänzend zur Zimmernummer mit einem Symbol (z. B ein roter Kreis) oder einem Bild beklebt werden, um dem Patienten die Orientierung auf der Station zu erleichtern. Entsprechend sollte mit anderen für den Patienten relevanten Türen (z. B. Toilette) verfahren werden. Das Bett des Patienten kann z. B. durch von Angehörigen mitgebrachte eigene Kissen oder andere leicht erkennbare Gegenstände individualisiert werden. Auf dem Nachtschrank können Bilder und andere persönliche Gegenstände die Orientierung erleichtern.

Beschäftigung und Lernen

Beschäftigung und Lernen sind Aktivitäten des täglichen Lebens. Sie geben dem Menschen die Möglichkeit, seinen Anlagen gemäß seine eigenen Ideen und Vorstellungen zu realisieren und seine Fähigkeiten zu nutzen und zu erweitern. Indem ein Individuum seine ihm gegebenen Möglichkeiten nutzt, erfährt es sich selbst und seine individuellen Stärken und Schwächen. Zugleich wird es mit neuen Herausforderungen und Grenzen konfrontiert.

Lernprozesse sind nicht nur zum Wissenserwerb nötig, sondern dienen auch der Anpassung an veränderte Situationen und Anforderungen an den Menschen. Beschäftigung und Lernen dienen damit dem Erhalt und der Pflege der körperlichen und besonders der geistigen Gesundheit und im außerberuflichen Bereich auch zur Erholung und zum Ausgleich von Belastungen jeder Art.

Der Hemiplegiker im Krankenhaus erfährt eine erhebliche Einschränkung in seinen Möglichkeiten zur Beschäftigung. Neben dem zumindest zeitweiligen Wegfall seiner beruflichen Tätigkeit sind durch den Aufenthalt in einer Klinik seine Möglichkeiten, sich außerberuflich zu beschäftigen ebenfalls eingeschränkt. Zusätzlich wird der Patient mit einer radikal veränderten Gesamtsituation in Bezug auf seine körperliche, seelische und soziale Situation und seine Umgebung konfrontiert. Diese veränderte Situation erfordert hohe Anpassungs- und damit Lernleistungen des Patienten.

Die Pflege muß diese Einschränkungen in wesentlichen Lebensbereichen eines Patienten erkennen und wissen, daß der Hemiplegiker hier durch seine motorische und neuropsychologische Behinderung besonders betroffen ist. Nicht wenige Patienten empfinden ihre unfreiwillige Beschäftigungslosigkeit auch als Sinnmangel für ihr Leben. Andererseits werden Hemiplegiker in der Klinik mit vielfältigen Anforderungen, Lernangeboten und unbekannten Therapieformen konfrontiert und fühlen sich nicht selten überfordert.

Es gehört zu unseren pflegerischen Aufgaben, den Patienten in den **ATL** zu unterstützen. Die Pflege ist also mit verantwortlich, den Patienten eine sinnvolle und ihren persönlichen Interessen entsprechende Beschäftigung zu ermöglichen und sie bei den Lern- und Anpassungsprozessen zu unterstützen. Diese Aufgabe stellt zugleich eine Gelegenheit zur Aktivierung und weiteren therapeutischen Förderung des Patienten dar.

Die Beschäftigungsangebote in manchen Krankenhäusern sind oft nicht so ausgestaltet, wie es für viele Patienten wünschenswert wäre. In Rehabilitationseinrichtungen sind die Möglichkeiten teilweise umfangreicher. Nachfolgend werden einige **Anregungen** für interessante und sinnvolle Beschäftigungen im Stationsrahmen gegeben, die zugleich einen aktivierenden, therapeutischen Charakter haben.

Beschäftigung und Lernen

- **Spielen**

Spiele fördern Kommunikation und Gemeinschaftssinn, lenken von Sorgen ab und bringen Freude. Einige Spiele sind bei leichter ausgeprägten neuropsychologischen Störungen gut zur Unterstützung der Therapie geeignet. Dabei sollten aber keinesfalls reine Kinderspiele eingesetzt werden, um die Patienten nicht zu demotivieren. Memory (mit nicht zu vielen Karten gespielt) kann visuelle Wahrnehmung, Konzentration und Merkfähigkeit verbessern und ggf. die Sprachtherapie unterstützen. Entsprechend können einfache Puzzles mit wenigen, großen Teilen eingesetzt werden. Gesellschafts- und Kartenspiele für Erwachsene sind von den Regeln her oft zu kompliziert für einige Patienten. Gut geeignet für Gruppen ist das klassische „Mensch-ärgere-Dich-nicht", das wohl in jedem Alter gespielt werden kann.

- **Veranstaltungen im Stationsrahmen**

Über die Bereithaltung eines Aufenthaltsraumes für Patienten hinaus ist ein weitergehendes Angebot aus personellen Gründen an vielen Kliniken trotz guten Willens nicht möglich. Rehabilitationskliniken haben als Einrichtungen mit längeren Verweildauern der Patienten hier eine weitergehende Verantwortung.
Eine Station, die Patienten mit längerer Verweildauer beherbergt (z. B. Hemiplegiker) sollte ihren Patienten die Aufnahme und die Pflege sozialer Kontakte ermöglichen und ihnen ein Wir-Gefühl der Zugehörigkeit vermitteln. Kontakte und Gespräche können für Hemiplegiker zusätzlich ein interessanter Ansporn sein und ihnen die Anteilnahme am Tagesgeschehen erlauben. Es geht darum, neben dem medizinisch-pflegerischen Betrieb ein „Stationsleben" mit regelmäßigen Ereignissen zu schaffen.

Die Möglichkeiten für Gruppenveranstaltungen sind vielfältig und ermöglichen den Pflegetherapeuten eine kreative Gestaltung. Als Anregung sollen 3 Beispiele dienen.

Einige Stationen führen gemeinsam mit ihren Patienten einen geselligen Nachmittag pro Woche durch, an dem sich die anwesenden Pflegetherapeuten gemeinsam mit allen interessierten Patienten bei Kaffee und Kuchen treffen und über die sich ergebenden Themen plaudern. Manchmal wird der Kuchen vorher gemeinsam mit Patienten gebacken.

Andere Stationen haben Bastel- und Handarbeitsnachmittage eingerichtet, die in bescheidenem Rahmen Kreativität erlauben und je nach Jahreszeit sehr beliebt sind.

Wieder andere Stationen haben in Zusammenarbeit mit dem Stationsarzt und teilweise auch den Therapeuten wöchentlich eine Gruppenvisite eingerichtet, zu der alle Patienten eingeladen sind. Bei dieser „Stationsversammlung" wird neben Fragen von allgemeinem Interesse auch auf Themenwünsche der Patienten eingegangen, so daß hier eine Möglichkeit für Fragen, Anregungen, Wünsche und konstruktive Kritik für die Patienten gegeben ist.

- **Lesen und Vorlesen**

Eine der vielfältigsten Beschäftigungen ist das Lesen. Der Text bietet dem Patienten gedanklichen Anstoß, Ablenkung und Gesprächsstoff. Die Auswahl des Lesestoffes soll durch den Patienten selbst (bei Bettlägerigen aus einer fahrbaren Bücher- und Zeitschriftenauswahl im Patientenzimmer) erfolgen. Durch ein evtl. bestehendes Neglectsyndrom, andere Wahrnehmungsstörungen und eine Aphasie ist das Lesevermögen allerdings eingeschränkt oder aufgehoben. Hier kann versucht werden, dem Patienten etwas vorzulesen. Oft läßt sich dazu auch ein anderer Patient motivieren. Eine Alternative zum Vorlesen sind Bücher-Tonkassetten, durch die der Patient vom Vorleser unabhängig wird. Diese mit Buchtexten besprochenen Kassetten sind in vielen öffentlichen Büchereien auszuleihen.

- **Radio und Fernsehen**

Radio und Fernsehen stellen ein abwechslungsreiches Medium zur geistigen Beschäftigung, Unterhaltung und Information dar. Sie ermöglichen dem Patienten die Teilnahme am gesellschaftlichen und politischen Geschehen und erleichtern eine zeitliche Orientierung. Ein Nachteil dieser Medien ist die passive Konsumentenrolle des Zuhörers bzw. Zuschauers. Die angebotenen Informationen sind für manchen Hemiplegiker auch zu kurz eingeblendet bzw. wechseln zu schnell, so daß nicht jedem Patienten genug Zeit zur Wahrnehmung bleibt. Trotzdem stellen Radio und Fernsehen akzeptable Möglichkeiten der Beschäftigung dar, wenn sie gezielt und nicht als Dauerreiz bzw. Geräuschkulisse angeboten werden.

• Besuche

Die Besuche von Angehörigen, Freunden, Bekannten oder Arbeitskollegen spielen für die meisten Patienten eine besondere Rolle. Sie sind nicht nur Beschäftigung, sondern schaffen und erhalten eine menschliche Verbindung „nach draußen", die sich auf verschiedene Weise, positiv wie negativ, auswirken kann. Die Konfrontation mit „Gesunden", mit der Erinnerung an das Zuhause und mit den Anforderungen, die Gesellschaft und Arbeitswelt an einen Menschen stellen, kann den Patienten in seinem Denken, Fühlen und Handeln stark beeinflussen. Der Patient kann in seiner Mitarbeit motiviert, angespornt und gestärkt werden. Andererseits können sich Besuche auch entmutigend, frustrierend und schwächend auf den Patienten auswirken.

Die Aufgabe des Pflegetherapeuten ist hier nicht einfach: er muß aus seiner Pflegeerfahrung heraus beurteilen und entscheiden, ob ein vorbereitendes Informationsgespräch mit dem Besucher für den Patienten wichtig ist. Oft ist es auch günstig, ein Gespräch zwischen Besucher und Arzt zu vermitteln. Der Patient muß auf die Auswirkungen von Besuchen hin beobachtet werden, damit das therapeutische Team entsprechend informiert werden kann.

■ Kommunizieren

Kommunizieren heißt „miteinander in Verbindung stehen" und ist eine **Aktivität des täglichen Lebens.** Kommunikation ermöglicht die Aufnahme und die Erhaltung zwischenmenschlicher Beziehungen. Sie ist damit ein wesentlicher und unverzichtbarer Bestandteil des Verhaltens des sozialen Wesens Mensch. Die Fähigkeit zur Kommunikation beeinflußt direkt die Lebensqualität eines jeden Menschen. Die meisten beruflichen und privaten Beschäftigungen erfordern in irgendeiner Form Kommunikation. Unterhaltung als Element der Zeitgestaltung ist ebenfalls untrennbar mit Kommunikation verbunden. Das wichtigste Kommunikationsmittel ist die verbale Sprache. Neben der gesprochenen Sprache spielen auch Mimik, Gestik und Körpersprache eine wichtige Rolle in der Kommunikation.

Im Rahmen einer Hemiplegie kommt es, wie schon erwähnt, nicht selten auch zu Störungen im Bereich der Sprache – der Aphasie und der Dysarthrie. Die Aphasie bewirkt einen (mehr oder weniger ausgeprägten) Verlust der Kommunikationsfähigkeit, der für den Patienten eine unglaubliche Belastung und stärkste Frustrationen mit sich bringt. Durch den Zusammenbruch der Kommunikation ist die Aufnahme und Erhaltung zwischenmenschlicher Beziehungen für den Patienten ein fast unlösbares Problem. Durch das damit verbundene hilflose Ausgeliefertsein und die Isolation wird der Aphasiker als Reaktion häufig depressiv oder aggressiv, lustlos oder ungeduldig. Weder beruflichen noch privaten Kommunikationsanforderungen kann der Patient noch nachkommen. Selbst Beschäftigung und Unterhaltung z.B. durch Lesen oder Fernsehen setzen ein intaktes Sprachverständnis voraus und sind für einige Patienten nicht mehr möglich.

Umgang mit aphasischen Patienten

Zum Umgang mit aphasischen Patienten gibt es einige Verhaltensempfehlungen, die die Kommunikation zwischen Patienten, Pflegetherapeuten und Angehörige verbessern können. (Tab. 13)
Es ist ein sehr langwieriger und mühevoller Prozeß, die verlorene Sprache wieder verfügbar zu machen. Viele Frustrationen und Rückschläge sind damit verbunden. Nicht jeder Aphasiker kann seine ehemalige sprachliche Kompetenz in vollem Umfang zurückerlangen. Hier ist es entscheidend, daß die Pflegetherapeuten dem Patienten echte Partner und verständnisvoller Begleiter sind und ihm Mut und Ausdauer für die anstrengende pflegerische und therapeutische Arbeit geben.

Die eigentliche Sprachtherapie beim Aphasiker und Dysarthriker gehört in den Aufgabenbereich der Sprachtherapeuten. Sie sollte möglichst frühzeitig, am besten in den ersten sechs Wochen nach Eintritt des akuten Ereignisses einsetzen. Sprachtherapie kann mit den oben beschriebenen Verhaltensweisen von Pflegetherapeuten sinnvoll unterstützt werden. Der regelmäßige Informationsaustausch zwischen dem Sprachtherapeuten und den Pflegetherapeuten ist dabei aber unerläßlich.

Kommunizieren

Tabelle 13 Allgemeine und spezielle Verhaltensempfehlungen zum Umgang mit Aphasikern

Allgemeines

Der aphasische Patient...	Verhaltensempfehlungen
ist weder dumm noch dement, er denkt und fühlt ganz normal,	Den Patienten für voll nehmen und wie alle anderen Menschen behandeln. Ihn als Person und Menschen achten und akzeptieren. Keine Kindersprache anwenden. Nicht über den Patienten (hinweg) sprechen, sondern ihn direkt ansprechen.
ist unsicher u. ängstlich, traut sich nichts zu, ist sehr langsam,	Der Patient braucht viel Geduld, Er muß genau und rechtzeitig informiert werden (evtl. mit Gesten/Bildern), damit er sich nicht überrumpelt fühlt. Den Patienten nicht direkt zum Sprechen auffordern („Sagen Sie mal ..."). Das bewirkt nur Frustration oder Nachplappern ohne therapeutischen Effekt.
sucht nach Trost und Hoffnung	Aufrichtig sein, nicht versprechen „in ein paar Tagen wird die Sprache schon wiederkommen."
schwankt in den Leistungen	Jede Änderung im Tagesablauf kann großen Einfluß haben. Nicht als fehlenden Willen zum Mitmachen interpretieren.

Sprechen

Der aphasische Patient...	Verhaltensempfehlungen
ist sehr verlangsamt,	Ihm Zeit lassen. Nur für den Patienten sprechen, wenn es absolut nötig ist.
muß oft nach einigen Worten absetzen, um sich die nächsten zu überlegen,	Nicht unterbrechen, nicht dazwischen sprechen. Nicht die Worte in den Mund legen, evtl. höchstens ein Wort oder eine Anfangssilbe vorschlagen.

Sprechen

Der aphasische Patient...	Verhaltensempfehlungen
hat Mühe, seine Wünsche und Bedürfnisse mitzuteilen,	Fragen stellen, die mit „Ja" oder „Nein" beantwortete werden können.
flucht,	Tolerieren als die oft einzige Möglichkeit, Gefühle zu äußern (Fluchen kann aber auch ein sprachlicher Automatismus sein, den der Patient nicht willentlich abruft)
kann nicht sprechen, aber singen,	Nur unterstützten, wenn es Patienten Freude macht. Es hilft nicht beim Sprechen lernen.
macht Fehler beim Sprechen,	Auf gar keinen Fall belächeln. Nicht alles verbessern bzw. erwarten, daß alles richtig gesprochen wird. Bis sich das Sprechen nicht weitgehend gebessert hat, ist ein Wort, das gerade noch verstehbar ist, ausreichend.
spricht im Redeschwall bzw. wiederholt sich ständig,	Freundlich bremsen bzw. ablenken.
sucht verzweifelt nach einem Wort	Konzentrieren hilft nicht. Dem Patienten vorschlagen, es später noch einmal zu versuchen.
sagt ein Wort richtig, kann es aber nicht wiederholen,	Anerkennung und Mut zu weiterem Sprechen geben. Nicht auf Wiederholung bestehen.
will etwas mitteilen, wird aber nicht verstanden,	Nicht Verstehen heucheln. Den Patienten auf bedeutungsvolle Gegenstände zeigen lassen Rückmeldung über das bisher Verstandene geben (z.B. „Ich verstehe, daß Sie etwas stört! Was stört Sie?")

Verstehen

Der aphasische Patient...	Verhaltensempfehlungen
versteht nicht, was ihm gesagt wird.	Bevor gesprochen wird, Kontakt zum Patienten schaffen, z.B. seine Hand nehmen, etc. So stehen, daß der Patient das Gesicht des Sprechers sehen kann. Mimik, Gestik und Bilder einsetzen, mit hinweisenden Gesten auf sinnvolle Gegenstände weisen (z.B. Badetuch/Seife, „Sie können baden"). Nicht Schreien, aber eine Hörbehinderung ausschließen. Bei Pflegevorgängen sagen, was man macht. Langsam und in kurzen Sätzen sprechen (z.B. „Guten Tag, Frau Müller, ich bringe das Essen. Haben Sie Hunger? Es gibt Nudeln?"). Wenn der Patient etwas nicht verstanden hat, das Gesagte ruhig und langsam wiederholen. Komplexe Vorgänge in kleine sprachliche „Häppchen" einteilen (z.B. „Herr Meier, Sie müssen zum Röntgen" – Pause – „bitte stehen Sie auf" – Pause – (P. steht auf), „ziehen Sie den Bademantel an" – Pause (zieht an) usw.

Lesen

Der aphasische Patient...	Verhaltensempfehlungen
kann Bücher/Zeitungen nicht mehr lesen	Bildbände zur Verfügung stellen. Interessen des Patienten berücksichtigen. **Keine** Kinderbücher einsetzen. Kontrolle der Sehfähigkeit veranlassen. Weiteres zu empfehlendes Verhalten richtet sich nach dem Therapiekonzept (Rücksprache mit dem Sprachtherapeuten).

Schreiben	
Der aphasische Patient...	Verhaltensempfehlungen
kann nicht schreiben.	Zu empfehlendes Verhalten richtet sich nach dem Therapiekonzept (Rücksprache mit dem Sprachtherapeuten).

■ Bewegung: Lagerung und Handling

In der Pflege von Hemiplegikern sind Lagerung und Handling häufige und regelmäßig wiederkehrende Tätigkeiten, die zum „täglichen Brot" eines jeden Pflegetherapeut gehören. Gerade diese zahlreichen und regelmäßigen Wiederholungen von motorisch orientierten Handlungen ermöglichen nach der Idee des Bobath-Konzeptes einen besonders hohen Lerneffekt durch taktil-kinästhetische Informationsvermittlung für den Patienten, wenn die durch den Tast- und Bewegungssinn ständig an das Gehirn übermittelten Informationen richtig gestaltet werden (richtiger Input). Deswegen müssen Lagerung und Handling nach Bobath sofort mit Krankheitsbeginn einsetzen.

Hier eröffnet sich für die Pflegetherapeuten die enorme Chance, tatsächlich aktivierend, ressourcenorientiert und vor allen Dingen therapeutisch zu pflegen!

■ Jede Handlung am und mit dem Patienten ist Input.

Es liegt in der Fachkompetenz und in der Verantwortung jedes Pflegetherapeuten, diesen Input für den Patienten so richtig und so lehrreich wie möglich zu gestalten. Jeder Pflegetherapeut entscheidet und verantwortet, ob der Patient bei der gegenwärtig ausgeführten Pflege richtig oder falsch lernt.

Der Input muß aber nicht nur richtig sein. Er muß auch regelmäßig, häufig und vor allem gleichartig wiederholt werden. Das bedeutet für die Pflegepraxis, daß alle mit der Pflege eines bestimmten Patienten befaßten Pflegetherapeuten jede pflegerische Handlung am Patienten möglichst gleichartig durchführen müssen, damit der Patient nicht immer wieder durch andersartiges

Bewegung: Lagerung und Handling

Vorgehen durcheinander gebracht wird. Durch Pflegestandards werden nicht nur die Lernmöglichkeiten des Patienten erheblich verbessert. Auch die Qualität der Pflege wird damit auf einem bekannten Niveau sichergestellt und durch Qualitätskontrollen verbessert.

Eine korrekte Arbeitsweise beim Lagern und beim Handling nach Bobath bedeutet zugleich rückenschonendes Arbeiten, so daß man nicht nur dem Patienten etwas Gutes tut, sondern auch sich selber als Pflegetherapeut.

Ein korrektes (richtiger Input), gleichartiges und gewissermaßen „patientenspezifisch standardisiertes" Vorgehen bei Lagerung und Handling ermöglicht also dem Pflegetherapeuten eine aktivierende, ressourcenorientierte und therapeutische Pflege und eröffnet dem Patienten sehr gute Lernmöglichkeiten in Richtung auf Regulation des Muskeltonus und Anbahnung verlorener Bewegungsfunktionen.

Ziele der Lagerung

PRAXIS

Beim Lagern des Patienten soll folgendes erreicht werden:

- **Bewußtmachung der betroffenen Körperseite, Input.**
  Die gestörte Wahrnehmung soll angesprochen werden. Durch die korrekte Lagerung wird dem Patienten ein Input über die äußeren Wahrnehmungsorgane, wie Augen, Ohren, Haut, Nase, und die inneren Wahrnehmungsorgane wie den taktil-kinästhetischen Sinn zugeführt.

- **Regulation des Muskeltonus.**
  Die Ausbildung einer Spastik soll möglichst frühzeitig (pseudoschlaffes Stadium) verhindert werden, eine bestehende Spastik soll durch Vermeidung der spastischen Muster gehemmt werden und ein für den Patienten kontrollierbarer Tonus soll aufgebaut werden.

- **Vermeiden von Komplikationen.**
  Dekubitus, Pneumonie, Kontrakturen, Thrombose und Kreislaufschwäche sollen durch die regelmäßige Umlagerung als eine Art „Universalprophylaxe" verhindert werden. Während die Gefahr von Kontrakturen im Verlauf durch die sich zunehmend ausbildenden spastischen Fehlhaltungen zunimmt, reduziert sich die Gefährdung des Patienten für die anderen Komplikationen mit der beginnenden Mobilisation.

- **Vermeiden von Schmerzen.**
  Das gilt besonders in Bezug auf die betroffene Schulter, die dekubitusgefährdeten Körperstellen und ungewohnte Muskeldehnung. Schmerzfreiheit muß erzielt werden, damit der Patient die Lagerung für die geplante Zeit toleriert und keine zusätzlichen Schäden (Schmerzen sind ein Warnzeichen!) auftreten.

- **Wohlbefinden und Bequemlichkeit.**
  Wohlbefinden und Bequemlichkeit müssen bei der Lagerung erzielt werden, damit der Patient auch nachdem der Pflegetherapeut das Zimmer verlassen hat, die Lage toleriert und sich nicht sofort umlagert.

- **Interesse für die Umwelt und den eigenen Körper.**
  Das Interesse für die Umwelt und den eigenen Körper (besonders für die betroffene Seite) soll durch die Lagerung beim Patienten angeregt werden. Zugleich soll ihm die Lagerung möglichst Aktivitäten ermöglichen.

- **Sicherheit.**
  Die Sicherheit der Lagerung muß gewährleistet sein. Der Patient muß die Sicherheit der Lagerung spüren können und darf keine Angst haben, aus dem Bett zu fallen oder sich sonstwie zu schädigen.

Allgemeine Hinweise zur Lagerung nach Bobath

Zur Lagerung nach dem Bobath-Konzept gibt es einige Punkte, die unabhängig von der Art der Lagerung immer beachtet werden sollen:

- **Anpassung der Lagerung.**
  Die Lagerung muß dem jeweiligen Patienten individuell angepaßt sein, d.h. seinen Möglichkeiten und Bedürfnissen und seiner Bequemlichkeit entsprechen. Das bedeutet in der Praxis, daß Kompromisse eingegangen werden müssen. Wir können und wollen den Patienten nicht in eine „Lehrbuch-Lagerung" zwingen. Eine noch so fachgerechte Lagerung nach Bobath hilft wenig, wenn sich der Patient kurz nachdem der Pflegetherapeut das Zimmer verläßt, wegen einer oft leicht zu behebenden Unbequemlichkeit aus der korrek-

ten Lage windet und danach oft im spastischen Muster liegt. Natürlich darf die Kompromißbereitschaft nicht soweit gehen, daß der Kompromiß zur Regel wird und von vornherein gewählt wird. Die Tendenz muß immer in Richtung einer korrekten Lagerung und des allmählichen (über Wochen und Monate) Abbaus der Kompromisse gehen. Auf jeden Fall darf der Pflegetherapeut den Raum erst verlassen, wenn gemeinsam mit dem Patienten eine für ihn bequeme und für den Pflegetherapeuten akzeptable Lage gefunden wurde.

– **Wertigkeit der Lagerungsarten.**
 Höherwertige Lagerungsarten sollen häufiger gewählt werden, als niederwertige Lagerungsarten. Die Wertigkeit der Lagerungsarten richtet sich nach dem Grad der Erfüllung der Kriterien wie Tonusregulation, Funktionsanbahnung (Input), Bewußtmachung der betroffenen Seite und Anregung des Interesses für die Umwelt und den eigenen Körper.
 Die **Wertigkeit** der Lagerungen ist:
 1. Sitzen im Stuhl am Tisch.
 2. Sitzen im (Roll-)Stuhl.
 3. Liegen auf der betroffenen Seite.
 4. Liegen auf der nicht betroffenen Seite.
 5. Langsitz im Bett.
 6. Rückenlage.

– **Sensibilitäts- und Wahrnehmungsstörungen.**
 Bei Störungen der Tiefensensiblität, Mißempfindungen bzw. schweren Wahrnehmungsstörungen muß vorsichtig mit der Lagerung begonnen werden. Oft muß man die Lagerung mit vielen Kompromissen und mit kurzen Zeiten „einschleichen". Diese Patienten haben oft Angst, aus dem Bett zu fallen oder haben das Gefühl, bei Lagerung auf der betroffenen Seite durch die Matratze zu fallen. Diese Ängste müssen wir sehr ernst nehmen. Der Patient muß Vertrauen zu uns entwickeln.

– **Räumliche Orientierung.**
 Der Körper des Patienten soll möglichst immer parallel zur Bettkante liegen, damit der Patient die Orientierung seines eigenen Körpers zum Raum wieder finden kann.

– **Rückenbelastung und Arbeitshöhe.**
 Vor jeder Tätigkeit an dem im Bett liegenden Patienten soll das Bett möglichst immer auf die individuelle Arbeitshöhe

des Pflegetherapeuten gestellt werden, damit ein gebücktes und damit rückenbelastendes Arbeiten vermieden wird. Wenn die Höhenverstellung des Bettes nicht möglich ist, muß sich der Pflegetherapeut durch entsprechende Beugung in den Knien der Betthöhe anpassen. Handling nach dem Bobath-Konzept ermöglicht die Arbeit mit geradem Rücken und nahezu ohne Heben. Arbeiten mit gebeugtem Rücken belastet die Wirbelsäule und die Bandscheiben erheblich und muß deshalb im eigenen Interesse vermieden werden.

- **Stellung des Kopfteils.**
Das Kopfteil des Bettes muß bei jeder Lagerung ganz flach gestellt bleiben, weil schon die geringste Erhöhung des Kopfteiles über eine Beugung in Rumpf und Hüftgelenk die Spastizität (Verkürzung der betroffenen Seite und Hüftretraktion!) begünstigt. Jede Rückenlage (besonders bei hochgestelltem Kopfteil) führt nach kurzer Zeit zu einer typischen Fehlhaltung des Patienten, die sicher allen, die schon Hemiplegiker gepflegt haben bekannt ist. In dieser Fehlhaltung sind alle ungünstigen Einflüsse und falschen Lernangebote (falscher Input) für den Patienten vereint (Abb. 21).

- **Kontrakturenprophylaxe der Hand.**
Im Rahmen der Kontrakturenprophylaxe zur Sicherung einer Funktionsstellung der Hand dem Patienten keinen Gegenstand (Rolle, Binde, etc.) in die betroffene Hand geben, weil der Druck auf die Fingergrundgelenke einen starken Dauerreiz zum Faustschluß gibt (Auslösung des Greifreflexes, Förderung der Spastik und Provokation von Kontrakturen).

- **Spitzfußprophylaxe.**
Eine besondere Spitzfußgefährdung besteht nur bei längerfristiger Rückenlage, da die Schwerkraft in dieser Position den Vorfuß des Patienten herabdrückt. Zur Spitzfußprophylaxe darf keine Fußstütze eingebettet werden, weil sie durch den andauernden Druck am Fußballen über die positive Stützreaktion die Streckspastizität in Bein und Rumpf erhöht oder (nach Auslösung des Fluchtreflexes) eine Beugespastik im Bein provozieren kann. Der Patient lernt nach Auslösung des Fluchtreflexes: „Immer wenn ich mit meinem betroffenen Fuß Sohlendruck bekomme, muß ich das Bein anbeugen". Ein solcher Patient wird wahrscheinlich nie wieder gehen ler-

Bewegung: Lagerung und Handling

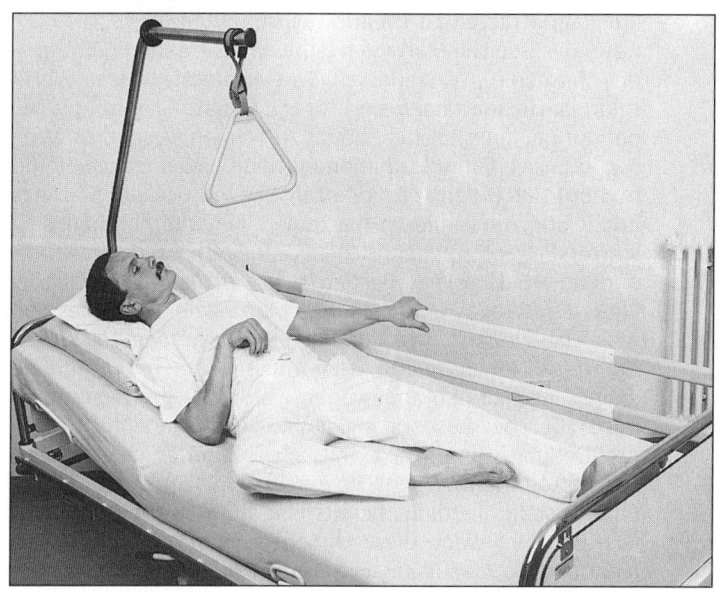

Abb. 21 Spastische Fehlhaltung in Rückenlage sogenannte „Internationale Pflegestellung".

nen können, weil er bei jedem Bodenkontakt das betroffene Bein anbeugt! Deshalb sind für im Bett heruntergerutschte Patienten auch die Fußbretter der Krankenbetten gefährlich. Die Lagerung des Fußes in einem hohen Basketballschuh ist nach unserer Erfahrung nicht sinnvoll, da zwar von außen der Eindruck eines im rechten Winkel zum Unterschenkel stehenden Fußes erweckt wird, sich der betroffene Fuß aber im Schuh häufig (für den Pflegetherapeuten unsichtbar) in das spastische Muster einstellt. Die beste Spitzfußprophylaxe ist das Sitzen im Stuhl, da die zur Verkürzung neigende Wadenmuskulatur in einer für die Streckspastik hemmenden Stellung verlängert wird und der Fuß im Fußgelenk im 90°-Winkel zum Unterschenkel steht. Die Spitzfußgefahr ist in den Seitenlagerungen zu vernachlässigen, da in diesen Positionen das Sprunggelenk in einer Mittelstellung steht und die Schwerkraft den Vorfuß nicht in die Spitzfußstellung drückt.

- **Spezialmatratzen zur Dekubitusprophylaxe.**
Besonders weiche Matratzen (superweiche Schaumstoffquader-Matratzen), Wasserkissen, Wassermatratzen oder Wechseldruck-Luftmatratzen sind für die Bobath-Lagerung weniger gut geeignet, da der Patient zum einen wesentlich weniger intensive Spürinformationen (taktil-kinästhetische Information) durch den verminderten Gegendruck der Matratze erhält und zum anderen (besonders bei wahrnehmungsgestörten Patienten) ein unsicheres Lagegefühl (schwankende, undefinierte Lage) hat. Bei der Superweichlagerung sinkt der Patient zusätzlich sehr tief in die Matratze ein, was das normale Handling erschwert und den Pflegetherapeuten zu vermehrtem Heben zwingt. Hier müssen die Prioritäten für jeden Einzelfall neu abgewogen werden. Selbstverständlich muß aber bei besonders dekubitusgefährdeten Patienten der Dekubitusprophylaxe mit allen erforderlichen Mitteln nachgekommen werden. Die regelmäßige Umlagerung nach Bobath stellt allerdings bereits eine gute Dekubitusprophylaxe dar. Nur wenn diese Umlagerung in einzelnen Fällen nicht ausreicht, müssen auch die beschriebenen Mängel von Spezialmatratzen in Kauf genommen werden.

- **Bettdecke.**
In der Rückenlage des Patienten soll die Bettdecke nicht um die Füße gewickelt bzw. die Decke am Fußende nicht um die Matratze geschlagen werden, weil sie den Fuß so in die Spitzfußstellung drückt. Besser ist es, die Decke auf das Fußende zu legen oder einen Bettdeckenabweiser („Tunnel", „Bahnhof") zu benutzen. Bei kalten Füßen kann man dem Patienten evtl. dicke Socken anziehen.

- **Aufrichthilfen.**
Am Bett des Hemiplegikers darf keine Aufrichthilfe („Bettgalgen" oder „Strickleiter") angebracht werden. Die Spastizität wird durch die große Anstrengung beim Hochziehen oder Aufsetzen auf der betroffenen Seite enorm erhöht. Der Patient lernt dabei: „immer, wenn ich mich aufsetzen will, muß ich mein betroffenes Bein strecken (spast. Streckmuster) und meinen betroffenen Arm beugen (spast. Beugemuster)". Dieser Lerneffekt ist nicht sinnvoll, weil er eine physiologische Aufrichtung unmöglich macht (falscher Input). Mit der Verwendung einer Aufrichthilfe wird auch die Kompen-

Bewegung: Lagerung und Handling

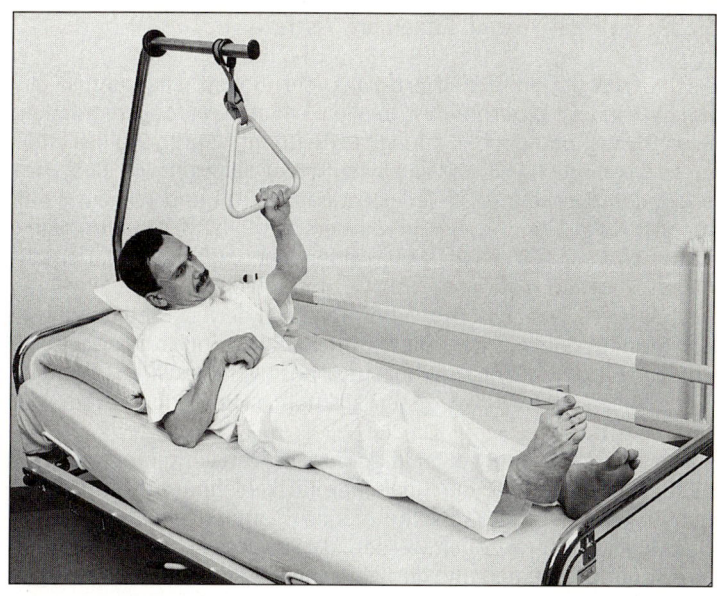

Abb. 22 Spastik bei Benutzung einer Aufrichthilfe.

sation erhöht und damit die Spastizität und die Vernachlässigung der betroffenen Seite gefördert (Abb. 22).

- **Lagerungshilfsmittel.**
Als Lagerungsmaterial werden gut modellierbare Kopfkissen (ca. 80 × 80 cm) für drei Plätze, möglichst mit waschbarer Daunenfüllung eingesetzt. Schaumstoffkissen sind weniger gut geeignet.

Lagerung

In der Reihenfolge ihrer **Wertigkeit** werden nun Lagerungsarten nach dem Bobath-Konzept schrittweise und ausführlich beschrieben.

Sitzen im (Roll-) Stuhl, Sitzen am Tisch

Das **Sitzen** ist in der **Wertigkeit** der Bobath-Lagerungen die **höchstwertige** Lagerungsart. In allen 3 Kriterien (Tonusregulation, Bewußtmachung der betroffenen Seite (Input), Anregung des Interesses für die Umwelt) ist das Sitzen jeder Lagerung im Bett weit überlegen. Deshalb sollte jeder Patient so früh und so häufig wie möglich zum Sitzen gebracht werden. Ein Patient mit Hirninfarkt kann, wenn ärztlicherseits (z. B. wegen einer Hirnblutung, der kardialen Situation oder einer Kreislaufdysregulation) keine Einwände bestehen, bereits ab dem zweiten Tag nach dem akuten Ereignis in den Stuhl gesetzt werden. Diese frühe Mobilisation stellt neben den aus der Sicht des Bobath-Konzeptes positiven Auswirkungen eine Art „Universalprohylaxe" gegen Dekubitus, Pneumonie und Kontrakturen dar.

Der benutzte Stuhl soll eine gerade, nicht nach hinten geneigte Sitzfläche, eine feste, durchgehende Rückenlehne und Armlehnen haben. Für die Lagerung sollte möglichst immer ein solcher Stuhl dem Rollstuhl vorgezogen werden, da Sitzen im Stuhl eine normalere Situation darstellt und die Sitzfläche des Rollstuhles zu nachgiebig ist (Unsicherheit, unklarer Input).

Der Rollstuhl ist ein Transportmittel und als Sitzgelegenheit gegenüber einem normalen Stuhl nur zweite Wahl. Er soll überwiegend dann eingesetzt werden, wenn der Patient oft zu Untersuchungen oder Anwendungen gebracht werden muß und/oder wenn Zeitmangel besteht, den Patienten mehrmals vom Stuhl in den Rollstuhl zu transferieren. Zum Transport des Patienten steht der betroffene Fuß auf einer Fußraste. Für die Lagerung des betroffenen Armes gibt es spezielle Rollstuhltische, die auf die Armlehnen des Rollstuhls geschoben werden und das Einklemmen des betroffenen Armes (im spastischen Muster) zwischen Rumpf und Armlehne oder das Herabfallen des Armes verhindern sollen. Diese Rollstuhltische werden von den Patienten meist gerne akzeptiert und können einer schmerzhaften Schulter und einem Schulter-Hand-Syndrom vorbeugen helfen.

Auf Dauer ist der Rollstuhl als Sitzgelegenheit ungeeignet. Leider gewöhnen sich Patienten gerne und schnell an den Rollstuhl, besonders wenn er mit einem Rollstuhltisch versehen ist, weil er ihnen neue Mobilität gibt, auch wenn sie noch nicht gehen können. Einige Patienten richten sich fast häuslich im Rollstuhl ein und sind dann nur noch schwer für weiterführende Übungen zu motivieren.

Der Patient bekommt im Rollstuhl oft eine ungünstige Sitzhaltung, weil er mit dem Oberkörper durch die flexible Rückenlehne in Rücklage kommt und dann mit dem Gesäß nach vorne rutscht.

Der Patient sollte deshalb nicht dazu aufgefordert werden, über das unbedingt erforderliche Maß hinaus mit dem Rollstuhl selber zu fahren. Er muß dabei die nicht betroffene Seite einsetzen, was zu Anstrengung und damit zu erhöhtem Kraftaufwand führt. Dies wiederum fördert die Spastizität und die Kompensation (falscher Input).

Schrittweise Anleitung des Sitzens im Stuhl:

1. Der (Roll-)Stuhl steht mit angezogenen Bremsen vor dem Tisch. Zur korrekten Sitzhaltung im (Roll-) Stuhl berührt das Gesäß hinten die Rückenlehne des Rollstuhls.
2. Die Füße stehen parallel und ca. hüftbreit auseinander auf dem Boden und sind nicht auf den Fußrasten des Rollstuhles.
3. Die Unterschenkel sind etwas nach hinten versetzt, bis die Fußspitzen senkrecht unter den Knien stehen.
4. Die Rückenstreckung wird durch ein kleines, festes Kissen im Beckenbereich unterhalb der LWS (fördert die Beckenkippung nach vorne) unterstützt. Ein Kissen im BWS-Bereich stellt einen Reiz zum Anlehnen, also zur Rücklage dar und ist deswegen falsch.
5. Vor den Stuhl wird ein Tisch gestellt, auf dem die Arme gestreckt gelagert werden. Die Vorlage des Oberkörpers kann leichter hergestellt werden, wenn zwischen den Thorax des Patienten und die Tischkante ein Kissen zur Abpolsterung der Tischkante gesteckt wird, an das sich der Patient auch anlehnen kann.
6. Dabei ist die betroffene Schulter dann weit vorgezogen und der Arm gestreckt. Ein Rollstuhltisch ist hier ungeeignet und sollte nur als Hilfe zur Armlagerung beim Transport des Patienten angesehen werden.
7. Eventuell muß der betroffene Arm bzw. die betroffene Seite noch zusätzlich mit einem Kissen unterstützt werden (Abb. 23).

Durch die Hüftbeugung von über 90 Grad ist der Streckspasmus im Bein sicher gehemmt. Zusätzlich kommt durch die Vorlage des Oberkörpers Druck auf die Fußsohle und die Ferse. Der Druck auf den Fußsohlen in einer spastikhemmenden Stellung bereitet den Aufbau eines kontrollierten Tonus bei Belastung des betroffenen

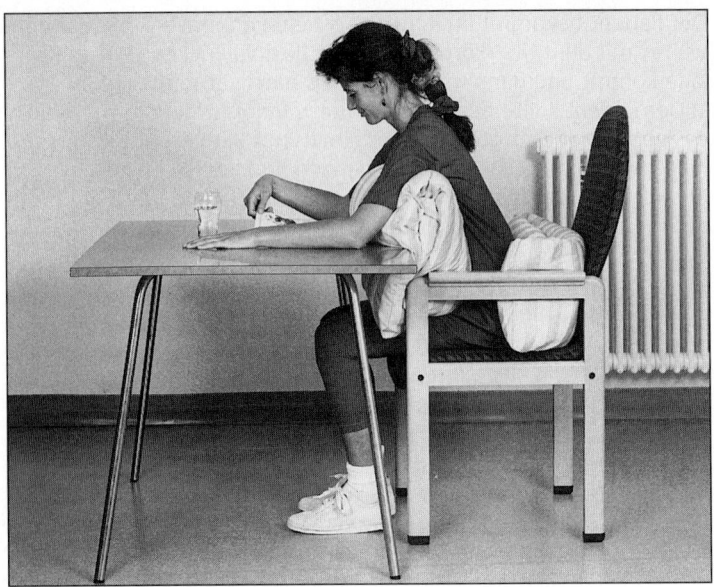

Abb. 23 Sitzen im Stuhl

Beines vor. Zugleich ist durch die Stellung der Füße eine gute Spitzfußprohylaxe gegeben. Der Druck des Körpergewichts auf dem betroffenen Bein macht dem Patienten das Bein bewußter. Durch die weit vorgezogene Schulter ist die Spastik im Armbereich gehemmt. Dadurch sind sogar Arbeiten in der Armbeugung möglich, die sonst eine Spastik fördern würden. Der Tisch ermöglicht dem Patienten vielfältige Aktivitäten und regt sein Interesse an. Zusätzlich gibt er dem Patienten das Gefühl von Sicherheit.

Lagerung auf der hemiplegischen Seite

Die Lagerung auf der betroffenen Seite ist die aus therapeutischer Sicht beste Lagerungsart im Bett. Sie wirkt durch den Auflagedruck und die Eigenart der Lagerung stark tonusregulierend auf die Muskulatur der betroffenen Seite. Der Kopf, die Schulter und der Arm werden aus dem spastischen Muster herausgeholt. Durch die Rotation im Rumpf (Schultergürtel wird gegen den Beckengürtel gedreht) wird die betroffene Seite entgegen dem spastischen Muster tonusregulierend gedehnt. Die Streckung des betroffenen Beines im Hüftgelenk wirkt der Hüftretraktion und damit dem spastischen Muster und Beugekontrakturen entgegen. Zugleich simuliert sie die Stellung des Beines beim Gehen in der Standbeinphase (Belastung des betroffenen Beines) und stellt so auch einen Input für die Vorbereitung dieses schwierigen Bewegungsablaufes dar. Die Lagerung ermöglicht viel Aktivität, da der nicht betroffene Arm frei bewegt werden kann. Der betroffene Arm wird im Gesichtsfeld des Patienten gelagert und ihm damit immer wieder vor Augen geführt (Abb. 24).

Schrittweise Anleitung zum Lagern auf der hemiplegischen Seite:
1. Der Patient wird, wenn möglich mit seiner Mitarbeit dicht an die Bettkante der nicht betroffenen Seite bewegt (damit genügend Platz für den betroffenen Arm bleibt) und auf die betroffene Seite gedreht (Handling).

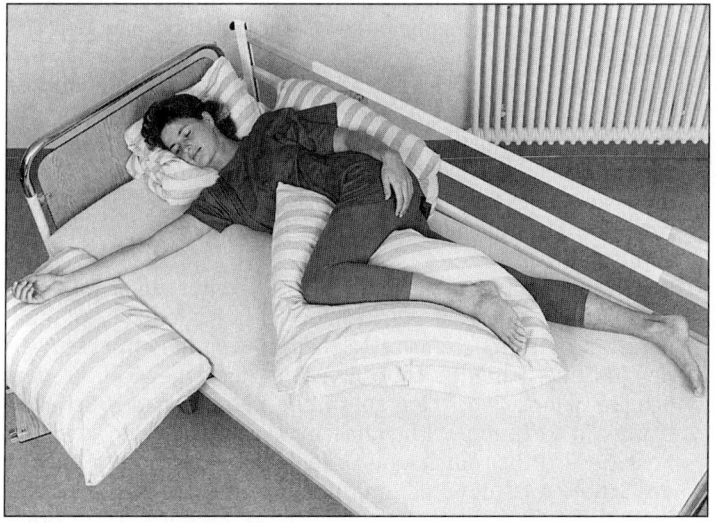

Abb. 24 Lagerung auf der betroffenen Seite.

2. Vor dem Drehen auf die betroffene Seite muß der plegische Arm aus der bilateralen Handführung gelöst werden. Er wird vom Rumpf abgewinkelt auf das Bett abgelegt, damit der Patient nicht nach dem Drehen voll auf der betroffenen Schulter liegt.
3. Zur Sicherheit wird hinter dem Patienten ein Bettgitter angebracht.
4. Das betroffene Bein liegt in Verlängerung der Körperachse bzw. des Rumpfes parallel zur Bettkante gestreckt. Wichtig ist dabei die Streckung im Hüftgelenk, weil schon eine geringe Hüftbeugung näher an das spastische Muster heranführt und Beugekontrakturen fördern kann.
5. Das andere Bein wird im Hüftgelenk ca. 80–90 Grad gebeugt auf ein Kissen gelegt. Das Knie des nichtbetroffenen Beines soll dabei nicht tiefer als die Hüfte liegen, damit der Muskelzug im Bereich des Hüftgelenkes nicht zu stark wird und dem Patienten (Rücken-)Schmerzen bereitet. Zugleich würde eine Tieflagerung des Knies die Verdrehung des Schultergürtels gegen den Beckengürtel im Rumpf verstärken, was zwar an sich durchaus gewünscht ist (Hemmung), meist aber nur von jüngeren Patienten toleriert werden kann.
6. Der Fuß des nichtbetroffenen Beines muß auch unterlagert werden und darf nicht herabhängen, weil sonst ein Dehnungsschmerz in der Schienbeinmuskulatur entsteht und der Fuß anschwellen kann.
7. Bei der Lagerung auf der betroffenen Seite soll eher der Rücken bewußt gemacht werden. Der Patient soll sich zurücklegen können, ohne sich mit Muskelarbeit halten zu müssen. Deswegen wird nun ein Kissen in den Rücken gelegt, das am Ende des Lagerungsvorganges alle Hohlräume zwischen Rücken und Wand bzw. Bettgitter ausfüllen soll, ohne jedoch den Patienten nach vorne zu drücken.
8. Das Liegen auf dem Schultergelenk bereitet dem Patienten erhebliche Schmerzen. Die Schulter der betroffenen Seite muß, ohne am betroffenen Arm zu ziehen, so weit hervorgeholt werden, daß der Patient nicht mit seinem Körpergewicht auf dem Schultergelenk liegt. Eine spastische Retraktion des Schulterblattes in Richtung Wirbelsäule bzw. eine Lagerung in dieser Stellung (sichtbar durch eine Stufenbildung durch das Abheben des Schulterblattes vom Rumpf) muß vermieden werden. Dafür muß das Schulterblatt glatt am Thorax anliegen. Dazu greift man mit einer Hand unter der Achsel des Patienten durch nach

hinten an sein Schulterblatt der betroffenen Seite. Die andere Hand legt man als Gegenhalt auf das Sternum des Patienten. Nun werden unter kontinuierlichem Gegendruck gegen das Sternum das Schulterblatt und die betroffene Schulter vorgezogen. Durch das Vorholen der Schulter kann sich der Patient gegen das Kissen in seinem Rücken lehnen, und sein Schultergürtel wird gegen den Beckengürtel verdreht. Die Verdrehung im Rumpf dehnt die (im spastischen Muster verkürzte) betroffene Seite und wirkt so tonusregulierend.

9. Der Arm wird von der Schulter her außenrotiert, vom Unterarm her in Supination und möglichst im Winkel von ca. 90–100 Grad zum Oberkörper hochgelagert. Dabei darf der Arm im Ellbogengelenk nicht überstreckt gelagert sein, weil die durch die Überstreckung schnell auftretenden Schmerzen oder Parästhesien den Patienten zwingen, seinen Arm zu beugen (Vorbereitung des spastischen Beugemusters!). Wenn die Hand nicht mehr auf der Matratze aufliegt, kommt es durch das nach unten ziehende Gewicht der Hand zur Überstreckung des Armes. Deshalb muß das Gewicht des Unterarmes und der Hand durch eine sehr geringe Unterlagerung vom Oberarm abgenommen werden.

   Diese Armlagerung ist weit vom spastischen Beugemuster entfernt. Das vorgezogene (protrahierte) Schulterblatt und die vorgezogene Schulter hemmen die Spastik. Die weite Abduktion beugt Kontrakturen der Schulter vor und wirkt über die verbesserte Lungenbelüftung und -durchblutung prophylaktisch gegen Pneumonien. Zugleich liegt der Arm im Gesichtsfeld des Patienten und wird ihm so bewußt gemacht.

10. Der Kopf wird auf einem Kopfkissen über die Mittellinie hinaus zur nicht betroffenen Seite hin hoch und etwas nach vorne gebeugt (Nacken lang) gelagert. Die Halsmuskulatur ist dabei weitgehend entspannt und der Kopf liegt außerhalb des spastischen Musters. Zusätzlich wird die betroffene Schulter gewichtsmäßig weiter entlastet, reflektorische Tonuserhöhung der Extremitäten werden verhindert und Kopf-, Gesichts- und Schulter-, Armschmerz wird vorgebeugt.

11. Zum Schluß wird die Bettdecke über den Patienten gebreitet. Dabei kann mit der Bettdecke vor dem betroffenen Arm des Patienten eine kleine Rolle geformt werden, die als zusätzliche Orientierungshilfe dient (sie wird keine Spastik aufhalten!).

12. Zuletzt wird die Lagerung noch einmal auf Korrektheit und Sicherheit überprüft und der Patient nach der Bequemlichkeit gefragt, damit er die Lagerung toleriert.
13. Die Klingel wird in seine Reichweite und seinen Aufmerksamkeitsbereich gelegt.

Lagerung auf der nicht betroffenen Seite

Die Lagerung auf der nicht betroffenen Seite ist die aus therapeutischer Sicht zweitbeste Lagerungsart im Bett. Auch sie wirkt tonusregulierend auf die Muskulatur. Die Bewußtmachung der betroffenen Seite gelingt hier nicht mehr in ausreichendem Maß. Die Lagerung auf der nicht betroffenen Seite simuliert die Stellung der Beine beim Gehen bei Entlastung des betroffenen Beines (Spielbeinphase) und stellt so auch einen gewissen Input für die Vorbereitung des Gehens dar (Abb. **25 a** und **b**).

1. Der Patient wird wie immer, wenn möglich mit seiner Mitarbeit, dicht an die Bettkante der betroffenen Seite bewegt (damit genügend Platz für den betroffenen Arm bleibt) und auf die

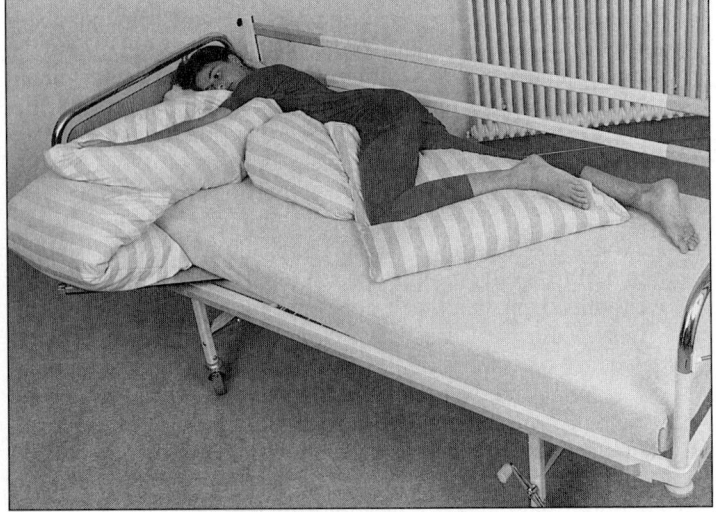

Abb. **25a** Alternative Lagerung auf der nicht betroffenen Seite für jüngere, bewegliche Patienten.

nicht betroffene Seite gedreht (siehe „Handling"). Da die Lagerung eher bauchbetont sein soll, wird das Becken etwas über die 90°-Stellung hinaus bauchwärts gedreht (bis max. <120°). Dies wirkt sich zusätzlich günstig auf die Dekubitusproblematik aus, da Trochanter und crista iliaca entlastet werden.
2. Bei der Lagerung auf der nicht betroffenen Seite soll eher der Bauch bewußt gemacht werden und ein Anlehnen nach vorne ermöglicht werden. Dazu wird ein kleines Kissen vor dem Bauch des Patienten festgestopft, damit sich der Patient nach vorne daran anlehnen kann. Ein Kissen im Rücken ist nicht sinnvoll und erforderlich, weil es das unerwünschte Anlehnen nach hinten stimulieren würde.
3. Zur Sicherheit wird hinter dem Patienten wieder ein Bettgitter angebracht.
4. Das nicht betroffene Bein liegt in Verlängerung der Körperachse bzw. des Rumpfes parallel zur Bettkante gestreckt.
5. Das betroffene Bein wird im Hüftgelenk ca. 80–90 Grad gebeugt gelagert. Es kann evtl. zur Bequemlichkeit bzw. Schmerzfreiheit des Patienten auf ein Kissen gelegt werden. Hier sind die deutliche Hüftbeugung und eine Protraktion des

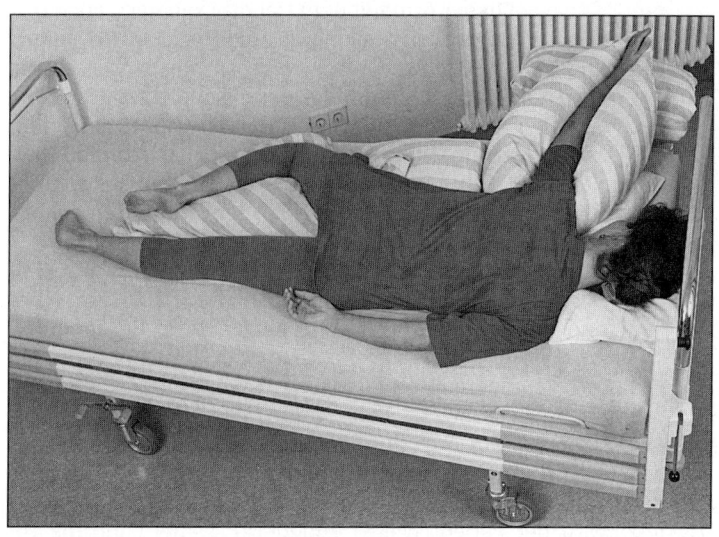

Abb. **25b**

Beckens (Vorbewegung in Richtung Knie) wichtig. Das Knie des betroffenen Beines darf hier durch die Tendenz zur Bauchlage bedingt ruhig unterhalb der Hüfte liegen.
6. Der Fuß des betroffenen Beines muß bei Lagerung auf einem Kissen auch wieder unterlagert werden und darf nicht herabhängen.
7. Der Kopf wird wieder nach etwas vorne gebeugt (Nacken lang) gelagert. Das Kopfkissen sollte möglichst flach sein, damit der Kopf nicht auf die betroffene Seite in das spastische Muster gedrückt wird. Gerade bei der Kopflagerung sind aber Kompromisse unerläßlich, um die Kooperationsbereitschaft des Patienten zu erhalten. Dabei kann sich der Patient mit seinem nicht betroffenen Arm das Kissen nach Wunsch formen. Daß der Kopf dabei evtl. im spastischen Muster liegt, muß oft toleriert werden, damit die Lagerung für den Patienten bequem ist.
8. Den nicht betroffenen Arm kann der Patient nach Belieben lagern; am besten wird er hoch unter das Kopfkissen gelegt.
9. Der betroffene Arm wird in einer mit einem Federkissen geformten Rinne mit dem Daumen nach oben zeigend und mit gestreckten Fingern gelagert. Wenn diese Armlagerung nicht möglich ist, sollte der Arm mit dem Handrücken nach oben und mit der Hand in Funktionsstellung gelagert werden. Bei beiden Lagerungen muß der Arm in seiner gesamten Länge auch in der Achselhöhle auf Schulterhöhe ohne Gefälle zur Hand hin unterlagert werden, damit weder die Hand herabhängt (Gefahr der Handschwellung, Handsyndrom) noch der durch die Schultersubluxation ohne Unterstützung frei hängende Kopf des Oberarmknochens herabsinkt und so dem Patienten schnell Dehnungsschmerzen im Bereich der Gelenkkapsel zufügt.
10. Das Schulterblatt und die Schulter des betroffenen Armes werden weit vorgeholt, bis das Schulterblatt flach am Rücken anliegt und der Schultergürtel etwa parallel zum Beckengürtel steht. Eine Hand nimmt dabei das Gewicht des Oberarmes ab, während die andere Hand flächig das Schulterblatt des Patienten faßt und vorbewegt. Beim Vorbewegen der Schulter darf auf keinen Fall am Arm des Patienten gezogen werden, da es sonst sofort zu einer Schulterschädigung kommt (s. Schulterprobleme).
11. Jetzt wird der Patient wieder zugedeckt. Dabei kann die vor dem Bauch zusammengeknüllte Bettdecke das vor dem Bauch

liegende Kissen zusätzlich fixieren. Dieser bauchseitige Reiz gibt wahrnehmungsgestörten Patienten zusätzliche Sicherheit und Orientierung nach vorne und zum eigenen Körper.
12. Zuletzt wird die Lagerung wieder auf Korrektheit und Sicherheit überprüft und der Patient nach der Bequemlichkeit gefragt, damit er die Lagerung toleriert.
13. Die Klingel wird in seine Reichweite und seinen Aufmerksamkeitsbereich gelegt.

Sitzen im Bett (Langsitz)

Diese Lagerung wird angewendet, wenn der Allgemeinzustand des Patienten es nicht erlaubt, ihn mehrmals am Tag in den Rollstuhl oder den Stuhl zu setzen. Das Sitzen im Bett ist aber immer eine Kompromißlösung, weil es sich ungünstig auf die Spastizität auswirkt und nur geringen therapeutischen Wert hat. Lediglich das Interesse für die Umwelt wird mit dieser Lagerung stimuliert.

Der Langsitz im Bett eignete sich nicht als Dauerlagerung, in der der Patient lange allein gelassen werden kann. Er kann z.B. eingesetzt werden, wenn der Patient (evtl. in der Akutphase des Schlaganfalles) etwas essen oder trinken möchte oder wenn Pflegemaßnahmen wie die Mundhygiene bzw. das Rasieren durchgeführt werden sollen. Die senkrechte Körperhaltung erleichtert dabei das Schlucken und die Atmung bzw. ermöglicht sie eine bessere Eigenaktivität des Patienten (Abb. 26).

1. Zur Vorbereitung muß der Patient im Bett bis ganz nach oben an das Kopfende gelegt und seine Beine etwas gespreizt (abduziert) werden.
2. Dann erst wird er aufgesetzt (siehe dazu den Abschnitt „Handling"), so daß der Patient nicht im LWS- und BWS-Bereich gebeugt wird, sondern mit geradem, senkrechtem Rumpf in den Hüften gebeugt sitzt.
3. Das Kopfteil des Bettes wird maximal hochgestellt und der Beckenbereich und die Lendenwirbelsäule des Patienten werden mit einem oder zwei festen Kissen gestützt, damit die Wirbelsäule aufgerichtet wird, die Schultern des Patienten vor das Becken kommen und eine ausreichende (90–100 Grad) Beugung in den Hüftgelenken besteht (der Patient kann dadurch nicht so leicht nach unten rutschen). Evtl. kann eine keilförmig gefaltete Unterlage als „Rutschbremse" unter dem Gesäß eingesetzt werden.

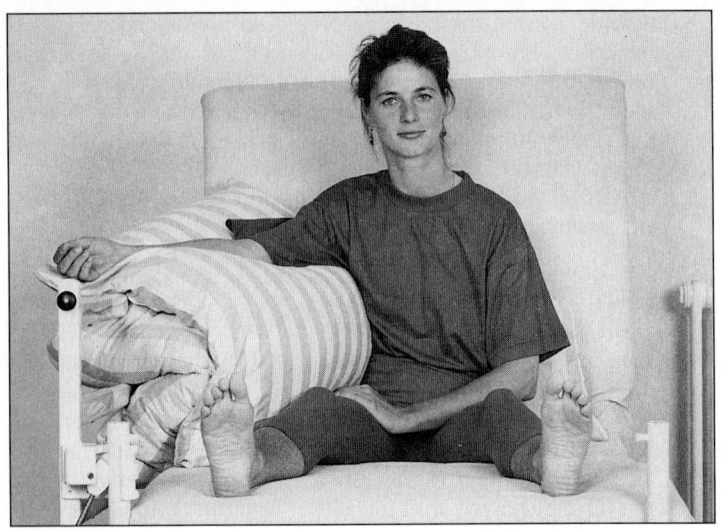

Abb. 26   Langsitz im Bett.

4. Es dürfen keine Kissen hinter die Brustwirbelsäule oder den Kopf des Patienten gelegt werden, weil sie das Anlehnen nach hinten fördern, die Schultern so wieder hinter das Becken gelangen und die Hüftbeugung reduziert wird.
5. Der betroffene Arm wird entweder gestreckt und in Außenrotation auf dem abgepolsterten Nachttisch oder auf einem zusätzlichen Kissen gelagert.
6. Wenn der Patient eine Fallneigung zur betroffenen Seite hin hat, kann ein weiteres Kissen zwischen dem Bettgitter auf der betroffenen Seite und dem Rumpf des Patienten zusätzliche Sicherheit geben.
7. Zuletzt wird die Lagerung wieder auf Korrektheit und Sicherheit überprüft und der Patient nach der Bequemlichkeit gefragt, damit er die Lagerung toleriert.
8. Die Klingel wird in seine Reichweite und seinen Aufmerksamkeitsbereich gelegt.

Lagerung in der Rückenlage

Die Rückenlage ist die aus therapeutischer Sicht schlechteste Lagerung für den Patienten, weil sie weder den Muskeltonus regulieren hilft noch das Interesse für die betroffene Seite und die Umwelt fördert. Sie hat für den Patienten negative Auswirkungen.

Eine „normale" Rückenlage bedingt die Ausbildung von Spastik. Die lagebedingte leichte Hüftbeugung (selbst bei ganz flach gestelltem Kopfteil) und die Schwerkraft fördern die Beckenretraktion und die Schulterretraktion des spastischen Musters und intensivieren damit die Spastik. Das Becken wird um so stärker retrahiert, je höher das Kopfteil des Bettes gestellt wird.

Deswegen lautet die **erste** Forderung an eine bessere Rückenlage: das Kopfteil des Bettes bleibt unter allen Umständen vollständig flach gestellt.

Die **zweite** Forderung ergibt sich daraus: das Becken muß protrahiert werden, d.h. das Hüftgelenk muß gestreckt werden.

Bei den beiden Seitenlagerungen war es immer ein Ziel, die betroffene Schulter des Patienten vorzuholen, um eine Spastikhemmung zu erzielen. In der Rückenlage drückt die Schwerkraft die Schulter auf die Unterlage und damit das Schulterblatt an die Wirbelsäule heran, so daß die Spastik im Armbereich auch gefördert wird.

Daraus ergibt sich die **dritte** Forderung an eine weniger schädliche Rückenlage: die spastikinduzierende Schulterretraktion muß verhindert werden.

Durch die Erfüllung dieser 3 Forderungen wird die Rückenlage recht aufwendig und für einige Patienten unbequem. Hinzu kommt, daß die Lagerung nicht sehr stabil ist, so daß der unruhige Patient schon nach kurzer Zeit wieder eine „normale" und damit spastikfördernde Rückenlage erreicht hat.

Die Ausbildung der Spastik kann also in der Rückenlage nicht verhindert werden, sondern wird wahrscheinlich sogar gefördert. Deshalb soll die Rückenlagerung im Normalfall nicht gewählt werden. Wenn eine Rückenlage aus pflegerischen oder anderen Gründen überhaupt nicht zu vermeiden ist (warum eigentlich?), soll sie dem Patienten gegenüber eindeutig als Notlösung und schlechteste Alternative für eine sehr kurze Übergangszeit erklärt werden. In jeder Minute, die der Patient auf dem Rücken liegt, tickt die „Zeitbombe der Spastik"! (Abb. 27).

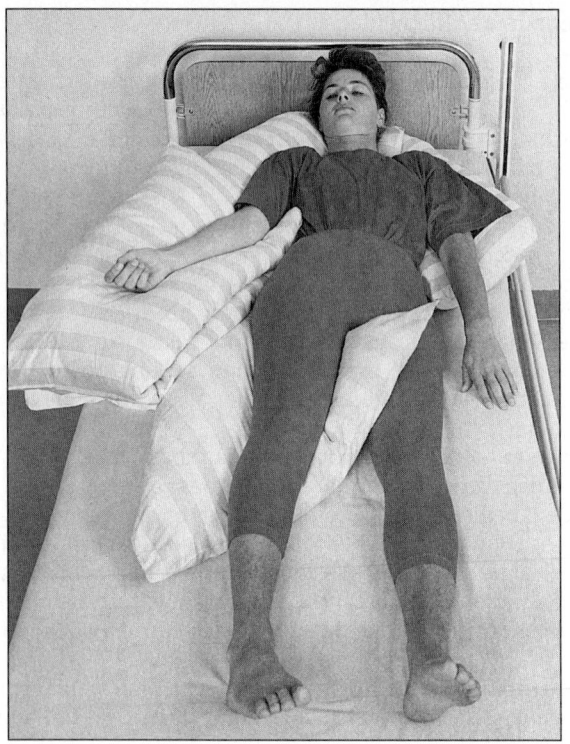

Abb. 27   Lagerung auf dem Rücken.

1. Der Körper wird möglichst mehr an die Bettkante der nicht betroffenen Seite gelagert, damit genügend Platz für den betroffenen Arm bleibt.
2. Die betroffene Schulter und das Becken der betroffenen Seite müssen aus dem spastischen Muster heraus nach vorne geholt (protrahiert) werden. Dazu wird der Patient zur nicht betroffenen Seite gedreht, bis betroffene Schulter und Hüfte frei sind.
3. Dann wird ein zum diagonalen Schiffchen (Kissendreieck) gestauchtes Kissen mit der langen Diagonalseite unter die Hüfte des Patienten gelegt und der Patient zurückgedreht. Der Zipfel des Kissens wird zwischen den Beinen hervorgezogen, damit das betroffene Bein nicht in die Innenrotation (spastisches Muster) fällt.

Bewegung: Lagerung und Handling

4. Der Kopf wird mit zwei zu „Schiffchen" gestauchten Kissen, die V-förmig mit der Spitze zum Kopfende übereinandergelegt werden, unterlagert. Wenn der Patient uns bittet, das Kopfteil hochzustellen, kann der Kopf (und nur der Kopf!) des Patienten mit einem weiteren Kissen erhöht gelagert werden. In den meisten Fällen genügt dies dem Wunsch des Patienten.
5. Der betroffene Arm wird in Außenrotation, Streckung und Supination leicht vom Körper abgewinkelt und leicht erhöht auf ein weiteres Kissen gelagert.
6. Die Kniegelenke können leicht (höchstens 4 cm dick) unterlagert werden, um eine schmerzhafte Überstreckung zu verhindern. Die Unterlagerung darf aber nur so gering sein, daß es nicht zur Hüftbeugung kommt.
7. Der Auflagedruck der Fersen kann reduziert werden, indem man unter die Achillessehnen ein gefaltetes Handtuch (ca. 2–3 cm hoch) legt. Es darf zur Freilagerung der Fersen kein Kissen unter die Waden gelegt werden, weil dies zum einen wieder eine Hüftbeugung zur Folge hätte und zum anderen den Auflagedruck im Bereich des Gesäßes erhöht.
8. Zur Spitzfußprophylaxe darf keine Fußstütze benutzt werden, da sie durch den Sohlendruck im Vorfußbereich einen Streckspasmus oder einen Fluchtreflex im betroffenen Bein auslöst bzw. fördert. Der Patient darf aus diesem Grund auch nicht mit dem betroffenen Fuß gegen das Fußbrett des Bettes stoßen. Das Fußbrett sollte ganz entfernt werden. Zur Spitzfußprophylaxe sollte die Bettdecke nicht um die Füße des Patienten gewickelt werden und gegen den Druck der Bettdecke ggf. ein Bettdeckenabweiser benutzt werden.
9. Zuletzt wird die Lagerung wieder auf Korrektheit und Sicherheit überprüft und der Patient nach der Bequemlichkeit gefragt, damit er die Lagerung toleriert.
10. Die Klingel wird in seine Reichweite und seinen Aufmerksamkeitsbereich gelegt.

KONZEPT

Handling

Der Begriff des Handlings kommt aus der **Kinderkrankenpflege** (das Bobath-Konzept wurde zunächst bei Kindern angewandt) und meint die Art und Weise der „Handhabung" und des Umgangs mit dem Säugling.

Handling bei Hemiplegikern

Übertragen auf die Pflege des erwachsenen Hemiplegikers umfaßt der Begriff Handling alle Maßnahmen und Möglichkeiten, die zur pflegerischen Bewegung und zur therapeutischen Handhabung des Patienten eingesetzt werden. Im Bobath-Konzept stellt Handling nicht nur das bloße Bewegen der „Masse Patient" dar, sondern bedeutet immer auch Therapie in Form von richtigem Input zur Tonusregulation und Vorbereitung funktioneller Bewegungsfolgen im Alltag des Patienten. Mit dem Handling nach Bobath wird angestrebt, daß alle **ATL** und die damit verbundenen motorischen und sensorischen Aktivitäten als Therapiesituation ausgenutzt werden können. Körperpflege, An- und Ausziehen, Nahrungsaufnahme, Ausscheidung, Freizeitaktivitäten sowie Ruhen und Schlafen sind für Pflegetherapeuten Möglichkeiten zur therapeutischen Gestaltung des Alltages des Patienten.

Durchführung des Handlings

Das Handling nach dem Bobath-Konzept kann in der Regel von einem Pflegetherapeuten alleine durchgeführt werden, weil der Körper des Patienten normalerweise nicht gehoben, sondern über Gewichtsverlagerung und Zug transportiert wird. Analog zur Kinästhetik, einer seit einigen Jahren in der Krankenpflege bekannten Bewegungstechnik für Patienten wird der Körper des Patienten beim Handling nach Bobath auch nicht als Ganzes (én bloc), sondern in physiologischen Teilabschnitten (in der Kinästhetik: „Massen") bewegt, so daß die erforderliche Kraft wesentlich geringer ist.

Für die wenigen Patienten, die sich bedingt durch ihr hohes Gewicht oder ihre extreme Körpergröße mit den in diesem Abschnitt ausgeführten Handlings nicht gut alleine bewegen lassen, gibt es auch Alternativlösungen, die von zwei Pflegetherapeuten umgesetzt werden. Mit den hier vorgestellten Lösungen ist es aber möglich, mit den meisten Patienten ohne zusätzlichen Helfer zu arbeiten.

Es ist selbst für wahrnehmungsnormale Patienten nur schwer möglich, sich auf vier Hände, die den Körper berühren und bewegen und auf zwei Menschen, die (evtl. auch noch widersprüchliche) Anweisungen geben, zu konzentrieren. Der in Bezug auf seine Körperwahrnehmung gestörte Patient wird von zwei gleichzeitig mit ihm arbeitenden Pflegetherapeuten meist überfordert und verwirrt sein und keinen eindeutigen Input erhalten. Die Erfahrung zeigt auch, daß sich die Spastizität des Patienten verstärkt, wenn mehr als ein Pflegetherapeut gleichzeitig mit dem Patienten arbeitet.

Für die taktil-kinästhetische Körperwahrnehmung des Patienten (und damit den Lernprozeß nach dem Bobath-Konzept) ist es deshalb wesentlich günstiger, wenn nur ein Pflegetherapeut mit dem Patienten arbeitet. Damit verbunden ist eine ruhigere Arbeitsatmosphäre, die es dem Patienten ermöglicht, sich besser zu konzentrieren und zu lernen.

Zur korrekten Ausführung des Handlings ist es wichtig, den Patienten vor Beginn der Maßnahme mit kurzen, einfachen Worten und ohne ausschweifende Erklärungen über die geplante Aktion zu informieren. Wenn möglich, soll immer die Variante mit dem größten Anteil an Eigenaktivität für das Handling des Patienten gewählt werden. Der Patient soll nur soviel Hilfe erhalten, wie er braucht. Wenn der Patient mitarbeiten soll, muß der Pflegetherapeut während der Aktion durch kurze, knappe und eindeutige „Kommandos" die Aktivität des Patienten auslösen, ohne ihn durch ausführliche Erklärungen zu verwirren oder abzulenken. Die Kommandos sollten bei spastischen Patienten mit einer ruhigen, leisen Stimme und bei atonischen Patienten mit einer lauteren, tonusaufbauenden Stimme und Sprachmelodie gegeben werden. Der Zeitpunkt des Kommandos muß mit der die Aktion einleitenden Bewegung des Pflegetherapeuten synchronisiert erfolgen, so daß sich die Eigenaktivität des Patienten und die Aktivität des Pflegetherapeuten synergistisch ergänzen und nicht behindern.

Fazilitation

Wenn der Patient einen Bewegungsauftrag offensichtlich nicht versteht (z.B. wegen neuropsychologischen Störungen) oder aus anderen Gründen nicht ausführen kann, muß die Bewegung durch die sogenannte Fazilitation (lateinisch facile = leicht) ausgeführt bzw. ermöglicht werden. Fazilitation bedeutet, eine Bewegung zu erleichtern. Dies kann geschehen, indem

- dem Patienten durch Führung des Körpers oder des zu bewegenden Körperteiles die Bewegungsrichtung vorgegeben wird (taktil-kinästhetische Information),

- der für die Bewegung erforderliche Kraftaufwand durch Gewichtsabnahme bzw. Kraftunterstützung reduziert wird,
- durch den Einsatz gezielter taktiler Stimuli, z. B. durch flächigen Druck auf bestimmte Schlüsselpunkte des Körpers (z. B. Hinterkopf, Schultern, Brustbein, Übergang von LWS zum Kreuzbein, Beckenkamm und Trochanter, Sitzbeine, Oberschenkel) Bewegungsanreize gegeben werden,
- durch den gezielten Einsatz von „Kommandos" mit der Stimme, mit dem Informationsgehalt, der Lautstärke und der Sprachmelodie die Aktionen des Patienten induziert und erleichtert werden.

Viele der im folgenden genauer geschilderten Möglichkeiten des Handlings sind zugleich Beispiele für Fazilitation im Sinne dieser Definition.

Individuelles Handling

Wie bereits mehrfach erwähnt, ist es eine Einheitlichkeit des Vorgehens für den Lernprozeß des Patienten wichtig. Natürlich muß die Vorgehensweise auf jeden Patienten individuell abgestimmt sein. Jeder Pflegetherapeut muß aber bei dem gleichen Patienten auch diese individuell abgestimmte Art und Weise des Vorgehens in gleicher Weise anwenden, um dem Patienten eine gewisse Routine und damit Sicherheit und einen konsistenten Input zu ermöglichen.

Es gibt ausdrücklich keine Universalmethode für das Handling jedes Patienten in jeder Situation. Für jeden Patienten muß nach seinen individuellen Möglichkeiten und Einschränkungen, seiner Größe, seinem Gewicht und seinem Muskeltonus immer wieder eine neue Lösung gesucht werden. Dieses Vorgehen erfordert pflegerische Kompetenz (der Pflegetherapeut muß viele Alternativen für verschiedene Situationen kennen) und Kreativität (er versteht es, aus seinem Erfahrungsschatz heraus Lösungen selber zu entwickeln und diese zu kombinieren).

Die hier geschilderten Möglichkeiten stellen eine Art „Baukastensystem" zum Handling dar, das Lösungen für die meisten Situationen im Pflegealltag bietet. Grundsätzlich sind aber alle „Bausteine" nicht als Techniken oder Methoden zu sehen, sondern als in der Praxis bewährte Vorgehensweisen, die in jedem Einzelfall neu überdacht und angepaßt werden müssen. Die verschiedenen Bausteine sollen jeweils zu einer individuellen Lösung für einen Patienten kombiniert werden (Tab. 4).

Rückenbelastung

Zur Verminderung der Rückenbelastung müssen folgende Punkte bei allen Handlings beachtet werden:
- Das Krankenbett sollte nach Möglichkeit vor jedem Handling auf eine günstige Arbeitshöhe, jedoch nicht zu hoch (d.h. bei einem stehenden Pflegetherapeuten in etwa auf die Höhe seiner Trochanteren) eingestellt werden. Wo das nicht möglich ist, muß der Pflegetherapeut beim Handling entsprechend

Tabelle 4 Aspekte des Handlings nach Bobath

„Handling" bedeutet Therapeutische Handhabung	
Therapeutische Ziele: • Aufbau eines kontrollierten Muskeltonus. • Anbahnen physiologischer Bewegung im Alltag als Input.	Ziele der Handhabung: • Bewegen, Mobilisation bzw. Transport des Patienten.
Therapeutische Prinzipien: • Alltagssituation mit normalen Bewegungen als Lernmöglichkeiten. • Patient bewegt die weniger betroffene Seite eigenaktiv. • Pflegetherapeut unterstützt, führt bzw. bewegt betroffene Seite des Patienten bei möglichst großer Eigenaktivität des Patienten.	Prinzipien der Handhabung: • Ökonomische, kräftesparende Arbeitsweise. • Rückenschonung. • Sicherheit für Patient und Pflegetherapeut.
Gemeinsame Merkmale aller Handlings: • Patient erhält nur so viel Hilfe, wie für normale Bewegungen notwendig. • Durchführung durch meist nur eine Person. • Nonverbales Arbeiten, Patient soll sich auf die Bewegung konzentrieren. • Individuelles, patientenbezogenes Vorgehen. • Keine Universalmethoden. • Handling als Baukastensystem.	

Tabelle 4 (Fortsetzung)

„Handling" bedeutet Therapeutische Handhabung

Merkmale der mehr aktiven Handlings:
- Viel Eigenaktivität des Patienten,
- Fazilitation von normalen Alltags-Bewegungen durch,
  - Führen der Körperseite (vollständige Übernahme der Bewegung),
  - Führen mit Gewichtsabnahme und Kraftunterstützung,
  - Bewegungsanreize durch: taktile oder visuelle Stimuli,
  - Verbale Stimulation über Stimme und Kommandos.

Merkmale der mehr passiven Handlings:
- Meist wenig Eigenaktivität des Patienten.
- Reduktion von Reibung.
- Bewegen des Patienten in Teilschritten.
- Ökonomischer Krafteinsatz in Richtung der gewünschten Bewegung (=nicht Heben!).
- Rückenschonung durch Mitbewegung des eigenen Körpers.
  - Anpassung an die Arbeitshöhe (gerader Rücken),
  - Einsatz des Körpergewichtes und der Körperbewegung als Zugkraft.

Eher aktive Handlings:
- Bilaterale Armführung.
- Becken Anheben im Bett.
- Aufwärts-, abwärts- bzw. seitwärts Rutschen im Bett.
- Auf die Seite Drehen im Bett.
- Aufsetzen im Bett.
- Aufsetzen auf die Bettkante.
- Vor- bzw. Rückbewegung im Sitzen.
- Sitzen auf der Bettkante.
- Umsetzen von Sitz zu Sitz.
- Tiefersetzen im Stuhl.
- Aufstehen aus dem Stuhl.

Eher passive Handlings:
- Bilaterale Armführung
- Anlegen und Entfernen des Steckbeckens.
- Aufwärts-, abwärts- bzw. seitwärts Bewegen im Bett.
- Bewegen im Bett mit zwei Personen.
- Auf die Seite Drehen im Bett.
- Aufsetzen im Bett.
- Aufsetzen auf die Bettkante.
- Umsetzen von Sitz zu Sitz.
- Umsetzen mit zwei Personen.
- Tiefersetzen im Stuhl.

tief in die Knie gehen, um seine Kraft rückenschonend (d.h. bei geradem, nicht gebeugtem Rücken) und ökonomisch (d.h. meist parallel zur Matratzenoberfläche) einzusetzen.
- Die Beine stehen immer in Schrittstellung oder gegrätscht, damit für den Pflegetherapeuten eine ausreichende Unterstützungfläche da ist.
- Bei einigen Handlings (z.B. beim Anheben des Gesäßes des Patienten) wird die Rückenbelastung reduziert, indem sich der Pflegetherapeut mit einer Gesäßhälfte auf die Bettkante setzt oder sich mit einem Knie auf der Matratze abstützt.
- Wenn die Arme eingesetzt werden, bleiben sie nach Möglichkeit immer gestreckt, damit sie nur Zug- bzw. Druckkräfte übertragen müssen. Sobald die Arme angebeugt werden, wird der Patient aus dem Rücken heraus gehalten und gehoben (das ist selbstverständlich zu vermeiden!),
- Der Patient wird grundsätzlich nicht gehoben, sondern (mit gestreckten Armen) über die Matratze (d.h. parallel zur Matratzenoberfläche) gezogen oder geschoben. Dazu wird meist eine Gewichtsverlagerung des Pflegetherapeuten (z.B. mit einem Schritt nach hinten oder mit einer Absenkung des Gesäßes) eingesetzt.

Bilaterale Armführung

Wie bereits dargestellt, ergeben sich aus vielen Gründen bei manchen Hemiplegikern schmerzhafte und bewegungseinschränkende Schulterprobleme. Um die passive und später auch die aktive Beweglichkeit zu erhalten, muß dem Patienten die bilaterale Armführung so früh wie möglich gezeigt und von allen Pflegenden konsequent verfolgt werden. Immer, wenn die Hand, der Arm bzw. die Schulter des Patienten durch die geplante Pflegetätigkeit gefährdet werden könnte, muß der Patient vorher zur bilateralen Armführung angehalten werden. Gefährliche Situationen entstehen oft dann, wenn der Rumpf des Patienten bewegt wird, ohne daß der betroffene Arm mitgeführt wird. Der Patient soll nicht (wie manchmal von Ärzten empfohlen) selbständig das Anheben der Arme in bilateraler Führung üben, weil auch unter dieser Armführung die Mitbewegung des Schulterblattes nicht gewährleistet ist und die Schulter muskulär nicht ausreichend geschützt ist. Es kann durch unkontrolliertes Üben zu einer schmerzhaften Schulter kommen (Abb. **28a, b** und **c**).

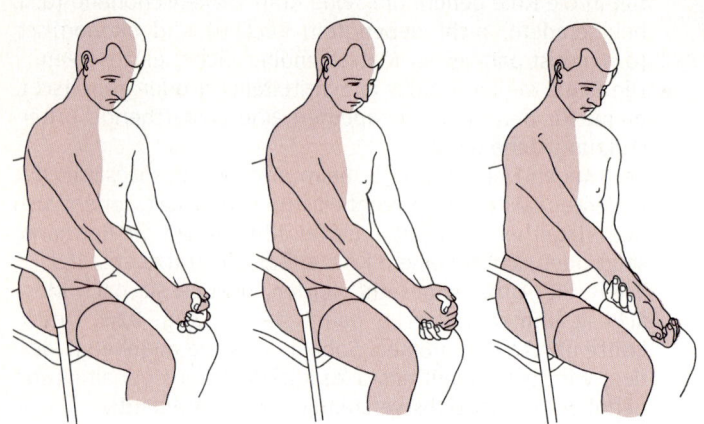

Abb. 28 Bilaterale Armführung (3 Alternativen).

Ziele der bilateralen Armführung sind:

- Schutz des betroffenen Armes und der Hand und der Schulter vor mechanischen Belastungen und Verletzungen (schmerzhafte Schulter und Handsyndrom),
- Führung des Armes außerhalb des spastischen Beugemusters,
- Verbesserung der Körpersymmetrie, Fazilitation funktioneller Bewegungen des betroffenen Armes durch symmetrische Mitbewegung des nicht betroffenen Armes.

Handling:

1. Die Hand der nicht betroffenen Seite ergreift die betroffene Hand, die Hände werden gefaltet. Beim Falten der Hände benötigen viele Patienten Hilfe. Der Daumen der betroffenen Hand soll oben liegen, damit der Daumen durch den Griff nicht in das Beugemuster gedrückt wird.
Alternative:
Statt des Händefaltens kann die Hand des nichtbetroffenen Armes das Handgelenk des betroffenen Armes von außen umfassen, damit der betroffene Arm in die Außenrotation gedreht wird.

Becken anheben

Das Anheben des Beckens wird eingesetzt, wenn z.B. das Steckbecken oder ein Stecklaken unter das Gesäß geschoben werden soll oder wenn der Patient im Bett verrutschen soll. Die Ausgangsstellung ist die Rückenlage. Die Kraft zum Anheben des Gesäßes kommt bei diesem Handling allein vom Patienten. Der Pflegetherapeut führt die betroffene Seite lediglich in die physiologische Bewegung. Wenn der Patient nicht genug Kraft auf der nicht betroffenen Seite aufbringt und/oder nicht genug Tonus auf der betroffenen Seite hat, eignet sich dieses Handling nicht für ihn.

Handling bei normalgewichtigen, aktiven Patienten

1. Der Pflegetherapeut steht an der hemiplegischen Seite.
2. Die Arme werden bilateral geführt (Hände falten) und auf dem Bauch abgelegt.
3. Der Pflegetherapeut ergreift den Fuß des plegischen Beines, indem die eine Hand des Pflegetherapeuten ohne Sohlendruck zu geben um den Fußballen greift und den Fußaußenrand oder die Zehen weit hochzieht (Hemmung der Streckspastik, richtiger Input).
4. Die andere Hand greift flächig oberhalb der Kniekehle am Oberschenkel. Dann wird das Bein mit schleifender Ferse in die Beugung geführt. Die Füße sollten dann hüftbreit auseinander stehen (Abb. 29).
5. Der Patient wird aufgefordert, das nicht betroffene Bein anzubeugen und aufzustellen.
6. Die untere Hand des Pflegetherapeuten greift um das Fußgelenk. Das Fußgelenk wird zwischen Daumen und Fingern wie in einer Gabel gehalten; der Gabelgriff soll etwas Druck in Richtung Ferse geben.
7. Die obere Hand des Pflegetherapeuten gibt flächig einen kurzen, intensiven Druck auf das Knie in Richtung des Bettendes, so daß die Ferse des betroffenen Beines auf die Matratze gedrückt wird (Spitzfußprophylaxe, Hemmung der Streckspastik und Input für die Standbeinphase). Der Druck bleibt ca. 2 bis 3 Sekunden bestehen. Das Bein bleibt danach aufgestellt.
8. Anschließend drückt der Pflegetherapeut erneut mit seiner oberen Hand den Oberschenkel des plegischen Beines in Richtung Fußende des Bettes. Gleichzeitig kommt das Kommando „Gesäß

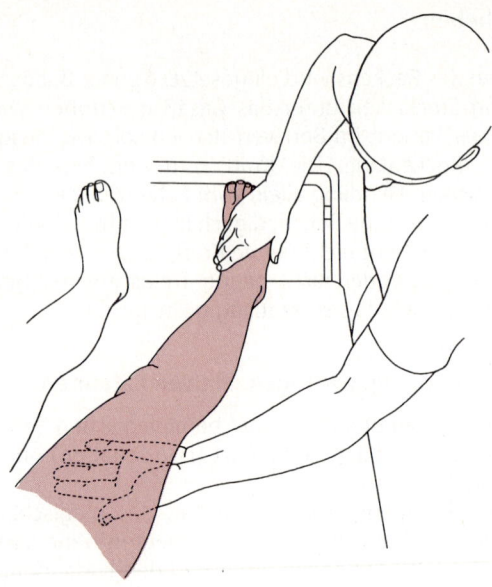

Abb. 29 Griff am Fuß und Bein.

hoch". In Verlängerung des Oberschenkels wird das Gesäß auf diese Weise mit hochgehebelt. (Abb. **30**).
9. Jetzt kann z. B. das Steckbecken untergeschoben werden.

Handling bei schwereren, aktiven Patienten

1. Die Beine des Patienten werden wie oben beschrieben angebeugt und aufgestellt.
2. Um dem Patienten einen stärkeren, eindeutigeren Input zum Anheben des Gesäßes zu geben, führt der Pflegetherapeut die Achselhöhle des Armes, der den Fuß des Patienten im Gabelgriff hält, weit über den Oberschenkel des Patienten. Die Brust des Pflegetherapeuten zeigt dabei zum Kopfende des Bettes. Der Oberschenkel des Patienten wird zwischen dem Arm und dem Rumpf des Pflegetherapeuten festgehalten.
3. Der Gabelgriff bleibt; der Pflegetherapeut lehnt seinen Oberkörper zurück und gibt gleichzeitig das Kommando „Gesäß hoch". Durch die Gewichtsverlagerung nach hinten wird das Gesäß des

Bewegung: Lagerung und Handling 139

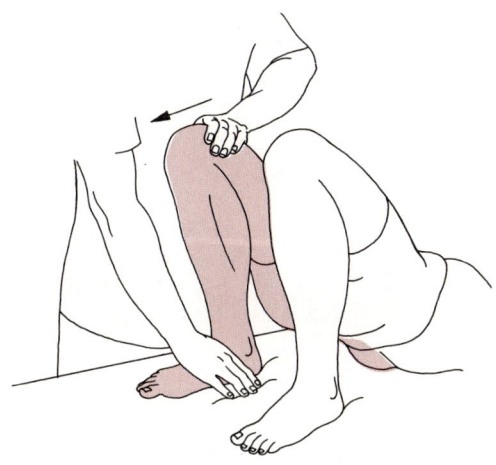

Abb. 30 Gabelgriff, Druck auf den Oberschenkel, das Becken ist oben.

Patienten dann leicht hochgehebelt (evtl. zusätzlichen Reiz am Sitzbein geben, aber nicht heben) (Abb. **31**).

Anlegen des Steckbeckens bei passiven Patienten

1. Die Beine des Patienten werden wie oben beschrieben angebeugt und aufgestellt.
2. Dann werden die Beine zur der dem Pflegetherapeuten abgewandten Seite abgelegt und das Steckbecken unter den Patienten geschoben.
3. Zuletzt werden die Beine des Patienten wieder aufgestellt, so daß der Patient richtig auf dem Steckbecken sitzt.
4. Dieses Vorgehen bietet sich bei aktiven Patienten auch zum Entfernen des Steckbeckens an.

Becken heben und zur Seite rutschen

1. Das Anheben des Gesäßes wird wie oben beschrieben durchgeführt.
2. Wenn das Gesäß angehoben ist, läßt man den Patienten das

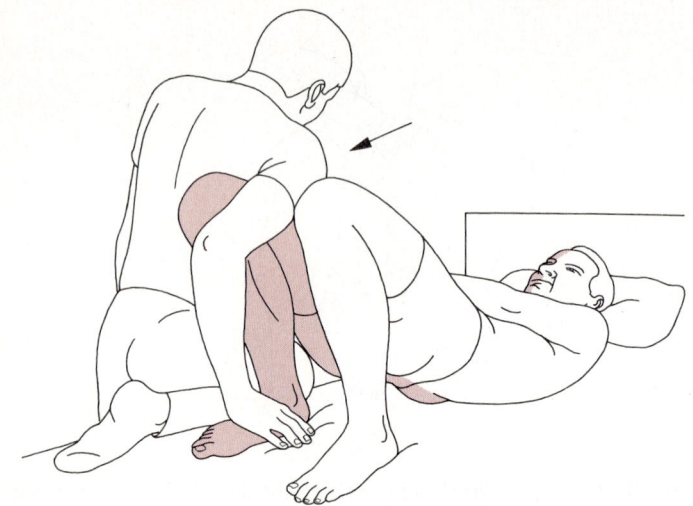

Abb. 31 Becken anheben mit Achselhöhle, das Becken ist oben.

Becken nach rechts oder links verschieben. Eventuell gibt man als Hilfestellung einen Bewegungsimpuls, indem man seitlich am Beckenkamm (ohne zu heben) in die gewünschte Richtung schiebt oder am Sitzbein zieht (Abb. 32).

Oberkörper heben und seitlich absetzen

1. Der Pflegetherapeut faßt flächig von oben unter die Schulterblätter des Patienten und streckt seine Arme (Abb. 33).
2. Auf das Kommando "Kopf hoch" hebt der Patient seinen Kopf an und spannt damit automatisch die gesamte vordere Rumpfmuskulatur an. Der Pflegetherapeut lehnt gleichzeitig den eigenen Oberkörper zurück und entlastet durch diese Gewichtsverlagerung nach hinten den Oberkörper des Patienten, um ihn dann nach rechts oder links abzulegen (Abb. 34a und b).
   In der Praxis wird dieser Vorgang häufig mit dem Anheben und seitlichen Bewegen des Beckens kombiniert, um den Patienten dichter an eine Bettkante zu legen. Die beiden Vorgänge (Becken heben u. Oberkörper heben) werden so oft wiederholt, bis

Bewegung: Lagerung und Handling

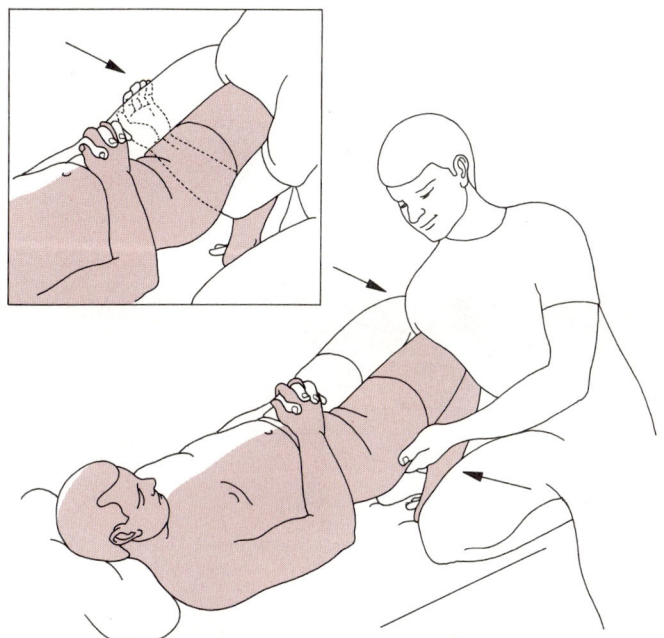

Abb. 32 Becken wird verschoben.

der Patient gerade liegt und/oder genügend Platz zum Drehen vorhanden ist.

Oberkörper aufrichten

1. Der Patient liegt in Rückenlage. Seine Beine werden etwas auseinander gelegt. Die Arme werden bilateral geführt.
2. Zum Aufrichten des Oberkörpers geht man wie beim Anheben des Oberkörpers vor. Allerdings wird (um die Rückenbelastung des Pflegetherapeuten gering zu halten) nach dem Kommando „Kopf hoch" der Oberkörper des Patienten durch die Gewichtsverlagerung zunächst mehr zur Seite als nach oben gezogen (Abb. 35).
3. Erst im weiteren Verlauf der Bewegung erfolgt das eigentliche

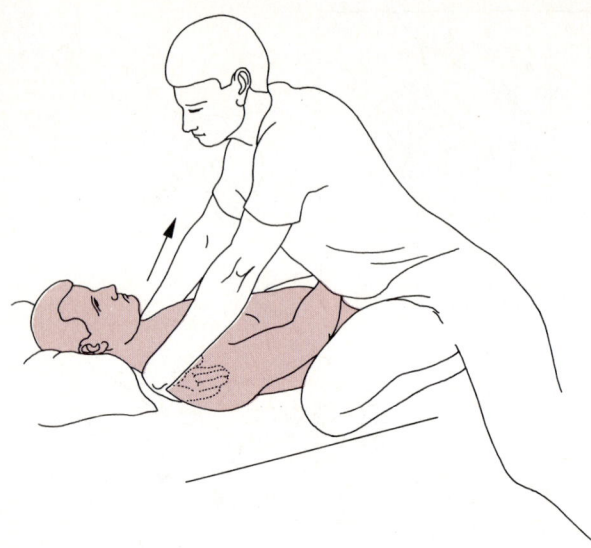

Abb. **33** Griff an Schulterblätter.

Aufsetzen als letzte Phase einer halbkreisförmigen Bewegung mit dem ganzen Oberkörper des Patienten. Die Arme werden bilateral geführt zwischen die gespreizten Beine gelegt (Abb. **36**).
4. Der Pflegetherapeut bleibt während der Phase 3 (s.o.) nicht am Ausgangspunkt stehen, sondern hängt sich mit seinem Körper an den Patienten und bewegt seinen ganzen Körper dabei nach hinten und unten. Er setzt sein Körpergewicht so zur Verstärkung seiner Zugkraft ein.

Drehen im Bett

Das Drehen auf die Seite oder von der Seite auf den Rücken ist einer der ersten Ansätze zur Fortbewegung und stellt Anforderungen an das Gleichgewicht und die Rumpfmuskulatur.

Bewegung: Lagerung und Handling

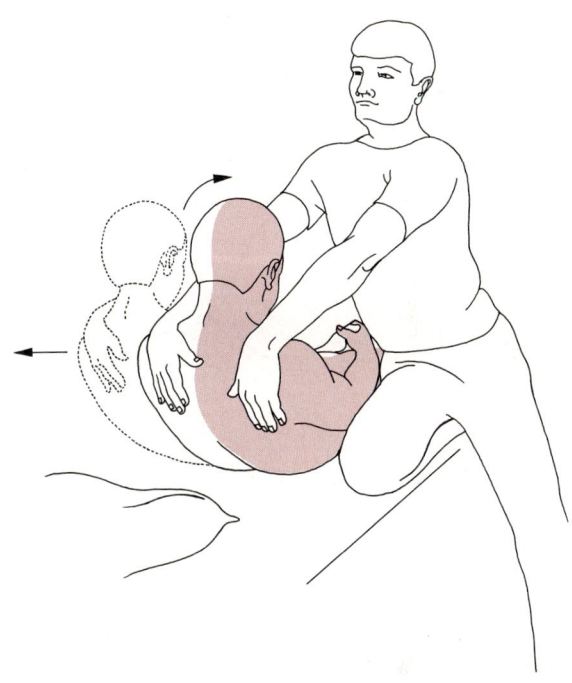

Abb. **34a** Oberkörper ist angehoben.

Drehen auf die hemiplegische Seite

1. Der Pflegetherapeut bewegt den Patienten wie oben beschrieben in Rückenlage zur nicht betroffenen Seite hin.
2. Das betroffene Bein ist gestreckt (kann aber zur Erleichterung des Drehens wie oben beschrieben mit angebeugt werden), das nicht betroffene Bein wird angebeugt und zur betroffenen Seite hin abgelegt.
Alternative:
Wenn der Patient anschließend aufgesetzt werden soll, ist es günstiger, beide Beine anzubeugen und zur hemiplegischen Seite zu legen.
3. Jetzt werden die gefalteten Hände gelöst.
4. Der Pflegetherapeut erfaßt den betroffenen Arm am Oberarm und hält ihn vom Rumpf abgewinkelt zur Seite (der Unterarm

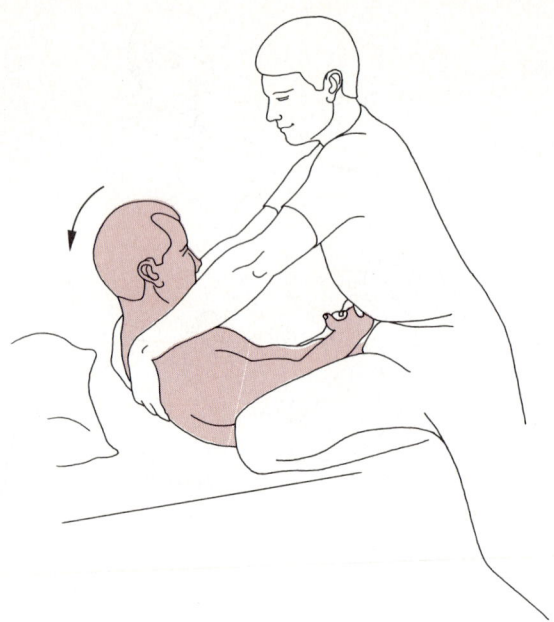

Abb. **34b** Ablegen des Oberkörpers.

des Patienten liegt dabei auf dem Unterarm des Pflegetherapeuten), damit der Patient beim Drehen nicht direkt auf seine betroffene Schulter zu liegen kommt (Abb. **37**).
Alternative:
Bei Patienten mit schmerzhafter Schulter reicht die Auslagerung des betroffenen Armes nicht aus, um Schulterschmerzen zu verhindern. Der Pflegetherapeut umfaßt deshalb vor der Auslagerung des Armes das Schulterblatt des Patienten, legt den Oberarm des Patienten auf den eigenen Unterarm und zieht dann während des Drehvorganges gleichzeitig die Schulter und das Schulterblatt des Patienten vor.
5. Gleichzeitig erhält der Patient das Kommando „Kopf anheben und mitdrehen". Dabei dreht sich der Patient zur betroffenen Seite. Der nicht betroffene Arm kann die Drehbewegung "abfangen", indem der Patient den Arm vor dem Oberkörper aufstützt. Evtl. muß auch der nicht betroffene Arm des Patienten in diese „Abfangbewegung" geführt werden.

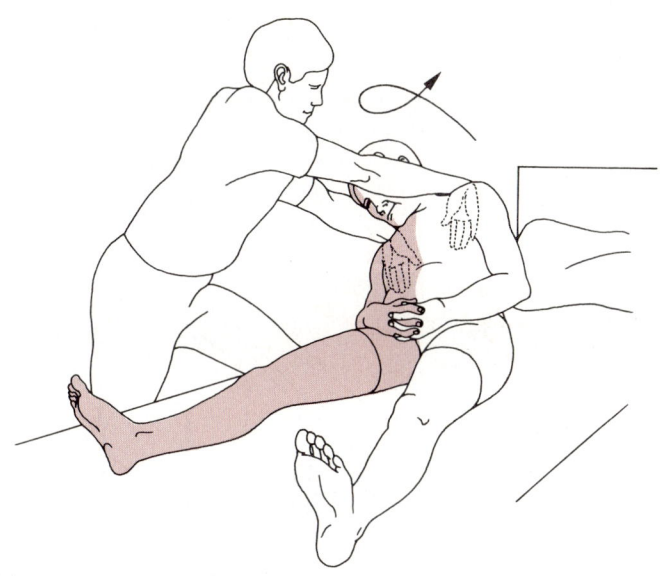

Abb. 35 Patienten aufsetzen.

Alternative:
Bei Patienten mit Orientierungsstörungen oder Körperwahrnehmungsstörungen (z. B. bei rechtshirnigen Läsionen) kann es hilfreich sein, dem Patienten die Bewegungsrichtung vorzugeben, indem man eine Hand auf sein Sternum legt und ihn auffordert, sich in Richtung auf die Hand zu drehen. Dabei kann die Hand gleichzeitig überschießende Drehbewegungen bremsen (Abb. **38**).

Drehen auf die nicht betroffene Seite

1. Der Pflegetherapeut bewegt den Patienten wie oben beschrieben zur betroffenen Seite hin.
2. Die Arme bleiben bilateral geführt, weil der betroffene Arm sonst liegen bleibt und die Bewegung der Schulter nicht mitmacht (Gefahr eines Mikrotraumas und damit der schmerzhaften Schulter).
3. Zum Drehen auf die nicht betroffene Seite läßt man den Patienten die Arme mit den gefalteten Händen möglichst in Richtung Fußende des Bettes (evtl. auch deckenwärts) strecken.

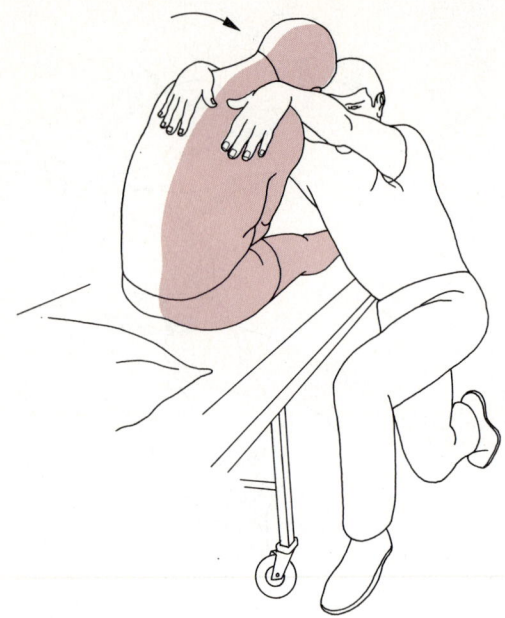

Abb. 36 Aufgerichteter Patient.

4. Das nicht betroffene Bein ist gestreckt; das betroffene Bein wird angebeugt und zur nicht betroffenen Seite hin abgelegt, kann aber zur Erleichterung des Drehens wie oben beschrieben ebenfalls mit angebeugt werden.
5. Gleichzeitig erhält der Patient das Kommando „Kopf anheben und mitdrehen". Dabei dreht sich der Patient zur nicht betroffenen Seite (Abb. 39).

Höherrutschen

Handling mit aktiven Patienten

1. Der Patient liegt auf dem Rücken, seine Arme sind bilateral geführt.
2. Die Beine werden wie beschrieben angebeugt.

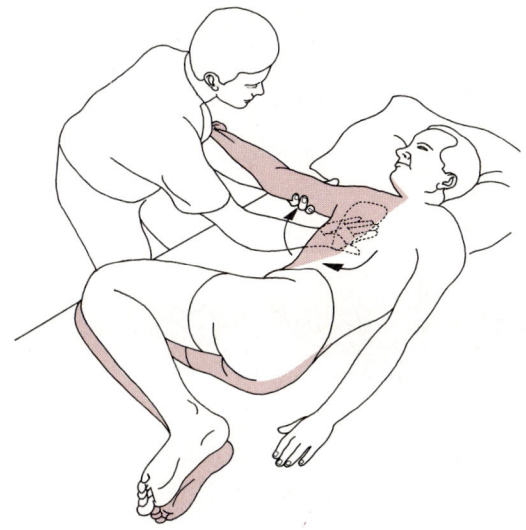

Abb. **37** Auslagern des betroffenen Armes.

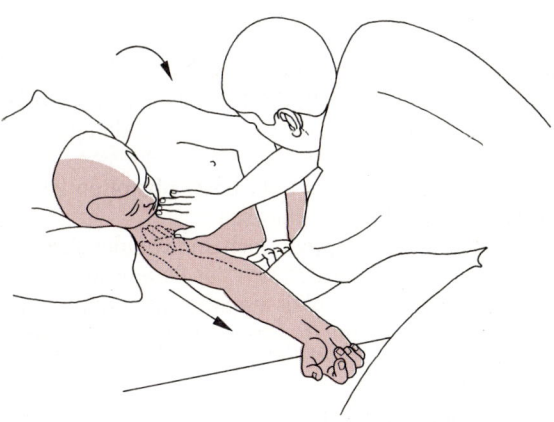

Abb. **38** Mitbewegen des Schulterblattes, Abstützen mit dem nicht betroffenen Arm.

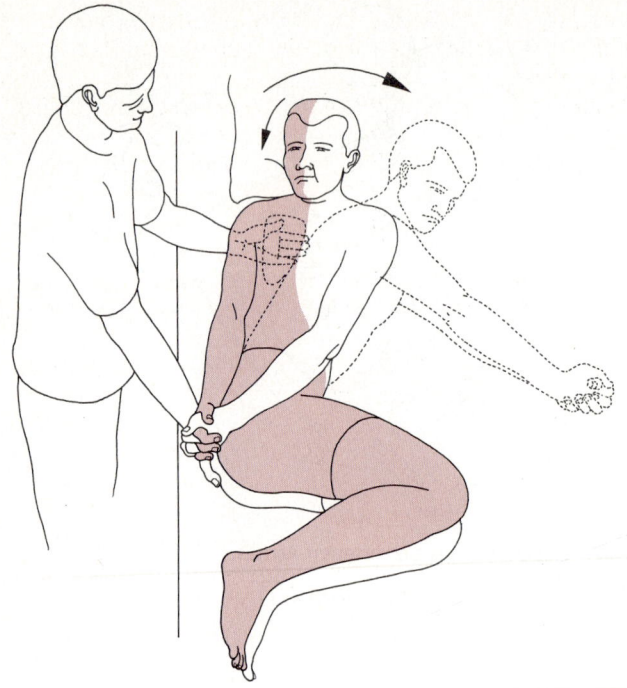

Abb. 39 Drehen auf die nicht betroffene Seite.

3. Der Pflegetherapeut umfaßt das Fußgelenk des betroffenen Beines mit dem Gabelgriff und fixiert das Bein damit.
   Alternative:
   Wenn das nicht betroffene Bein beim Abstoßen zum Fußende abrutscht, werden beide Beine fixiert.
4. Es folgt das Kommando „Kopf hoch und von den Füßen her nach oben drücken". Dabei drückt sich der Patient in Richtung Kopfende. Dabei sollte das Kopfkissen unter dem Kopf liegen, damit sich der Kopf nicht durch Überstrecken nach hinten in die Matratze bohrt.
   Alternative:
   Wenn der Patient mehr Hilfe benötigt, kann das Anheben des Gesäßes wie oben beschrieben eingeleitet und unterstützt werden. Wenn das Gesäß angehoben ist, muß man dem Patienten

aber den nötigen Spielraum zum Hochrutschen geben, indem man die Bewegung des Knies zum Kopfende des Bettes zuläßt.
Alternative:
Wenn sich die betroffene Schulter in die Matratze „bohrt" und den Patienten so beim Hochrutschen hemmt, bildet der Pflegetherapeut mit seiner freien Hand eine Gleitfläche unter dem Schulterblatt (Abb. 40).
Alternative:
Wenn der Patient das Gesäß nicht heben kann, kann der Pflegetherapeut das "Hochschlängeln" im Bett unterstützen, indem er nach dem Anbeugen und Fixieren der Beine mit der freien Hand den Rand des Schulterblattes der betroffenen Seite umfaßt und die betroffene Seite durch Hochdrücken des Schulterblattes in Richtung Kopfende „verlängert" und in dieser Stellung fixiert. Zur Rückenschonung ist es hierbei wichtig, daß der Oberkörper des Pflegetherapeuten fast auf der Matratze „liegt", so daß die Schubkraft zur Verlängerung der betroffenen Seite des Patienten aus den Beinen des Pflegetherapeuten kommt. Die nichtbetroffene Seite schiebt der Patient dann aktiv nach. Die Beine werden nachgestellt und der Vorgang wird bis zum Erreichen der gewünschten Position wiederholt (Abb. 41).

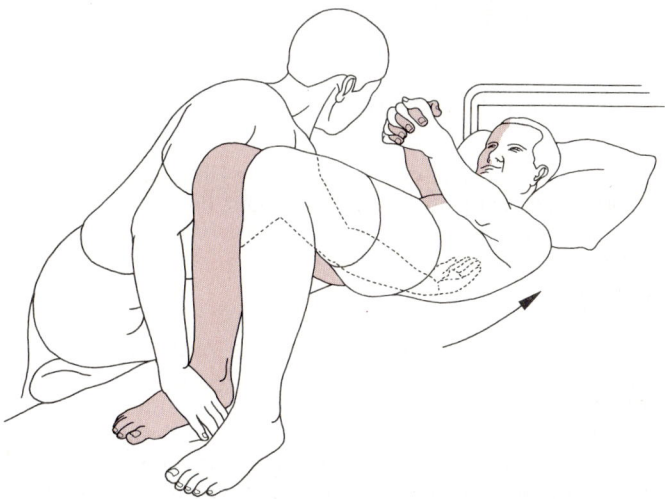

Abb. 40   Aktives Hochrutschen mit Hand unter dem Schulterblatt.

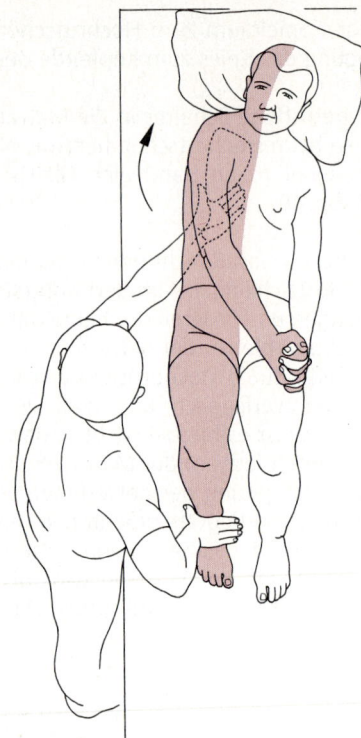

Abb. 41   Verlängern der betroffenen Seite.

5. Anschließend läßt man den Patienten die Füße nachstellen und wiederholt den Vorgang, bis die gewünschte Position erreicht ist.

Tieferrutschen

1. Der Patient liegt auf dem Rücken, die Arme sind bilateral geführt.
2. Beide Beine werden wie beschrieben angebeugt und aufgestellt. Der betroffene Fuß darf nicht zu nah an das Gesäß angestellt werden, damit genug Platz zum Herunterrutschen ist.
3. Der Pflegetherapeut umfaßt das Gelenk des plegischen Fußes mit dem Gabelgriff.

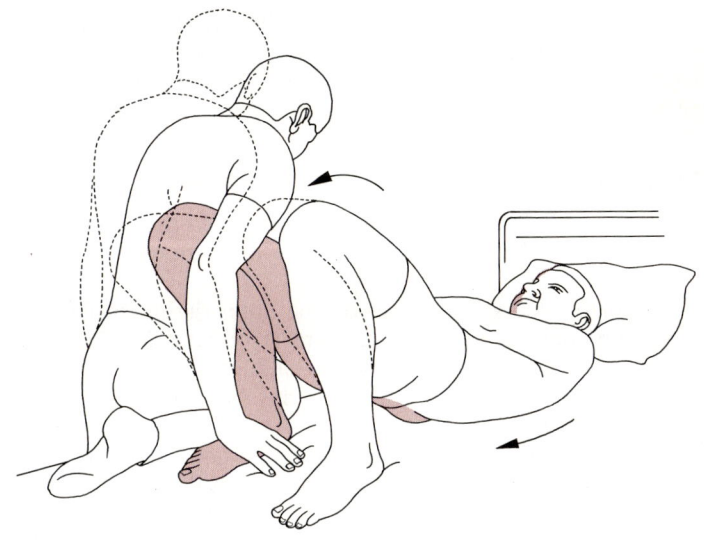

Abb. 42 Tieferrutschen bei weniger aktiven Patienten.

4. Die andere Hand des Pflegetherapeuten faßt oberhalb des Knies am Oberschenkel.
5. Nach dem Kommando „Gesäß hoch" schiebt der Pflegetherapeut nun das Knie in Richtung Bettende über den Fuß, dabei übt der Pflegetherapeut Druck nach unten Richtung der Ferse aus. Der Körper des Patienten rutscht dabei in Richtung Fußende (Abb. 42).
Alternative:
Bei schweren oder sehr spastischen Pat. kann der Pflegetherapeut seine Achselhöhle auch wie oben beschrieben am Oberschenkel „einhaken" und das eigene Körpergewicht nach hinten verlagern.

Rutschen bei schweren Patienten

Bei bewußtlosen, nicht kooperationsfähigen oder schweren Patienten ist es günstiger und für den Pflegetherapeuten auch leichter, das Rutschen aus der Seitlage durchzuführen, da die Unterstützungsfläche (Fläche, auf der der Patient liegt) kleiner ist und damit weniger Reibungswiderstand zu überwinden ist. Die Griffe des Pflegetherapeuten müssen korrekt sein, damit die Haut an den dekubitusgefährdeten Stellen (Beckenkamm, Trochanter major, Schulter) vor Reibung mit dem Bettlaken geschützt sind.

Oberkörper von hinten zur Bettkante hin ziehen

1. Der Patient wird wie beschrieben auf die Seite gedreht.
2. Der Pflegetherapeut steht jetzt hinter dem Rücken des Patienten.
3. Er schiebt eine Hand als Gleitfläche unter die unten liegende Schulter des Patienten, die andere Hand wird als Gegenhalt unter dem Oberarm des Patienten hindurchgeführt und flächig auf das Brustbein gelegt. Die Arme des Pflegetherapeuten bleiben gestreckt.
4. Durch Verlagerung des eigenen Körpergewichts mit einem Schritt nach hinten wird der Oberkörper des Patienten mit dem Kommando „Kopf hoch" langsam nach hinten gezogen (Abb. 43).

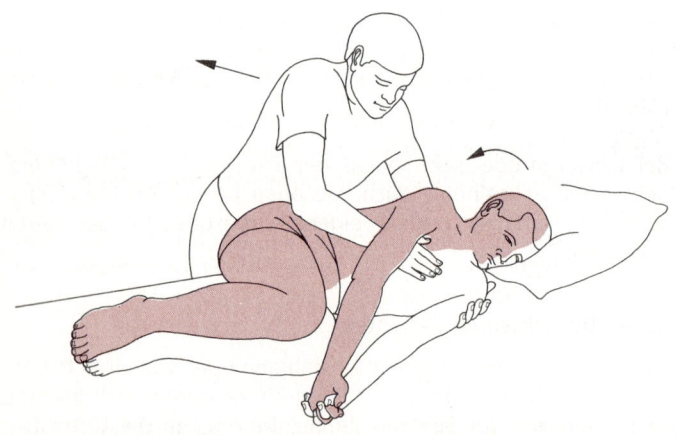

Abb. 43 Oberkörper von hinten zur Bettkante ziehen.

Bewegung: Lagerung und Handling

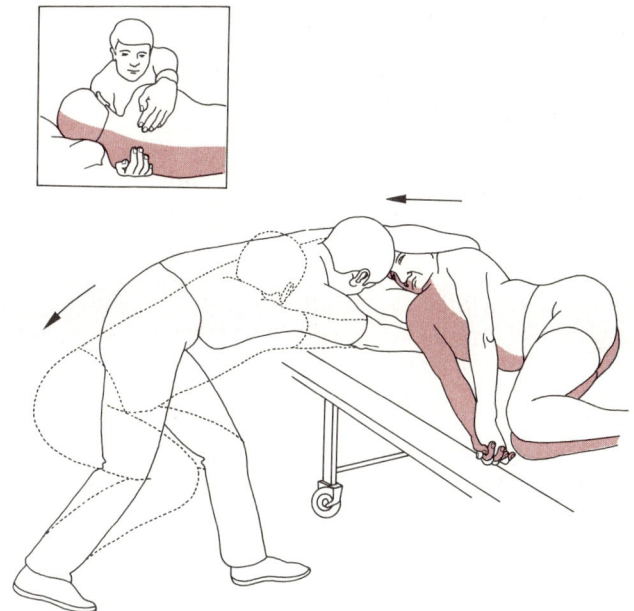

Abb. 44   Oberkörper von vorne zur Bettkante ziehen.

Oberkörper von vorne zur Bettkante hin ziehen

1. Der Patient wird wie beschrieben auf die Seite gedreht.
2. Der Pflegetherapeut steht vor dem Patienten.
3. Er schiebt eine Hand als Gleitfläche unter die unten liegende Schulter des Patienten, die andere Hand wird flächig auf das obere Schulterblatt gelegt. Die Arme des Pflegetherapeuten bleiben gestreckt.
4. Durch Verlagerung des eigenen Körpergewichts mit einem Schritt nach hinten wird des Patienten mit dem Kommando „Kopf hoch" langsam nach vorne gezogen (Abb. 44).

Becken von hinten zur Bettkante hin ziehen

1. Der Patient wird wie beschrieben auf die Seite gedreht.
2. Der Pflegetherapeut steht hinter dem Rücken des Patienten.

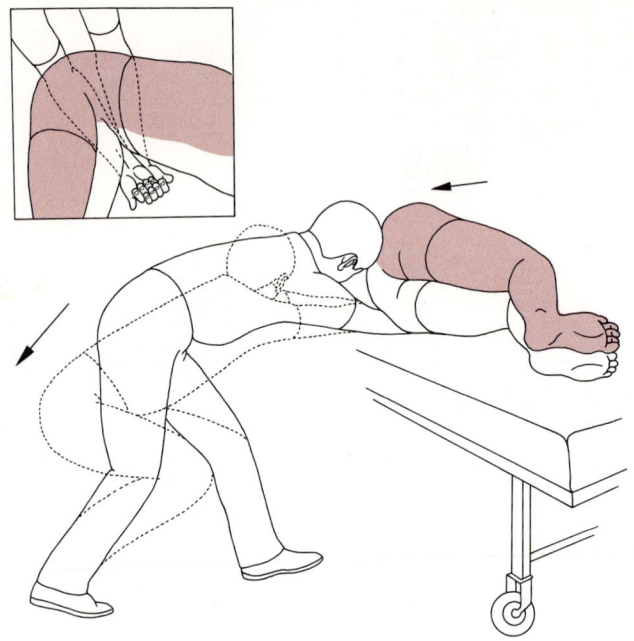

Abb. 45 Becken von hinten zur Bettkante ziehen.

3. Anschließend schiebt der Pflegetherapeut einen Unterarm als Gleitfläche unter den Beckenkamm des Patienten. Die Hand darf sich nicht um den Beckenkamm krallen (Schmerzen!).
4. Der andere Unterarm dient als Gleitfläche unter dem Trochanter major.
5. Beide Unterarme des Pflegetherapeuten dienen als „Gleitkufen" (wie bei einem Schlitten), auf denen das Gewicht des Beckens über die Matratze gleitet.
6. Mit gestreckten Armen wird das Gewicht nun wieder nach hinten und unten verlagert. Dabei wird das Gesäß des Patienten in Zugrichtung transportiert (Abb. 45).

Becken von vorne zur Bettkante hin ziehen

1. Der Patient wird wie beschrieben auf die Seite gedreht.
2. Der Pflegetherapeut steht vor dem Patienten.

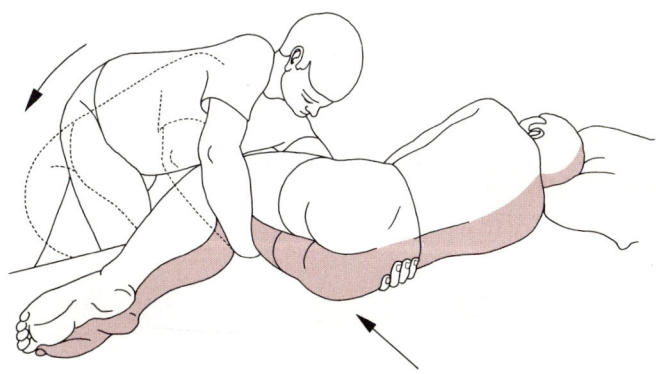

Abb. 46 Becken von vorne zur Bettkante ziehen.

3. Anschließend schiebt der Pflegetherapeut eine Hand von vorne als Gleitfläche unter den unten liegenden Beckenkamm des Patienten. Die Hand darf sich nicht um den Beckenkamm krallen (Schmerzen!).
4. Die andere Hand faßt den oben liegenden Beckenkamm.
Alternative:
Bei spastischen Patienten, die während des Ziehens die Beine spastisch strecken, faßt die andere Hand die Kniekehlen der angebeugten Beine.
5. Mit gestreckten Armen wird das Gewicht nun wieder nach hinten und unten verlagert. Dabei wird das Gesäß des Patienten in Zugrichtung transportiert (Abb. 46).
Beide Vorgänge (Oberkörper ziehen und Becken ziehen) werden so oft wiederholt, bis der Patient an der gewünschten Stelle liegt. Mit diesem Handling können selbst sehr schwere und/oder inaktive Patienten befördert werden. Die Zugrichtung kann durch die Stellung des Pflegetherapeuten variiert werden, so daß viele Alternativen offen stehen.

Zum Fußende hin ziehen

1. Vorbereitung wie beim Ziehen des Beckens von hinten.
2. Der Pflegetherapeut faßt flächig mit beiden Unterarmen unter den Beckenkamm und den Trochanter und verlagert das eigene Körpergewicht nach hinten und unten (Zugrichtung: zum Fußende) (Abb. 47).

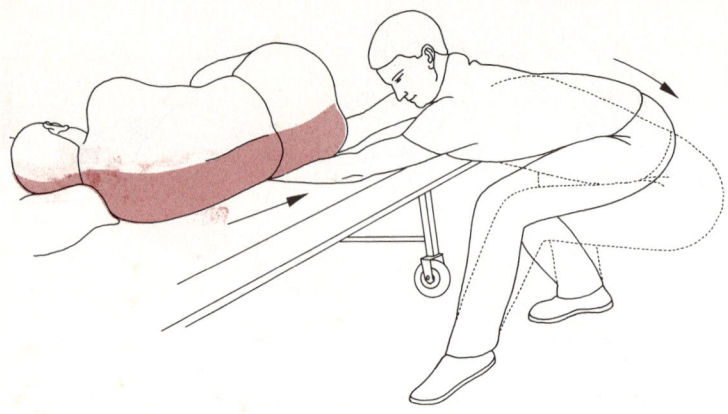

Abb. **47** Zum Fußende hin ziehen.

Zum Kopfende hin ziehen (1. Alternative)

1. Vorbereitung wie beim Ziehen des Beckens von hinten.
2. Wenn möglich wird das Bett zuerst auf Kopftieflage gestellt.
3. Der Kopf des Patienten liegt auf einem Kopfkissen, damit er sich nicht in die Matratze drückt.
4. Der Pflegetherapeut faßt flächig mit beiden Unterarmen unter den Beckenkamm und den Trochanter und verlagert das eigene Körpergewicht nach hinten und unten (Zugrichtung: zum Kopfende) (Abb. **48**).

Zum Kopfende hin ziehen (2. Alternative)

1. Der Patient liegt flach auf dem Rücken.
   Alternative:
   Zur Erleichterung kann mancher Patient die Beine anbeugen und aufstellen oder zur Seite ablegen.
2. Wenn möglich wird das Bett zuerst auf Kopftieflage gestellt.
3. Der Kopf des Patienten liegt auf einem Kopfkissen, damit er sich nicht in die Matratze drückt.
4. Der Pflegetherapeut steht am Kopfende des Bettes.
5. Die Hände des Pflegetherapeuten liegen als Gleitfläche unter beiden Schulterblättern des Patienten.

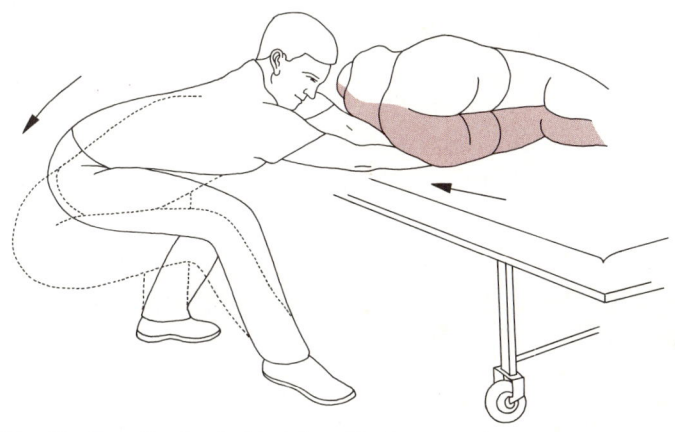

Abb. **48** Zum Kopfende hinziehen (1. Alternative).

6. Mit gestreckten Armen verlagert der Pflegetherapeut das eigene Körpergewicht mit einem Schritt nach hinten und unten (Abb. **49**).

Zum Kopfende hin schieben (1. Alternative)

1. Wenn möglich, wird das Bett zuerst auf Kopftieflage gestellt.
2. Der Kopf des Patienten liegt auf einem Kopfkissen, damit er sich nicht in die Matratze drückt.
3. Der Patient liegt auf der Seite, nicht parallel zur Bettkante, sondern mit dem Becken am Bettrand und dem Oberkörper in der Bettmitte.
4. Die Hände des Pflegetherapeuten liegen als Gleitfläche unter dem Beckenkamm und dem Trochanter.
5. Der Pflegetherapeut steht in Richtung Kopfende des Bettes.
6. Die Schulter des Pflegetherapeuten drückt gegen das Gesäß des Patienten.
7. In Schrittstellung Schwung holen und den Patienten in Rumpfrichtung hochschieben (Abb. **50**).

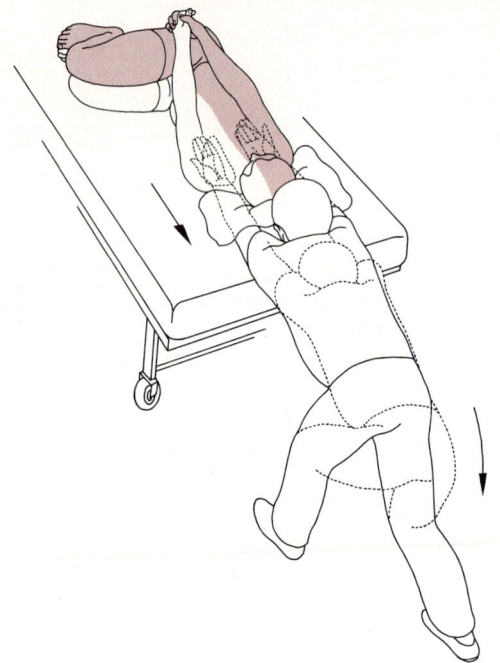

Abb. **49** Zum Kopfende hin ziehen (2. Alternative).

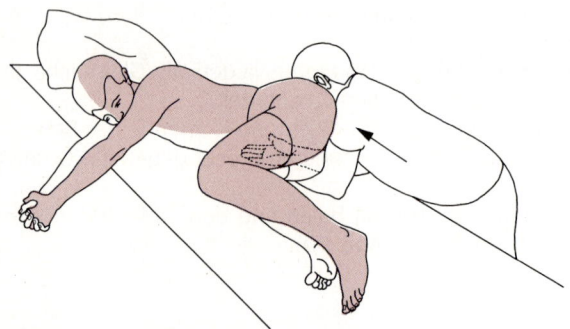

Abb. **50** Zum Kopfende hin schieben (1. Alternative).

Zum Kopfende hin schieben (2. Alternative)
(für sehr streckspastische Patienten)

1. Wenn möglich wird das Bett zuerst auf Kopftieflage gestellt.
2. Der Kopf des Patienten liegt auf einem Kopfkissen, damit er sich nicht in die Matratze drückt.
3. Der Patient liegt auf dem Rücken.
4. Der Pflegetherapeut steht in Richtung des Kopfendes und geht tief in die Knie.
5. Er umfaßt mit der bettseitigen Hand von innen den hemiplegischen Oberschenkel des Patienten, so daß die Schulter des Pflegetherapeuten gegen den Oberschenkel drückt. Mit der Hand umfaßt er den Beckenkamm der betroffenen Seite und hebt ihn während des Schiebens ein wenig an.
6. Die andere Hand liegt unter dem Schulterblatt der betroffenen Seite.
7. In Schrittstellung Schwung holen und den Patienten in Rumpfrichtung hochschieben (Abb. 51).

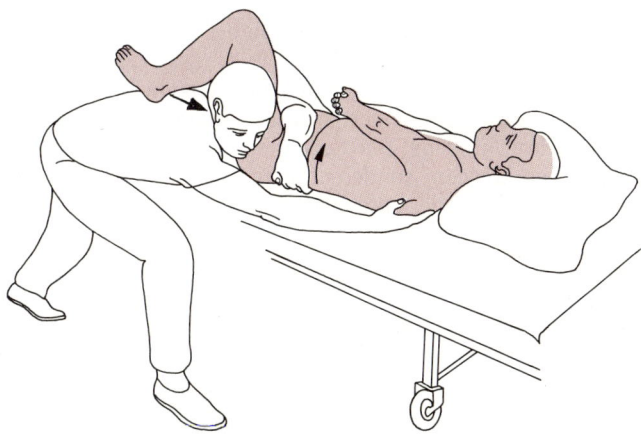

Abb. 51 Zum Kopfende hin schieben (2. Alternative).

Zum Kopfende hin bewegen mit 2 Pflegetherapeuten (1. Alternative)
(bei sehr schweren oder nicht kooperationsfähigen Patienten)

1. Die Pflegetherapeuten sollten möglichst gleich groß sein.
2. Die Betthöhe muß für beide Pflegetherapeuten richtig eingestellt werden.
3. Die Pflegetherapeuten stehen an beiden Seiten des Bettes.
4. Pflegetherapeut A transportiert den unteren Teil des Körpers. Pflegetherapeut B transportiert den oberen Teil des Körpers.
5. Beide Beine des Patienten werden wie beschrieben gebeugt und zur vom Pflegetherapeuten A abgewandten Seite abgelegt.
6. Pflegetherapeut A schiebt die zum Kopfende zeigende Hand in Höhe des Kreuzbeines des Patienten hindurch zur anderen Seite hin.
7. Jetzt werden die Beine des Patienten zur Gegenseite geneigt, damit Pflegetherapeut B mit seiner zum Fußende zeigenden Hand die Hand des Partners wie beim Händeschütteln ergreifen kann. Die Hände der Pflegetherapeuten dürfen nicht direkt unter dem Kreuzbein des Patienten liegen (Schmerz!).
8. Pflegetherapeut A hält beide Beine des Patienten unter den Oberschenkeln mit seiner zum Fußende zeigenden Hand.
9. Pflegetherapeut B hält den Kopf des Patienten auf dem Unterarm und die von ihm abgewandte Schulter mit seiner zum Kopfende zeigenden Hand.
10. Beide Pflegetherapeuten drücken ihre Stirn gegeneinander, strecken den Rücken und richten ihre Oberkörper mit möglichst gestreckten Armen auf.
11. Durch die gemeinsame Aufrichtung bei geraden Rücken und gestreckten Armen vermindert sich der Auflagedruck des Patienten auf der Unterlage. Der Patient soll nicht von der Matratze angehoben werden, sondern nur bei vermindertem Auflagedruck nach oben oder unten verschoben werden (Abb. 52).

Zum Kopfende hin transportieren mit 2 Pflegetherapeuten (2. Alternative)
(„Australischer Lift", bei allen sehr schweren oder passiven Patienten, die sich aufsetzen lassen)

1. Die 2 Pflegetherapeuten sollten möglichst gleich groß sein.
2. Die Betthöhe muß für beide Pflegetherapeuten richtig eingestellt werden.

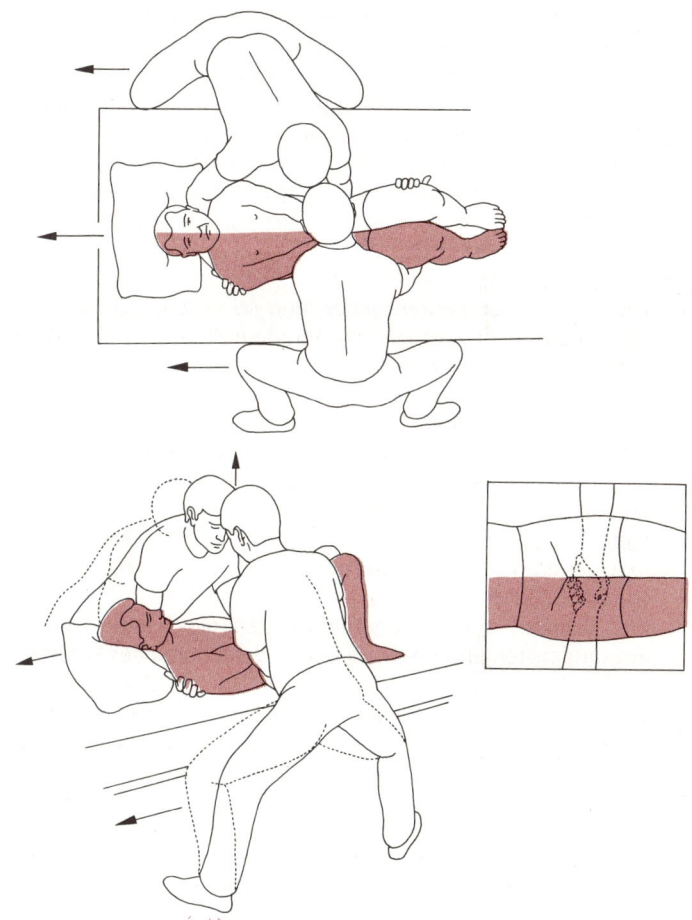

Abb. 52 Zum Kopfende hin bewegen mit 2 Pflegetherapeuten (1. Alternative).

3. Die Pflegetherapeuten stehen an beiden Seiten des Bettes und schauen in Richtung Kopfende.
4. Der Patient wird, wie in „Oberkörper aufrichten" beschrieben, aufgesetzt. Der Oberkörper des Patienten wird weit vorgebeugt. Die Arme des Patienten sind bilateral geführt und liegen zwischen den gespreizten Beinen.

5. Pflegetherapeut A neigt den Oberkörper des Patienten so weit zu sich herüber (Achtung: Sicherheit!), daß Pflegetherapeut B mit seinem dem Patienten zugewandten Arm von der Innenseite des Oberschenkels aus unter dem Gesäß hindurch an das Sitzbein des Patienten fassen kann.
6. Pflegetherapeut B neigt nun seinerseits den Oberkörper des Patienten so weit zu sich herüber (Achtung: Sicherheit!), daß Pflegetherapeut A mit seinem dem Patienten zugewandten Arm von innen unter dem Oberschenkel durch an das Sitzbein des Patienten fassen kann.
7. Beide Pflegetherapeuten gehen nun so weit in die Knie und beugen ihren Oberkörper (mit geradem Rücken) vor, daß ihre dem Patienten zugewandten Schultern (mehr mit dem Schulterblatt, als mit dem Gelenkbereich) auf gleicher Höhe gegen den Brustkorb des Patienten (unmittelbar unterhalb seines Schultergelenkes im Bereich des M. latissimus dorsi) drücken. Bei weiblichen Patienten muß beachtet werden, daß die Brust dabei nicht gequetscht wird.
8. Beide Pflegetherapeuten stützen jetzt ihren dem Patienten abgewandten Arm gestreckt auf der Matratze hinter dem Rücken des Patienten auf.
9. Jetzt drücken beide Pflegetherapeuten gleichzeitig und mit langsam ansteigendem Druck gegen den Thorax des Patienten, bis sich der Auflagedruck des Patienten auf der Matratze verringert (je größer der Druck gegen den Thorax, desto geringer der Auflagedruck). Wichtig ist, daß der Druck von beiden Pflegetherapeuten langsam aufgebaut und gleichmäßig aufrecht erhalten wird (kein Kommando!).
10. Sobald sich der Auflagedruck des Patienten auf der Matratze verringert hat, wird er nach oben in Richtung Kopfende verschoben, ohne ihn dabei anzuheben (Abb. 53).

Auf die Bettkante setzen

Aktive Patienten auf die Bettkante setzen

1. Der Patient wird wie beschrieben auf die betroffene Seite gedreht.
2. Der Pflegetherapeut steht mit leicht gegrätschten Beinen an der betroffenen Seite und schaut zum Patienten.

Bewegung: Lagerung und Handling 163

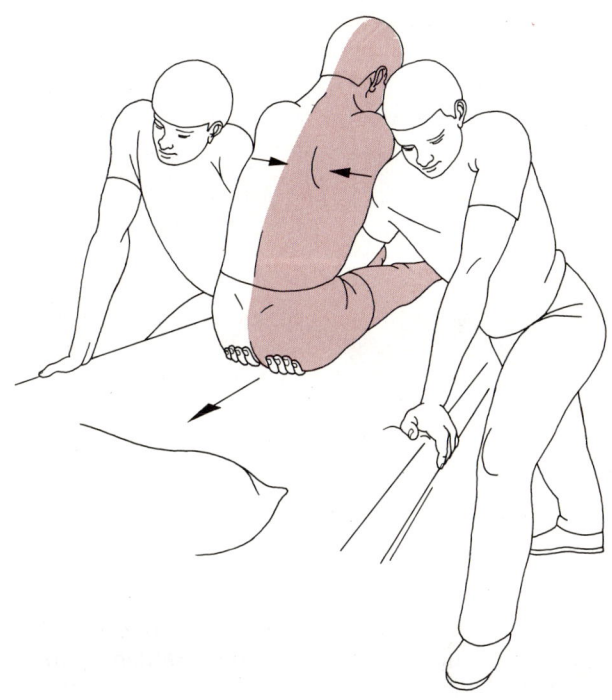

Abb. **53** Zum Kopfende hin bewegen mit 2 Pflegetherapeuten (2. Alternative).

3. Dann werden beide Beine des Patienten angebeugt und die Unterschenkel aus dem Bett gelassen (sie sollten aber noch durch den Oberschenkel des Pflegetherapeuten gehalten werden), so daß der Patient im Liegen eine Art „Sitzhaltung" einnimmt.
4. Der Patient soll die nicht betroffene Hand vor dem Körper in Höhe des Brustbeins aufstützen, damit er beim Aufsetzen mithelfen kann.
5. Der Pflegetherapeut umfaßt den Ellenbogen des betroffenen Arms vom Kopfende her und legt den Unterarm des Patienten auf den eigenen Unterarm.
Alternative:
Er faßt den betroffenen Arm am Oberarm und fixiert den Unter-

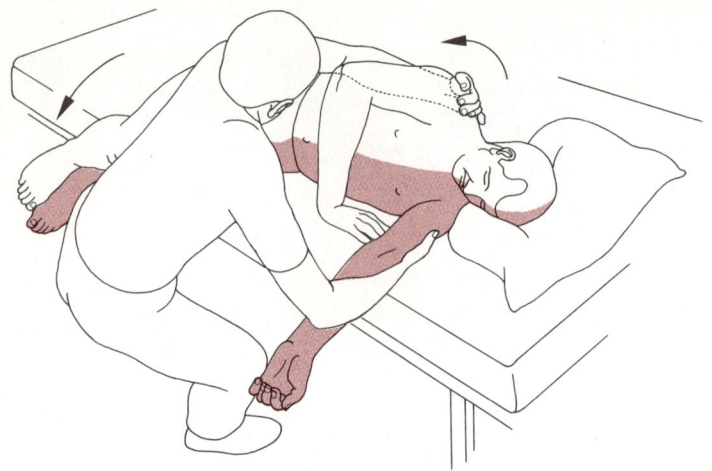

Abb. 54   Sitzhaltung im Liegen bei aktiven Patienten.

arm des Patienten durch vorsichtiges Einklemmen zwischen seinem Oberarm und seinem Brustkorb. Der betroffene Arm des Patienten darf dabei nicht angehoben werden, damit keine Schulterverletzung entsteht. Das bedeutet, daß der Pflegetherapeut entsprechend tief in den Knien gebeugt stehen muß.
6. Die andere Hand des Pflegetherapeuten wird von hinten auf die nicht betroffene Schulter des Patienten gelegt (Abb. 54).
7. Es folgt das Kommando „und hoch". Dabei zieht die Hand des Pflegetherapeuten die nicht betroffene Schulter nach unten in Richtung Beckenkamm, damit sich die Muskulatur der nicht betroffenen Seite (entsprechend dem physiologischen Ablauf) zusammenziehen kann. Der Patient soll sich während des Aufsetzens mit seiner nicht betroffenen Hand hochstützen.
Alternative:
Der Pflegetherapeut drückt anstatt der nicht betroffenen Schulter das nicht betroffene Becken des Patienten in Richtung der Beine nach unten. Alle anderen Handgriffe bleiben gleich.
8. Während des Aufsetzens muß der Pflegetherapeut die Beine des Patienten freigeben, damit sie durch ihr Gewicht heruntergleiten können und nicht hängenbleiben (sehr schmerzhaft!).
9. Unmittelbar nach dem Aufsetzen muß die mögliche Streckspa-

Bewegung: Lagerung und Handling

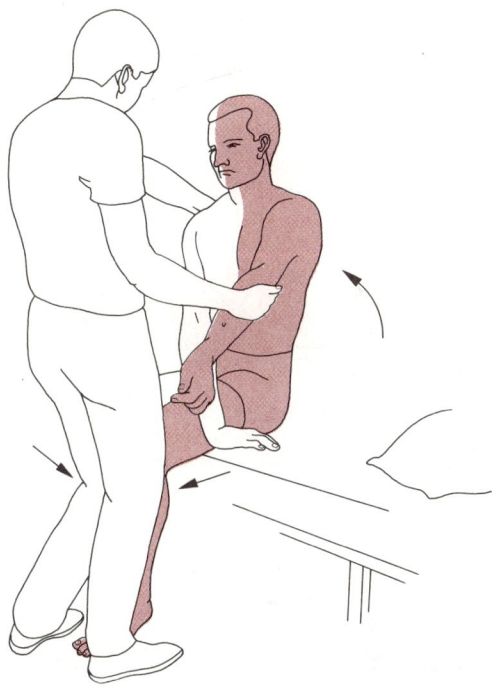

Abb. 55   Position des Patienten unmittelbar nach dem Aufsetzen.

stik des betroffenen Beines verhindert werden, indem der Pflegetherapeut sich mit geschlossenen Knien vor das betroffene Bein stellt (Abb. 55).
Alternative:
Bei starker Streckspastik (der Patient drückt den Oberkörper nach hinten und streckt das betroffene Bein) kann der Pflegetherapeut den Kopf des Patienten (am Hinterhaupt, nicht am Nacken!) mit dem Kinn in Richtung Sternum beugen und das betroffene Bein im Hüftgelenk stark anbeugen und mit seinen geschlossenen Beinen in dieser Stellung fixieren. Zusätzlich kann der Patient noch leicht und vorsichtig von einer Seite zur anderen Seite gewiegt werden, bis die Streckaktivität nachläßt. Dabei kann man den Oberkörper des Patienten sanft und allmählich nach vorne beugen (Abb. 56).

Rehabilitative Pflege

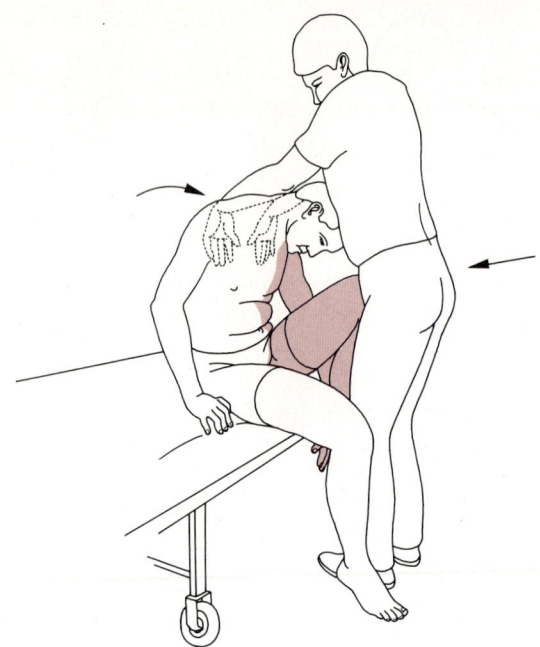

Abb. 56 Vorgehen bei starker Streckspastik.

Passive oder nicht kooperationsfähige Patienten auf die Bettkante setzen

1. Der Patient wird wie beschrieben auf die betroffene Seite gedreht.
2. Der Pflegetherapeut steht mit leicht gegrätschten Beinen an der betroffenen Seite und schaut zum Patienten.
3. Dann werden beide Beine des Patienten angebeugt und die Unterschenkel aus dem Bett gelassen (sie sollten aber noch durch den Oberschenkel des Pflegetherapeuten gehalten werden), so daß der Patient im Liegen eine Art „Sitzhaltung" einnimmt.
4. Die Arme des Patienten bleiben bilateral geführt und werden parallel zum Rumpf auf dem Bett abgelegt.
5. Eine Hand des Pflegetherapeuten wird weit unter die hemiplegische Schulter bis zum Schulterblatt durchgeschoben. Dabei darf

nicht unter der Achselhöhle hindurch gegriffen werden, damit die betroffene Schulter während des Aufsetzens nicht unabsichtlich angehoben und damit gefährdet wird. Die Hand hält das Schulterblatt des Patienten. Der Unterarm des Pflegetherapeuten liegt unter dem betroffenen Oberarm des Patienten.

6. Die andere Hand oder der Unterarm des Pflegetherapeuten wird auf die nicht betroffene Schulter des Patienten gelegt.
7. Die Beine vorsichtig aus dem Bett heraus rutschen lassen (sie sollten aber noch durch den Oberschenkel des Pflegetherapeuten gehalten werden) (Abb. 57).
8. Es folgt das Kommando „und hoch". Während der Patient zum Sitzen durch Gewichtsverlagerung des Pflegetherapeuten in Richtung Fußendes des Bettes hoch geholt wird, drückt die Hand oder der Unterarm des Pflegetherapeuten fest auf die nicht betroffene Schulter, um die aktive Kontraktion der Muskulatur der nicht betroffenen Seite zu fazilitieren.

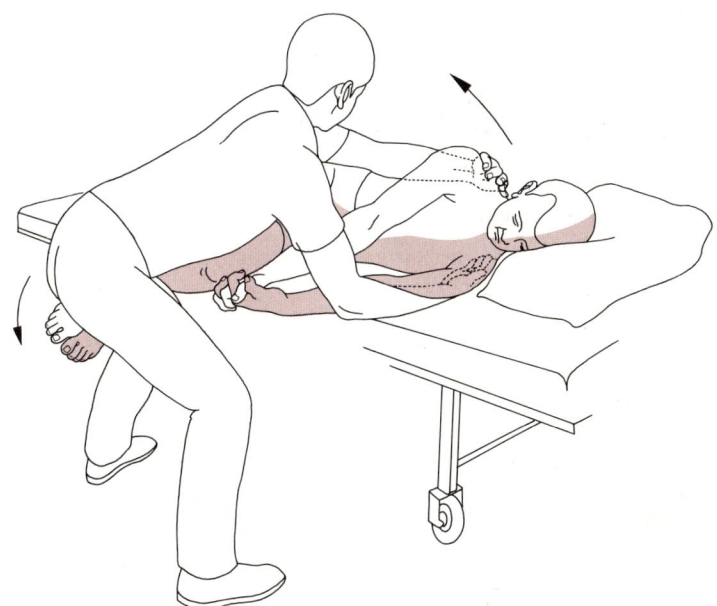

Abb. 57   Sitzhaltung im Liegen bei schlaffen Patienten.

9. Während des Aufsetzens muß der Pflegetherapeut die Beine des Patienten freigeben, damit sie durch ihr Gewicht herunterhängen können und nicht hängenbleiben (sehr schmerzhaft!).
10. Wichtig: der Pflegetherapeut muß nach dem Aufsetzen zur Sicherheit (besonders bei schlaffen Patienten) nah am Patienten bleiben, damit er nicht aus dem Bett rutscht. Unmittelbar nach dem Aufsetzen muß die mögliche Streckspastik des betroffenen Beines verhindert werden, indem der Pflegetherapeut sich mit geschlossenen Knien vor das betroffene Bein stellt.

Vor- und Zurückbewegung im Sitzen

Die Vorwärts- bzw. Rückwärtsbewegung im Sitzen bedeutet eine Art der Fortbewegung für den Patienten und stellt damit hohe Anforderungen an den Gleichgewichtssinn, die Rumpfaktivität und an die Fähigkeit zur Belastung und Entlastung der rechten und linken Körperhälfte. Eine einprägsame Bezeichnung für diese Fortbewegungsart lautet „Schinkengang".

Der „Schinkengang" wird eingesetzt, um den Patienten zur Erleichterung des Aufstehens dichter an die Bett- oder Stuhlkante zu setzen. Ebenso dient er dazu, den Patienten nach dem Hinsetzen auf den Stuhl bzw. dem Hineinschwenken ins Bett wieder tiefer in den Stuhl oder das Bett zu setzen.

„Schinkengang" vorwärts

1. Der Patient sitzt an der Bettkante oder auf dem Stuhl.
2. Die Arme werden bilateral geführt.
3. Die Betthöhe möglichst so einstellen, daß die Füße des Patienten festen Kontakt mit dem Fußboden haben. Dies ist besonders wichtig bei ängstlichen Patienten oder „Erstaufstehern". Wenn kein Bodenkontakt möglich ist, muß der Pflegetherapeut dicht am Patienten (mit geschlossenen Knien vor dem betroffenen Bein) bleiben, um ihm Sicherheit zu geben.
4. Der Pflegetherapeut umfaßt und stützt mit einem Arm die betroffene Schulter und verlagert mit der anderen Hand den Rumpf so weit zur Seite, bis die Gesäßhälfte der nicht betroffenen Seite vollständig entlastet ist. Dabei ist es wichtig, dem Patienten viel Sicherheit zu geben, damit er keine Angst hat, zur betroffenen Seite zu fallen.

5. Es folgt das Kommando „Knie vor". Wenn der Patient sein Bein nicht aktiv vorschieben kann, faßt der Pflegetherapeut mit der freien Hand unter die nicht betroffene Gesäßhälfte an das Sitzbein des Patienten und zieht damit die Seite vor.
6. Der Patient wird wieder in eine senkrechte Position gebracht.
7. Anschließend wird der Rumpf des Patienten wie oben beschrieben zur nicht betroffenen Seite verlagert und damit die betroffene Seite entlastet.
8. Es folgt das Kommando „Knie vor". Alternativ faßt der Pflegetherapeut mit der freien Hand unter die betroffene Gesäßhälfte an das Sitzbein des Patienten und zieht damit die Seite vor.
9. Zusätzlich ist es als physiologischer Input günstig, die Verkürzung des Rumpfes auf der jeweils zu entlastenden Seite zu fazilitieren. Dazu wird mit der Hand, die den Patienten von der betroffenen Seite her umfaßt, ein Druck auf die Schulter der zu entlastenden Seite in Richtung des Sitzbeines der zu belastenden Seite ausgeübt.
10. Dieser Vorgang wird so oft wiederholt, bis Patient in der richtigen Position zum Aufstehen sitzt (Abb. 58).

„Schinkengang" zurück

Beim Schinkengang zurück werden die gleichen Handgriffe angewendet. Die Bewegungen des Patienten sind aber rückwärts gerichtet. Das Kommando lautet „Gesäß zurück" oder „Knie zurück". Wenn der Patient diese Bewegungen nicht aktiv durchführen kann, faßt der Pflegetherapeut unter den Oberschenkel oder das Sitzbein der entlasteten Seite und schiebt das Bein nach hinten.

Wenn der Patient zurück rutscht, muß der Pflegetherapeut das hemiplegische Bein gegen die Streckspastik hemmen, indem er sich mit geschlossenen Knien vor das betroffene Bein stellt.

Sitzen auf der Bettkante

Dieser Sitz wird zum Beispiel eingesetzt, um den sicheren Patienten beim Anziehen zu unterstützen. Der Bettkantensitz stellt hohe Anforderungen an die Rumpfaktivität, die Kontrolle der Kopfhaltung und die Gleichgewichtskontrolle, da die Unterstützungsfläche weich und beweglich ist und Halt nach vorne bzw. zu den Seiten fehlt. Bei unsicheren Patienten wird durch Angst die Spastik so eher

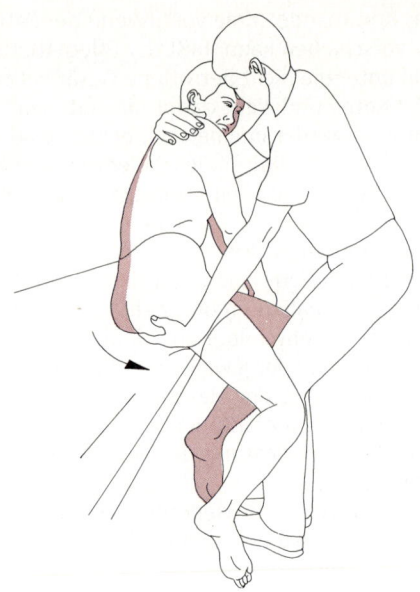

Abb. 58 „Schinkengang" vorwärts.

gefördert. Deshalb ist die Gewährleistung eines Sicherheitsgefühls für den Patienten besonders wichtig. Für unsichere Patienten sind andere Ausgangsstellungen für pflegetherapeutische Aktivitäten (z.B. der Sitz im normalen Stuhl vor dem Tisch oder vor dem Bett) günstiger.

Mit Hilfe auf der Bettkante sitzen

1. Der Pflegetherapeut sitzt neben dem Patienten an der hemiplegischen Seite und stützt bei Bedarf den Rumpf des Patienten, damit er nicht zur betroffenen Seite fällt.
2. Dazu umfaßt er den Patienten mit dem dem Patienten zugewandten Arm von hinten, so daß seine Hand auf dem Beckenkamm der nicht betroffenen Seite liegt.
3. Zur Sicherheit müssen die Oberschenkel des Patienten bis zur Kniekehle auf der Matratze aufliegen und die Füße des Patienten mit der ganzen Sohle (auch mit der Ferse) festen Bodenkontakt haben (Abb. 59).

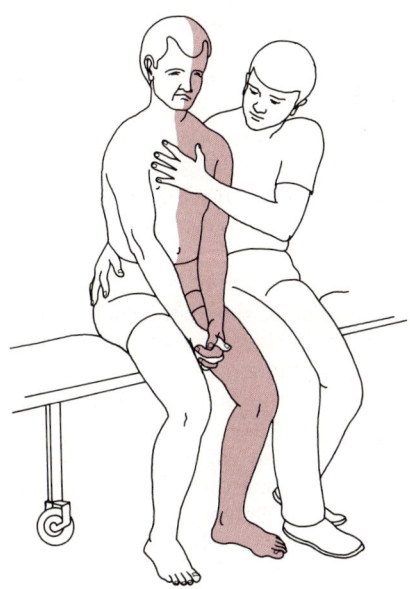

Abb. **59** Sitzen auf der Bettkante mit Hilfe.

Ohne Hilfe auf der Bettkante sitzen

1. Voraussetzung für den Sitz an der Bettkante ohne Hilfe ist der stabile, aktive Sitz. Das bedeutet, daß der Patient die Kontrolle über die Rumpfmuskulatur haben muß (ein Patient, der diese Voraussetzung erfüllt, kann genausogut im Stuhl sitzen).
2. Zur Sicherheit müssen die Oberschenkel des Patienten bis zur Kniekehle auf der Matratze aufliegen und die Füße auch mit den Fersen festen Bodenkontakt haben oder bei nicht höhenverstellbaren Betten mittels eines stabilen und festen Fußbänkchens unterstützt werden.
3. Im Vergleich zum Sitzen im Stuhl ist diese Alternative allerdings wesentlich ungünstiger, weil sie durch die nachgiebige Sitzfläche und den fehlenden Halt zur Seite und nach vorn insgesamt instabiler und damit für den Patienten unangenehmer, und deshalb spastikfördernd ist.

Transfer Bett – (Roll-)Stuhl – Bett

Der Transfer des Patienten, d. h. das Übersetzen von einer Sitzgelegenheit zur anderen (z. B. von der Bettkante in den Stuhl) ist eine gute Möglichkeit, dem Patienten richtigen Input zur Vorbereitung des Stehens und die Standbeinphase des Gehens zu geben. Zusätzlich zum eigentlichen Umsetzen wird hier beabsichtigt, mit dem Patienten die Bewegungsabläufe des normalen Aufstehens und die Belastung des betroffenen Beines zu üben.

Zur Vorbereitung soll der Patient zum Transfer entweder barfuß sein oder Schuhe anziehen, damit er einen festen und sicheren Stand hat. Ein Transfer auf Strümpfen erhöht je nach Beschaffenheit des Bodens und der Strümpfe die Rutschgefahr und sollte deshalb vermieden werden. Einfache Schnürschuhe mit Ledersohle und Gummiabsatz sind am besten geeignet, weil der Schuh einen festen Sitz am Fuß hat, die Sohle im Vorfußbereich ein Gleiten des Fußes ermöglicht und nicht wie eine Gummisohle „auf der Stelle klebt". Leider sind die häufig von Patienten mitgebrachten (und oft sehr teuren) Sportschuhe aus diesem Grund nicht gut für den Transfer und das Gehen geeignet.

Die bei symmetrisch gelähmten Patienten (z. B. mit Querschnittlähmung) häufig eingesetzte Drehscheibe ist für den Transfer beim Hemiplegiker in der Regel ungeeignet. Sie vermittelt dem Patienten unsicheres und beängstigendes Standgefühl (undeutlicher und negativer Input) und erlaubt dem umsetzenden Pflegetherapeuten keine sichere Fixierung des betroffenen Beines. Deshalb sollte die Drehscheibe nur in begründeten Ausnahmefällen eingesetzt werden.

Für jeden Transfer gilt (mit ganz seltenen Ausnahmen, evtl. beim Pusher-Syndrom) folgender **Grundsatz:** der Patient wird immer zur hemiplegischen Seite hin bewegt! Die Gründe dafür sind, daß beim Transfer das betroffene Bein des Patienten belastet werden soll und die Aufmerksamkeit des Patienten für die betroffenen Seite gesteigert werden soll (Input). Deswegen dient das Bein der betroffenen Seite als Drehachse. Die Drehachse muß immer in der Mitte zwischen Anfangspunkt und Endpunkt der Schwenkbewegung mit dem Patienten liegen. In der Praxis folgt daraus, daß ein Stuhl zum Heraussetzen des Patienten am Kopfende der betroffenen Seite und zum Hereinsetzen am Fußende der betroffenen Seite stehen muß!

Transfer mit Schwenken des Patienten (1. Alternative)

(Bei eher inaktiven und schlaffen Patienten)
1. Rollstuhl bzw. Stuhl vorbereiten: das Seitenteil vom Rollstuhl entfernen und beide Bremsen feststellen. Wenn möglich, das Bett auf Rollstuhlhöhe stellen.
2. Den Patienten wie beschrieben aufsetzen und im Schinkengang vorbewegen, bis der Patient nahe an der Bettkante oder Stuhlkante sitzt.
3. Die Füße des Patienten stehen hüftbreit auseinander und müssen auch mit den Fersen festen Kontakt zum Boden haben. Die Fußspitzen müssen senkrecht unter den Knien des Patienten stehen (Abb. 60).

Alternative:
Wenn der Patient auf einem nicht höhenverstellbaren Bett sitzt und keinen Bodenkontakt mit den Füßen hat, muß vor dem Schwenken mindestens mit dem betroffenen Bein Bodenkontakt hergestellt werden. Dazu wird der Patient ähnlich wie beim „Schinkengang" auf seine nicht betroffene Seite verlagert, damit die betroffene Seite so weit vorgezogen werden kann, bis

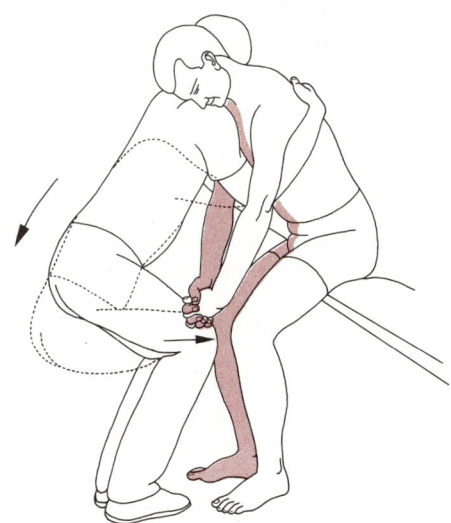

Abb. 60 Ausgangsposition zum Transfer.

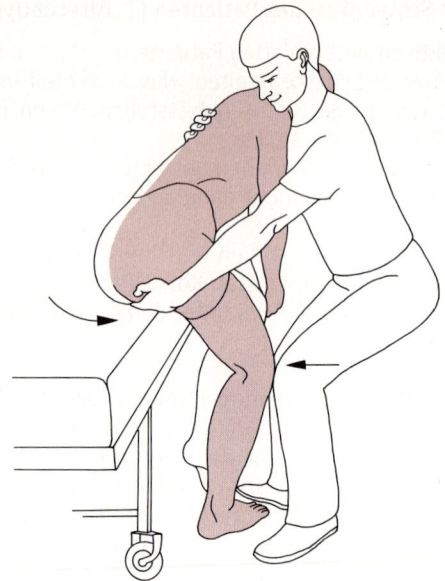

Abb. 61   Schrägsitz auf der Bettkante.

der Patient im Schrägsitz nur noch auf der nicht betroffenen Gesäßhälfte sitzt (Achtung: Angst verstärkt Spastik!). Jetzt läßt sich das betroffene Bein auf dem Boden aufstellen (Abb. 61).
4. Die Hände des Patienten sind gefaltet (bilaterale Handführung).
5. Der Pflegetherapeut greift mit einer Hand unter dem Arm hindurch an die nicht betroffene Schulter des Patienten.
6. Die andere Hand greift unter das Sitzbein an der betroffenen Seite.
7. Der Patient läßt die bilateral geführten Arme zur nicht betroffenen Seite herabhängen.
8. Der Pflegetherapeut lehnt sich den Oberkörper des Patienten gegen seine Schulter, so daß der Kopf des Patienten auf der Schulter des Pflegetherapeuten liegt.
9. Der Oberkörper des Patienten wird weit vorgeholt, damit der Patient etwas Vorlage bekommt. Das hemiplegische Knie wird durch die fest geschlossenen Knie des Pflegetherapeuten fixiert (Abb. 62).

Bewegung: Lagerung und Handling

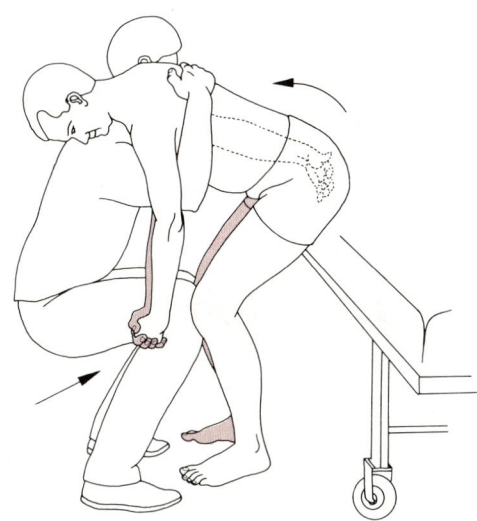

Abb. **62**   Ausgangsposition vor dem Schwenken.

10. Der Pflegetherapeut verlagert sein eigenes Gewicht mit gestreckten Armen nach hinten und gibt dabei mit seinen fest geschlossenen Knien Druck gegen das hemiplegische Knie des Patienten. Dadurch wird das betroffene Bein sicher fixiert und zugleich mit dem Gewicht des Patienten belastet. Indem der Pflegetherapeut mit seinen Knien Druck gegen das Knie des Patienten gibt, wird gleichzeitig sein Gesäß von der Unterlage angehoben (Abb. 63).
11. Mit dem Kommando „und rüber" schwenkt der Pflegetherapeut den Patienten (um den Drehpunkt betroffener Fuß) auf den Stuhl oder das Bett und setzt ihn dort ab, indem er tiefer in die Knie geht.

Transfer mit Schwenken des Patienten (2. Alternative)
(Bei sehr kleinen Patienten, die keinen Bodenkontakt haben)

1. Rollstuhl bzw. Stuhl vorbereiten: das Seitenteil vom Rollstuhl entfernen und beide Bremsen feststellen. Wenn möglich, das Bett auf Rollstuhlhöhe stellen.

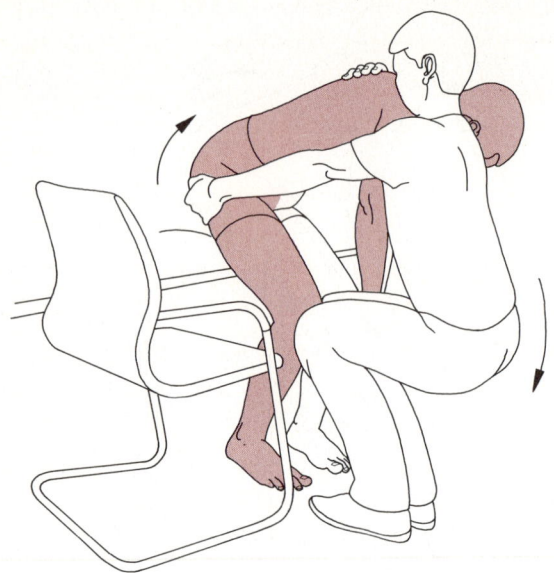

Abb. 63 Während des Schwenkens.

2. Den Patienten wie beschrieben aufsetzen und im Schinkengang vorbewegen, bis der Patient nahe an der Bettkante sitzt. Die Füße haben selbst nach dem Vorrutschen im „Schinkengang" noch keinen Bodenkontakt.
3. Zuerst wird (abweichend von der ersten Alternative) das Knie des nicht betroffenen Beines mit den geschlossenen Knien des Pflegetherapeuten fixiert.
4. Der Pflegetherapeut greift mit einer Hand unter dem Arm hindurch an die betroffene Schulter des Patienten. Die andere Hand greift unter das Sitzbein der nicht betroffenen Seite. Der Patient läßt die bilateral geführten Arme zur betroffenen Seite herabhängen.
5. Der Pflegetherapeut lehnt sich den Oberkörper des Patienten gegen seine Schulter und holt ihn weit vor. Das nicht betroffene Knie bleibt durch die fest geschlossenen Knie des Pflegetherapeuten fixiert.
6. Der Pflegetherapeut verlagert sein eigenes Gewicht mit gestreckten Armen nach hinten und gibt dabei mit seinen fest

geschlossenen Knien Druck gegen das nicht betroffene Knie des Patienten. Dabei wird der Patient um diesen Drehpunkt soweit in einen Schrägsitz geschwenkt, bis das betroffene Bein vollen Bodenkontakt hat (s. „Schrägsitz").
7. Weiter, wie bei Alternative 1 ab 5. beschrieben.

Transfer mit Schwenken des Patienten (3. Alternative)
(beim Umsetzen von einem niedrigen Stuhl in ein höheres Bett)

1. Vorbereitungen, wie in Alternative 1 unter 1. bis 10. beschrieben.
2. Mit dem Kommando „und rüber" schwenkt der Pflegetherapeut den Patienten in der ersten Etappe soweit in Richtung Bett, daß er mit der betroffenen Gesäßhälfte auf der Matratze sitzt und mit dem nicht betroffenen Bein noch Bodenkontakt hat (Abb. 64).
3. Dann wird das betroffene Bein durch Beugung in der Hüfte angehoben. Es bleibt dabei mit beiden Beinen des Pflegetherapeuten fixiert.
4. Der Pflegetherapeut neigt den Patienten ähnlich wie beim „Schinkengang" auf seine betroffene Seite und schiebt die nicht betroffene Seite dann tiefer ins Bett (Abb. 65).

Transfer über den Stand
(bei aktiven oder eher streckspastischen Patienten)

1. Vorbereitung, Griffe und Kniefixation wie beim Transfer mit Schwenken beschrieben.
2. Der Pflegetherapeut drückt jedoch das betroffene Kniegelenk des Patienten bis nahezu in die Streckung (nicht in die Überstreckung: spastische Muster!) und zieht das Becken der betroffenen Seite in die Streckung, während parallel das Kommando „und hoch" erfolgt.
3. Wenn möglich, kurz mit dem Patienten stehen bleiben, damit der Patient sich ganz aufrichten und orientieren kann.
4. Der Pflegetherapeut fixiert mit seinen geschlossenen Knien ständig weiter das betroffene Knie (Achtung: nicht in Überstreckung).
5. Der Patient dreht sich (evtl. mit sehr kleinen Schritten) um sein betroffenes Bein nach hinten, bis er richtig vor dem Stuhl steht.
6. Der Pflegetherapeut dreht mit seinen Füßen den dazwischen stehenden Fuß des betroffenen Beines mit. Es muß unbedingt

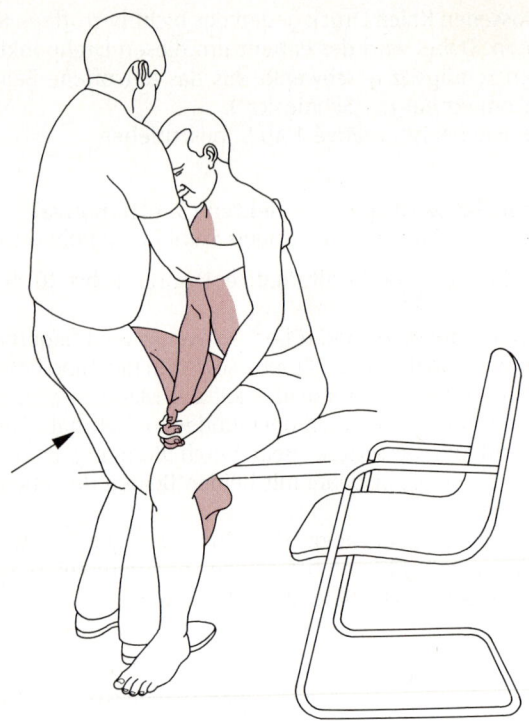

Abb. 64 Schrägsitz beim Transfer in das Bett.

darauf geachtet werden, daß der Fuß mit der Sohle korrekt auf dem Boden steht und der Patient sich nicht im spastischen Streckmuster auf die Außenseite des Fußes stellt.
7. Der Pflegetherapeut holt den Oberkörper des Patienten weit vor, läßt dem Knie des Patienten Spielraum, sich bei der Beugung nach vorne zu bewegen und setzt den Patienten indem er ebenfalls langsam in die Knie geht (Abb. 66).

Bewegung: Lagerung und Handling

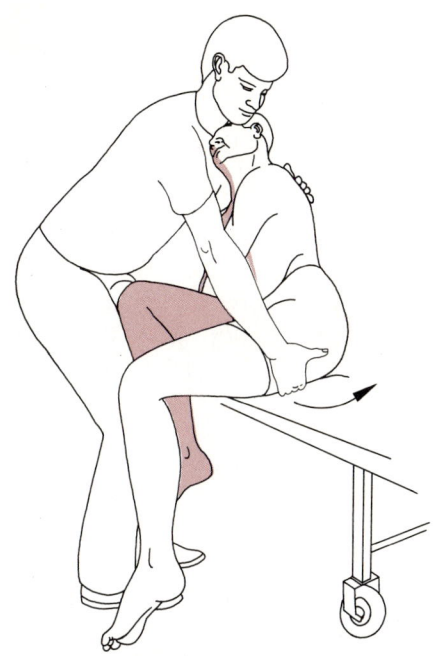

Abb. 65   Hineinsetzen in das Bett.

Tiefersetzen im Stuhl, Aufstehen aus dem Stuhl

Wenn ein Patient im Stuhl vor- bzw. heruntergerutscht ist und wieder aufrechter und tiefer in den Stuhl gesetzt werden soll, gibt es mehrere Möglichkeiten dazu (Abb. 67).

Tiefersetzen im Stuhl (1. Alternative)

1. Zuerst werden beim Rollstuhl die Bremsen festgestellt. Ein normaler Stuhl sollte von einem Partner festgehalten werden, damit er beim Aufsetzen des Patienten nicht nach hinten rutscht.
2. Dann wird das (evtl. im spastischen Muster gestreckte) betroffene Bein im Kniegelenk angebeugt und so aufgestellt, daß die Fußspitze senkrecht unter dem Knie ist.

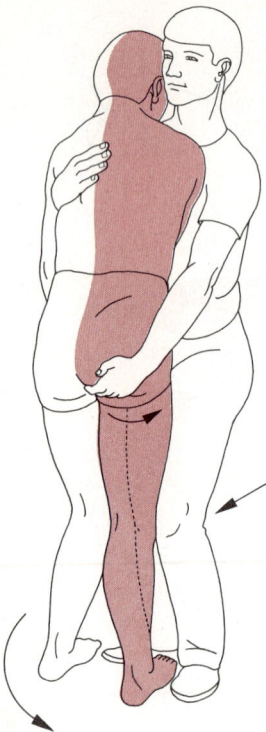

Abb. 66 Stehender Patient während der Drehung.

3. Anschließend wird das Knie des betroffenen Beines sofort mit den beiden Knien des Pflegetherapeuten fixiert, um ein weiteres Herausrutschen des Patienten zu verhindern.
4. Das andere Bein stellt der Patient (evtl. mit Hilfe) entsprechend hin (Abb. 68).
5. Nun wird der Patient aufgefordert, die Arme bilateral zu führen und sich mit dem Oberkörper und den gestreckten Armen weit in Richtung Boden über das nicht betroffene Bein vorzubeugen.
6. Dabei kommen die Schultern des Patienten über die Knie und das Gesäß hebt sich etwas an. Der Pflegetherapeut greift mit seinen beiden Armen über den Rücken des Patienten an seine beiden Sitzbeine und führt das Gesäß des Patienten durch diese

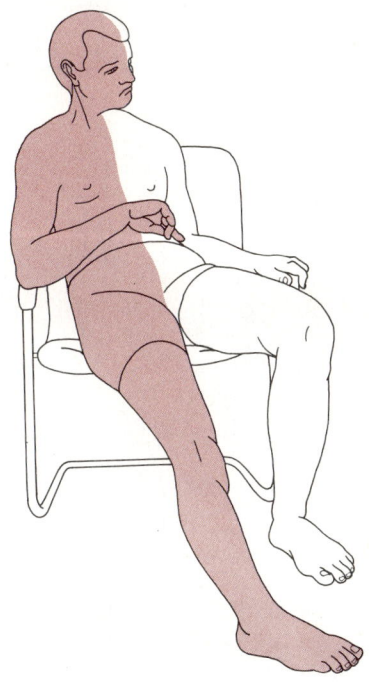

Abb. 67   Im Stuhl heruntergerutschter Patient.

Griffe bei gleichzeitigem Druck der geschlossenen Knie gegen das betroffene Knie des Patienten tiefer in die Sitzfläche des Stuhles hinein (Abb. 69).
Alternative:
Wenn der Patient Angst vor dem weiten Vorbeugen hat, kann ein zweiter, der Sitzgelegenheit des Patienten gegenüber gestellter Stuhl als Auflage für die gefalteten Hände des Patienten eingesetzt werden und ihm so zusätzliche Sicherheit geben.

Tiefersetzen im Stuhl (2. Alternative)

1. Zuerst werden beim Rollstuhl die Bremsen festgestellt. Ein normaler Stuhl sollte von einem Partner festgehalten werden, damit er beim Aufsetzen des Patienten nicht nach hinten rutscht.

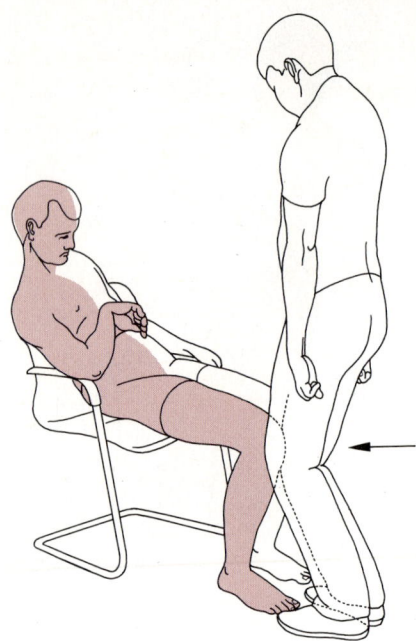

Abb. 68 Sicherung des betroffenen Beines.

2. Dann wird das (evtl. im spastischen Muster gestreckte) betroffene Bein im Kniegelenk angebeugt und so aufgestellt, daß die Fußspitze senkrecht unter dem Knie ist.
3. Anschließend wird das Knie des betroffenen Beines sofort mit den beiden Knien des Pflegetherapeuten fixiert, um ein weiteres Herausrutschen des Patienten zu verhindern.
4. Das andere Bein stellt der Patient (evtl. mit Hilfe) entsprechend hin.
5. Die Hände des Patienten sind gefaltet (bilaterale Handführung).
6. Der Pflegetherapeut greift mit einer Hand unter dem Arm hindurch an die nicht betroffene Schulter des Patienten. Die andere Hand greift unter das Sitzbein an der betroffenen Seite.
7. Der Patient läßt die bilateral geführten Arme zur nicht betroffenen Seite herabhängen.
8. Der Pflegetherapeut lehnt sich den Oberkörper des Patienten

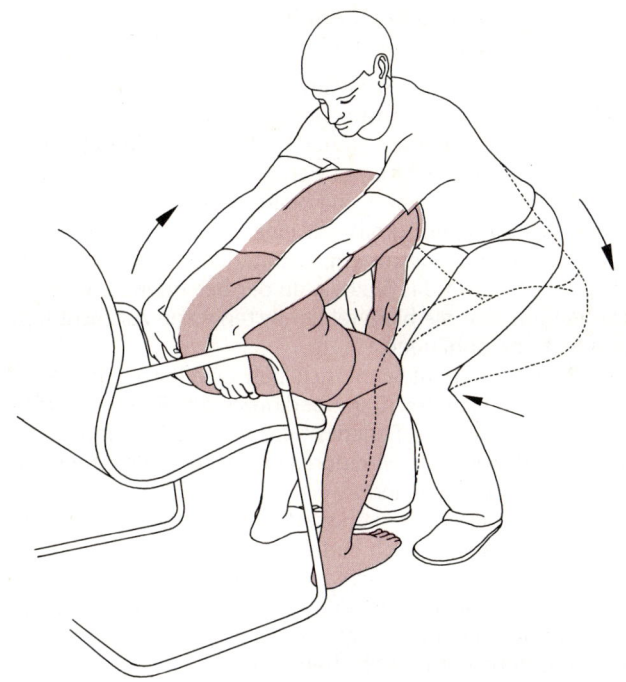

Abb. 69 Griffe des Pflegetherapeuten.

gegen seine Schulter. Der Oberkörper des Patienten wird weit vorgeholt, damit der Patient etwas Vorlage bekommt. Das Knie der betroffenen Seite wird durch die fest geschlossenen Knie des Pflegetherapeuten fixiert.

9. Der Pflegetherapeut verlagert sein eigenes Gewicht mit gestreckten Armen nach hinten und gibt dabei mit seinen fest geschlossenen Knien Druck gegen das hemiplegische Knie des Patienten. Indem der Pflegetherapeut mit seinen Knien Druck gegen das Knie des Patienten gibt, wird das Gesäß des Patienten von der Unterlage angehoben.
10. Mit einem leichten Druck gegen die Knie des Patienten wird das Gesäß tiefer in den Stuhl geschoben.
11. Der Patient wird wieder abgesetzt, indem der Pflegetherapeut tiefer in die Knie geht (s. Abb. Transfer).

Aufstehen aus dem Stuhl (1. Alternative)
(Hilfe von vorne bei atonischen Patienten)

1. Der Patient wird im „Schinkengang" etwas nach vorne an den Rand der Sitzfläche transportiert.
2. Die Beine des Patienten stehen hüftbreit auseinander. Die Fußspitzen sind senkrecht unter den Knien.
3. Die Hände des Patienten sind bilateral geführt.
4. Der Pflegetherapeut greift mit einer Hand unter dem Arm hindurch an die nicht betroffene Schulter des Patienten. Die andere Hand greift unter das Sitzbein an der betroffenen Seite.
5. Der Patient läßt die bilateral geführten Arme zur nicht betroffenen Seite herabhängen.
6. Der Pflegetherapeut lehnt sich den Oberkörper des Patienten gegen seine Schulter. Der Oberkörper des Patienten wird weit vorgeholt, damit der Patient etwas Vorlage bekommt. Das Knie der betroffenen Seite wird durch die fest geschlossenen Knie des Pflegetherapeuten fixiert.
7. Der Pflegetherapeut verlagert sein eigenes Gewicht mit gestreckten Armen nach hinten.
8. Durch den Druck der geschlossenen Knie des Pflegetherapeuten gegen das hemiplegische Knie des Patienten und durch Zug am Sitzbein des Patienten (Streckung der Hüfte) wird er in die Aufrichtung gebracht (s. Abb. Transfer).

Aufstehen aus dem Stuhl (2. Alternative)
(Hilfe von der Seite bei fortgeschrittenen Patienten)

1. Der Patient wird im „Schinkengang" etwas nach vorne an den Rand der Sitzfläche transportiert.
2. Die Beine des Patienten stehen hüftbreit auseinander. Die Fußspitzen sind senkrecht unter den Knien.
3. Die Hände des Patienten sind bilateral geführt.
4. Der Pflegetherapeut steht an der betroffenen Seite des Patienten. Sein der Vorderseite des Patienten zugewandtes Bein steht mit dem Fuß quer vor dem betroffenen Fuß des Patienten und mit dem Knie vor dem betroffenen Knie. Diese Haltung soll verhindern, daß der Fuß des Patienten nach vorne wegrutscht und daß sein Knie einknickt.
5. Mit einer Hand greift der Pflegetherapeut an das Sitzbein der betroffenen Seite. Die andere Hand drückt flächig auf den Oberschenkel des betroffenen Beines knapp oberhalb des Knies.

Bewegung: Lagerung und Handling

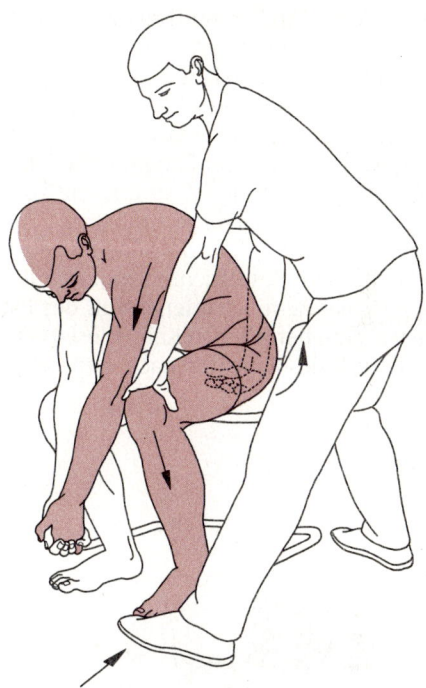

Abb. **70** Aufstehen mit aktivem Patienten.

6. Der Patient beugt den Oberkörper vor. Dabei hilft der Pflegetherapeut durch den Druck auf das betroffene Bein bei der Belastung des Beines und durch leichten Zug am Sitzbein beim Anheben des Gesäßes (Abb. **70**).
7. Wenn der Patient das betroffene Beine belastet, wechselt die Hand des Pflegetherapeuten vom Oberschenkel an das Brustbein des Patienten und fördert so die Aufrichtung.

Aufstehen aus dem Stuhl (3. Alternative)
(Hilfe von der Seite bei unsicheren fortgeschrittenen Patienten)

1. Der Patient wird im „Schinkengang" etwas nach vorne an den Rand der Sitzfläche transportiert.

2. Die Beine des Patienten stehen hüftbreit auseinander. Die Fußspitzen sind senkrecht unter den Knien.
3. Die Hände des Patienten sind bilateral geführt.
4. Gegenüber dem Stuhl, auf dem der Patient sitzt, wird ein zweiter Stuhl, ein Tisch, das Bett, ein Waschbecken oder ein anderes Hilfsmittel eingesetzt, auf das der Patient seine bilateral geführten Arme stützen kann. Häufig ist so erst die zum Aufstehen nötige weite Vorlage des Oberkörpers möglich.
5. Der Pflegetherapeut steht an der betroffenen Seite des Patienten. Sein der Vorderseite des Patienten zugewandtes Bein steht mit dem Fuß quer vor dem betroffenen Fuß des Patienten und mit dem Knie vor dem betroffenen Knie. Diese Haltung soll verhindern, daß der Fuß des Patienten nach vorne wegrutscht und daß sein Knie einknickt.

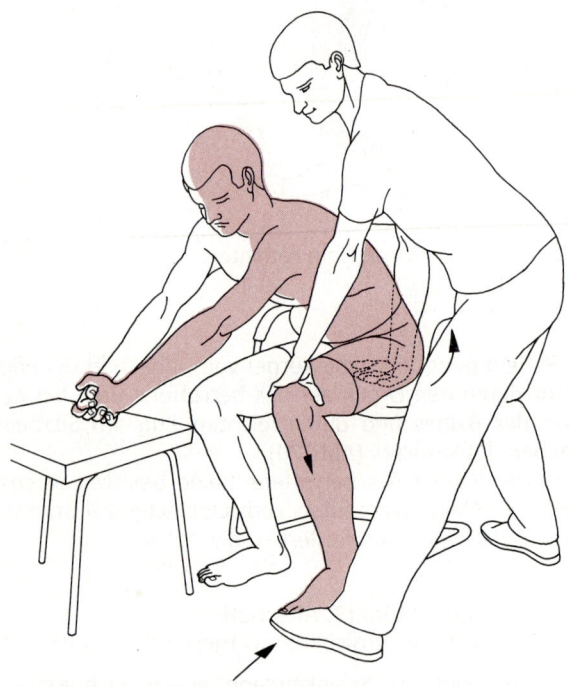

Abb. 71   Aufstehen mit einem Stuhl als Hilfe.

6. Mit einer Hand greift der Pflegetherapeut an das Sitzbein der betroffenen Seite. Die andere Hand drückt flächig auf den Oberschenkel des betroffenen Beines knapp oberhalb des Knies.
7. Der Patient beugt den Oberkörper vor. Dabei hilft der Pflegetherapeut durch den Druck auf das betroffene Bein bei der Belastung des Beines und durch leichten Zug am Sitzbein beim Anheben des Gesäßes (Abb. 71).
8. Wenn der Patient das betroffene Beine belastet, wechselt die Hand des Pflegetherapeuten vom Oberschenkel an das Brustbein des Patienten und fördert so die Aufrichtung.

Pflege bei Schulter- und Handproblemen

Pflege bei schmerzhafter Schulter

Wie bereits dargestellt, ergeben sich bei manchen Hemiplegikern im Laufe der Zeit durch falsche Pflege und Behandlung schmerzhafte und bewegungseinschränkende Schulterprobleme, wenn die Maßnahmen zum Schutz der Schulter nicht ausreichend beachtet werden. Um die passive und später auch die aktive Beweglichkeit zu erhalten, und um dem Patienten die aktive Teilnahme an Pflege und Therapie zu ermöglichen, muß eine schmerzhafte Schulter unbedingt behandelt werden.

Wenn die Schulter bereits schmerzt, muß die Lagerung und das weitere Handling des Patienten besonders korrekt erfolgen. Jeder Pflegetherapeut, der mit dem Patienten arbeitet, muß die Maßnahmen des Schulterschutzes gewissenhaft anwenden, um eine weitere Traumatisierung zu verhindern. Die Zahl der an der Pflege dieses Patienten beteiligten Pflegetherapeuten soll klein gehalten werden, damit sichergestellt ist, daß nur hinreichend erfahrene und kompetente Mitarbeiter mit dem Patienten arbeiten. Unnötige Manipulationen und mechanische Belastungen der Schulter-Arm-Einheit müssen durch sorgfältige Planung vermieden werden. Solange ein Ruheschmerz in der betroffenen Schulter besteht, sollte die Lagerung auf der nicht betroffenen Seite bevorzugt werden.

Ergänzende Pflegemaßnahmen:

- Heparinsalbe oder andere antiphlogistische (entzündungshemmende) Salben (nur nach ärztl. Verordnung),
- kühlende Umschläge mit verdünntem (30%) Alkohol (nicht mit Eis),
- zeitweise Ruhigstellung der Schulter mit einem fixierenden Verband (z.B. Desault-Verband) nach Rücksprache mit dem Arzt und dem Physiotherapeuten,
- nach Besserung der akuten Schmerzen und der Entzündung evtl. vorsichtige Wärmeanwendung nach dem Befinden des Patienten.

Der Arzt wird eventuell zusätzlich zu den pflegerischen Maßnahmen eine intraartikuläre oder orale Kortison-Behandlung einleiten, die den Entzündungsprozeß eindämmen soll. Bei starken Ruheschmerzen wird der Arzt auch Analgetika verordnen.

Auf Kälteanwendung zur Entzündungshemmung und die Gabe von Analgetika zur Schmerzbekämpfung sollte aber möglichst verzichtet werden. Durch die mit diesen Maßnahmen erzielte Analgesie wird die natürliche Schmerzschwelle des Patienten so verändert, daß der Schmerz keine Warnfunktion vor weiterer Traumatisierung der Schulter mehr hat. Bei Wahrnehmungsstörungen wird Kälte zudem nicht wahrgenommen und kann bei zu langer Anwendung Gewebeschädigungen zu Folge haben. Eine spezielle Vorbereitung des Patienten zur Therapie (z.B. Physiotherapie mit Analgetika ist aus den erwähnten Gründen unbedingt abzulehnen! Patient, Pflegetherapeuten und andere Therapeuten können unter Analgetika mit der geschädigten Schulter arbeiten, als sei sie gesund, setzen bei der Arbeit aber ständig weitere Mikrotraumen.

Pflege beim Handsyndrom

Die pflegerischen Maßnahmen beim Handsyndrom zielen auf die Vermeidung der diskutierten Ursachen und auf die Verbesserung des venösen und lymphatischen Rückstromes aus der betroffenen Hand und dem Arm ab.

Neben der konsequenten Fortführung der oben erwähnten prophylaktischen Maßnahmen (korrekte Lagerung besonders

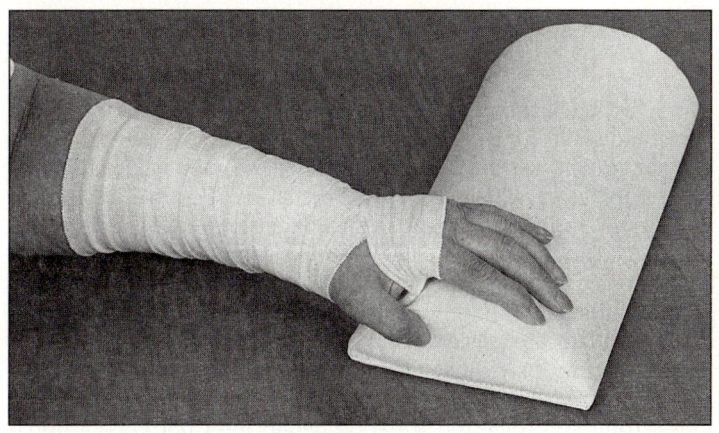

Abb 72   Gipsschiene und Hand auf Schiene.

des Armes und der Hand, korrektes Handling) kommen folgende pflegerische und therapeutische Maßnahmen in Betracht:
- leichte Arm-Hochlagerung in Mittelstellung (Handrücken nach oben) und Streckung, das Handgelenk soll dabei leicht überstreckt sein (sog. Funktionsstellung),
- Fixierung der Hand in Streckposition (Funktionsstellung) mit einer beugeseitig angelegten Gipsschiene oder Fertigschiene, die bis in die Handinnenfläche reicht und die Fingergrundgelenke frei läßt (Pat. kann mit angelegter Schiene die Hände falten).
Zur Beachtung: die Schiene darf **nicht** mit einem Kornährenverband angewickelt werden, weil dadurch wieder Abflußbehinderungen geschaffen werden. Sie wird mit leichten, an den Fingergrundgelenken beginnenden Spiraltouren lose fixiert (Abb. 72),
- Lymphdrainage des betroffenen Armes.

Als Ergänzung zu den angegebenen Maßnahmen kann der Arzt auch hier eine orale Kortison-Therapie anordnen.

■ Kleidung und Körperpflege

Das Selbsthilfetraining wird auch **ATL-Training** genannt, da hier die Selbständigkeit bei der Ausführung der **Aktivitäten des täglichen Lebens** geübt wird. Dieses ursprüngliche und eigenständige Arbeitsgebiet der Pflege wird im Bereich der Rehabilitation auch von Ergotherapeuten besetzt. Ohne Pflegetherpeuten ist die kontinuierliche Durchführung des ATL-Trainings aber unmöglich.

Durch die Einbeziehung von regelmäßig wiederkehrenden Alltagstätigkeiten in die Bobath-Therapie wird der Lernprozeß des Patienten besonders intensiviert. Durch Gestaltung der Ausgangssituation (Lagerung bzw. Ausgangsstellung des Patienten, Hilfsmittel, Umgebung) wird eine Kontrolle des Muskeltonus angestrebt. Aus dieser tonuskontrollierten Situation heraus lernt der Patient durch die Führung des Pflegetherapeuten, seine betroffenen Körperanteile bzw. seinen gesamten Körper immer wieder in Aktivitäten einzubeziehen. Damit ist neben der Selbständigkeit bzw. Selbsttätigkeit auch wieder die Anbahnung bzw. der Abruf physiologischer, prämorbide verankerter Bewegungsprogramme verbunden. Geeignete Bereiche für therapeutisch gestaltetes **ATL-Training** sind z. B.:

- Körperpflege,
- An- und Ausziehen,
- Nahrungsaufnahme.

KONZEPT
Besonders im Rahmen der Körperpflege ergeben sich immer wieder zusätzliche Möglichkeiten therapeutischer Stimulation der Körper-Eigenwahrnehmung. Hier finden sich interessante Parallelen zwischen dem Bobath-Konzept und der „Basalen Stimulation", die eine gegenseitige ergänzenden Einsatz beider Konzepte bei manchen Patienten nahelegen.

Wie bereits oben dargestellt, sollte auch pflegerisch möglichst nahe an der bisherigen Erfahrungs- und Erlebniswelt des Patienten gearbeitet und geübt werden, damit der Patient auf seinen Erfahrungsschatz aus Situationen des täglichen Lebens zurückgreifen kann. Damit stellt gerade die Körperpflege einen idealen therapeutische Ansatzpunkt nahe an der persönlichen Erfahrungswelt des Patienten dar.

Kleidung und Körperpflege

PRAXIS

Lernmöglichkeiten bei An- und Auskleiden und Körperpflege

- Die Wahrnehmung der betroffenen Seite und des gesamten Körpers kann gefördert werden.
- Die Spastizität kann verhindert oder gemindert werden, normaler Tonus kann aufgebaut werden.
- Normale Bewegungsabläufe können geübt werden (Input).
- Die Handlungsplanung kann anhand lebenspraktischer und konkreter Handlungen gefördert werden.
- Die Selbständigkeit in einem wichtigen Bereich der ATL kann gefördert werden.

Die Körperpflege beim Hemiplegiker muß berücksichtigen, daß es oft zu lähmungsbedingten Durchblutungsstörungen (trophische Störungen) der betroffenen Seite kommt. Dadurch ist die Widerstandsfähigkeit der Haut reduziert. Auch das Wärme bzw. Temperaturempfinden des Patienten kann gestört sein, so daß eine Temperaturkontrolle des Wasch- bzw. Badewassers mit der nicht betroffenen Seite erforderlich ist.

Gerade bei der täglichen Körperpflege entwickelt der Patient oft eigene Ideen, auf die er mit Recht stolz ist. Der Pflegetherapeut sollte diese Vorschläge wenn sie nicht kontraproduktiv sind unbedingt in die Pflege einbeziehen, um dem Patienten ein wichtiges Erfolgserlebnis zu geben.

An- und Ausziehen

Sich selbständig anzuziehen bedeutet für viele Hemiplegiker zunächst eine sehr komplexe und schwer lösbare Aufgabe. Wie bereits beschrieben, kann eine gesunde Versuchsperson sich ohne Probleme anziehen, wenn sie eine halbseitige Lähmung simuliert. Das gilt auch für Patienten mit rein peripheren Lähmungen (Läsion im Bereich des 2. motorischen Neurons). Ein Hemiplegiker hat aber auch mit seiner nicht gelähmten Seite Probleme bei der Bewegungsplanung (Bewegungsplanung erfolgt immer in beiden Hirnhälften für beide Körperseiten!) und kommt deshalb nicht so gut zurecht: der Bewegungsablauf ist gestört, die Reihenfolge der Kleidungsstücke kommt durcheinander, der Patient findet die Ärmellöcher nicht bzw. vertauscht die Seiten des Kleidungsstücks, knöpft falsch, usw.

Um diese Störungen pflegerisch-therapeutisch mit einem gezielten Anziehtraining anzugehen, bedarf es einiger Voraussetzungen von Seiten des Patienten und von Seite der Pflegenden:

- Motivation des Patienten zur Selbständigkeit und zur Mitarbeit,
- genügend Zeit, ruhige Umgebung.

Wenn diese Voraussetzungen nicht gegeben sind, ist eine Arbeit mit dem Patienten im Sinne von gezieltem Training nicht möglich. Aber selbst wenn diese Voraussetzungen bei schwerer betroffenen Patienten nicht vorliegen, ist es trotzdem in der Regel möglich, jedem An- bzw. Auskleidevorgang einen therapeutischen Aspekt zu geben. Die Selbständigkeit wird auch in diesem Bereich in kleinen Schritten angestrebt. Das Training beginnt schon, wenn der Patient noch mit sehr viel Hilfe angezogen werden muß und nur bei einigen wenigen Kleidungsstücken unter Anleitung und Führung mithelfen kann. Alle Handlungen sollen in Ruhe und ohne übermäßige Anstrengung durchgeführt werden, damit die Spastizität nicht verstärkt wird. Die Extremitäten der betroffenen Seite werden immer zuerst angekleidet.

Vorbereitung der Kleidung

Die Auswahl der Kleidung sollte wenn möglich immer durch den Patienten selber erfolgen. Die Kleidungsstücke werden vom Pflegetherapeuten in der benötigten, zum Ankleiden richtigen Reihenfolge vor den Patienten (später: auf die betroffene Seite des Patienten) auf das Bett oder einen Stuhl gelegt. Im weiteren Verlauf bestimmt der Patient die Reihenfolge der Kleidungsstücke immer mehr, indem er sie vor sich oder neben sich legt. Die von dem Pflegetherapeuten vorgegebene Reihenfolge hilft besonders dem apraktischen Patienten zu Beginn des Trainings. Die festgelegte Reihenfolge soll immer gleich gestaltet und eingehalten werden, um dem Patienten den Lernprozeß zu erleichtern.

Ausgangsposition

Der Patient sitzt auf einem festen Stuhl (nicht Rollstuhl) in aufrechter Sitzhaltung (aktiver Sitz, wie vor dem Aufstehen). Beide Füße stehen auf dem Boden. Der Pflegetherapeut sitzt an der betroffenen Seite oder evtl. vor dem Patienten (Abb. 73).

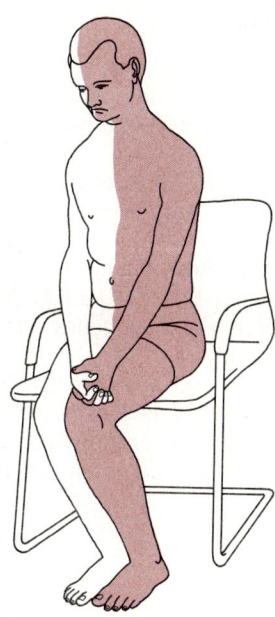

Abb. **73** Aktiver Sitz zum Anziehtraining.

Büstenhalter

1. Ein BH ist ähnlich wie ein Trägerunterhemd für alle Patientinnen extrem schwierig anzuziehen und zu schließen. Trotzdem sollte nicht darauf verzichtet werden, weil dieses Kleidungsstück oft das Wohlbefinden der Patientin steigert, wenn sie das Tragen eines BHs gewöhnt ist.
2. Entweder wird der BH geschlossen wie ein Pullover angezogen (schwierig) oder er wird zunächst um den Rumpf herumgeführt und vorne geschlossen (Pflegetherapeut).
3. Anschließend zuerst mit dem betroffenen Arm in den Träger schlüpfen und Träger auf die Schulter ziehen.
4. Am besten wird der Verschluß mit einigen Stichen zugenäht oder mit einem elastischen Gummiband überbrückt, so daß der BH wie ein Pullover anzuziehen ist.

Pullover, Hemd, Unterhemd, etc.

1. Der Pullover wird so auf die Knie gelegt, daß der Halsausschnitt vom Körper weg nach vorne zeigt und das Rückenteil oben liegt.
2. Der Ärmel für den betroffenen Arm hängt zwischen den Beinen herunter.
3. Jetzt wird eine Art „Trichter" für den betroffenen Arm geformt. Dazu wird das Rückenteil des Pullovers nach vorne in Richtung Knie gelegt (Abb. **74**).
4. Jetzt wird der betroffene Arm vom nicht betroffenen Arm auf die „Trichteröffnung" gelegt und der Patient beugt sich weit vor (Spastikhemmung durch vorgezogenes Schulterblatt), bis der Arm ganz herunterhängt.
5. Der Pullover wird jetzt soweit, wie möglich über den betroffenen Arm und (ganz wichtig) über die betroffene Schulter geführt.
6. Anschließend wird der nicht betroffene Arm in den anderen Ärmel eingeführt und das Rückenteil des Pullovers über den Kopf gezogen.

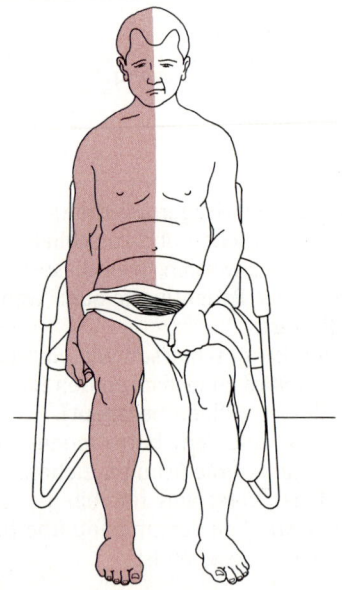

Abb. **74** Vorbereitung des Pullovers.

Kleidung und Körperpflege

7. Jetzt richtet sich der Patient wieder auf.
8. Besonders bei Patienten mit Neglect-Problemen ist es nun wichtig dem Patienten auch die nicht betroffene Hand so zu führen, daß der Pullover auch auf der betroffenen Seite zu einem ordentlichen Sitz zurechtgezogen wird. Anschließend faltet der Patient wieder die Hände.

Die folgenden Ankleidemaßnahmen werden in der Praxis so kombiniert, daß der Patient nur jeweils einmal ein Bein über das andere schlagen muß. Zum besseren Verständnis werden hier aber alle Maßnahmen mit dieser Vorbereitung geschildert.

Strümpfe

1. Das nicht betroffene Bein wird etwas mehr zur Mitte hin gestellt. Die Hände werden gefaltet und umfassen bilateral geführt das Knie des betroffenen Beines. Das betroffene Bein wird mit Unterstützung der Hände über das nicht betroffene Bein übergeschlagen (Abb. **75**).
2. Der Patient beugt sich mit gefalteten Händen weit vor, öffnet die Hände und läßt den betroffenen Arm herabhängen.
3. Mit dem nicht betroffenen Arm wird der Strumpf mit Daumen und Zeigefinger auseinandergespreizt und über den Fuß gezogen.
4. Anschließend werden die Hände wieder gefaltet, der Patient beugt sich wieder zurück, umfaßt das Knie der betroffenen Seite und stellt das Bein mit Unterstützung der Hände wieder neben das nicht betroffene Bein.
5. Beim Strumpf der nicht betroffenen Seite wird entsprechend verfahren.
6. Die Belastung des betroffenen Beines durch das übergeschlagene nicht betroffene Bein kann bei zu geringem Tonus zum „Wegkippen" des Beines nach innen oder außen führen. In diesem Fall sollte das nicht betroffene Bein z. B. auf die Kante eines gegenüberstehenden Stuhles hochgestellt werden (Abb. **76**).

Unterhose

1. Das betroffene Bein wird übergeschlagen (Abb. **75**).
2. Die Unterhose wird über das betroffene Bein gestreift.
3. Das übergeschlagene Bein wird wieder zurückgestellt und der Patient steigt mit dem nicht betroffenen Bein in das zweite Bein der Unterhose.

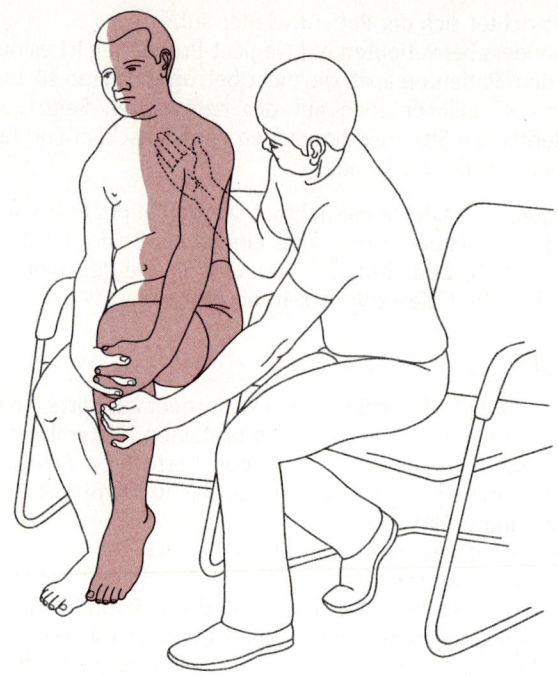

Abb. 75 Überschlagen des Beines.

Hose

1. Das betroffene Bein wird übergeschlagen (Abb. 75).
2. Das Hosenbein wird über das betroffene Bein bis möglichst weit über das Knie hochgezogen. Das übergeschlagene Bein wird wieder zurückgestellt und der Patient steigt mit dem nicht betroffenen Bein in das zweite Hosenbein.
3. Dann wird der Patient hingestellt (s. Handling) und die Hose hochgezogen und geschlossen.

Schuhe

Die Schuhe werden nach dem gleichen Schema wie die Strümpfe angezogen. Die Schuhe des Patienten sollten dem Fuß einen festen Halt geben und eine Ledersohle und einen Gummiabsatz haben.

Kleidung und Körperpflege

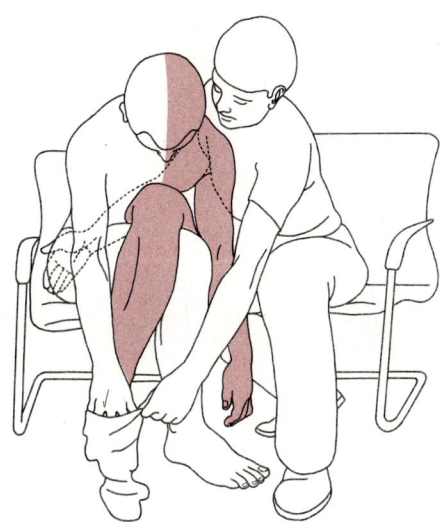

Abb. 76 Anziehen des Strumpfes.

Reine Gummisohlen (wie z. B. bei Sportschuhen) behindern das Drehen des Fußes beim Transfer und das Durchschwingen beim Gehen. Der Patient stolpert darin leichter. Der Absatz sollte aber auf jeden Fall aus Gummi sein, um einen sicheren Auftritt zu gewährleisten. Schuhe ohne Schnürung sind für den Patienten leichter anzuziehen. Allerdings kann der Patient mit Hilfe einer besonderen Schnürweise auch Schnürschuhe alleine anziehen (Abb. 77).

„Einhandschleife"

1. Der Schnürsenkel mit einem Knoten am Ende neu eingefädelt werden.
2. Damit er sich nicht lockert, muß der Schnürsenkel zweifach durch die obersten Ösen gezogen werden.
3. Das freie Ende wird nah am Schuh gefaßt und zu einer Schlaufe unter den obersten Querfäden hindurch auf den Körper zu gezogen. Die Schlaufe darf nicht zu groß sein.
4. Die entstandene Schlaufe wird zur Schuhspitze hin über das freie Ende des Schnürsenkels gelegt.

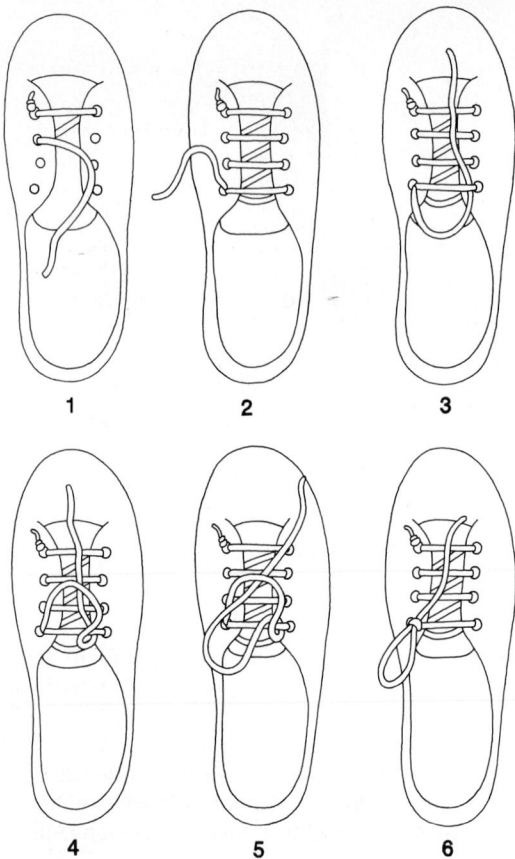

Abb. 77 „Einhand"-Schleife (Schema für die linke Hand, für die rechte Hand spiegelbildlich verfahren).

5. Jetzt wird durch die erste Schlaufe das freie Ende des Schnürsenkels ergriffen und durch die erste Schlaufe gezogen.
6. Mit einem Ruck zu der Seite, auf der der Schürsenkel aus der obersten Öse kommt, wird die Schleife festgezogen. Achtung: Das Ende darf nicht ganz durchgezogen werden.

Ausziehen

Es fällt den meisten Patienten leichter, sich auszuziehen, als sich anzuziehen, weil die Reihenfolge der Kleidungsstücke sich ganz natürlich aus der Schichtung der Kleidung am Körper ergibt und keine Öffnungen gesucht werden müssen. Das Vorgehen beim Ausziehen entspricht dem beim Anziehen. Hier gilt allerdings die Regel: zuerst die nicht betroffene Extremität, dann die plegische Extremität. Besonders Patienten mit rechtshirniger Läsion neigen dazu, die ausgezogenen Kleidungsstücke in wechselnder Art und Weise zusammengelegt sehr unordentlich in der Umgebung zu verstreuen. Der Pflegetherapeut sollte den Patienten jedoch anhalten, die ausgezogenen Kleidungsstücke in stets gleicher Weise zu falten und zur Seite zu legen, damit beim späteren Anziehen eine immer gleiche und gut wiedererkennbare Struktur (räumliche Orientierung!) vorliegt.

Waschen

In der Akutphase wird die tägliche Körperreinigung anfangs im Bett erfolgen müssen. Wenn der Patient noch gar nicht aktiv einbezogen werden kann, ist die Durchführung der Ganzwaschung auch in der Lagerung auf der betroffenen Seite denkbar und muß nicht zwangsläufig in der ungünstigen Rückenlage erfolgen. Bei inaktiven, evtl. noch somnolenten Patienten mit einem frischen Schlaganfall sollte die Ganzwaschung neben der Körperreinigung noch weitere **Ziele** anstreben:

PRAXIS
- Verbesserung des Wachheitszustandes (Vigilanz),
- Verbesserung der Wahrnehmung und der Beachtung des eigenen Körpers (besonders der betroffenen Seite),
- Verbesserung der Aufmerksamkeit gegenüber der Umwelt,
- Vorbereitung von aktiveren Formen der Körperpflege.

KONZEPT
Für passive bzw. bewußtseinsgestörte Patienten ist eine stimulierende Ganzwaschung nach den Prinzipien der „Basalen Stimulation" sinnvoll. Die Wahrnehmung der Körperform wird dabei durch die gleichzeitige Anwendung von 2 Waschlappen, die die Ober- und die Unterseite des zu waschenden Körperteiles umschließen und nachmodellieren, erheblich verbessert. Die Waschlappen bzw. Handtücher werden mit langen, flächi-

gen Strichen und ohne zu „Rubbeln" über den Körper geführt. Eine Wasch- bzw. Trockenbewegung beginnt immer auf der nichtbetroffenen Körperseite in der Peripherie, geht über zur Körpermitte und dann zur betroffenen Seite wieder zur Peripherie hin. Die Bewegung kann verbal begleitet werden, indem man den Patienten auffordert, „das Gefühl von der nicht betroffenen Seite auf die betroffene Seite mit herüber zu nehmen" bzw. die mit der Bewegung der Waschlappen oder der Handtücher verbundenen taktilen Empfindungen ganz bewußt und aufmerksam zu verfolgen.

Bei teilaktiven Patienten ist als Ausgangsstellung der Langsitz im Bett geeignet. Hierbei wäscht der Patient seine betroffene Seite selbst. Die nicht betroffene Seite wird gemeinsam mit dem Pflegetherapeuten gewaschen, indem der Patient den Waschlappen in die betroffene Hand nimmt und der Pflegetherapeut die Hand führt (Abb. 78). Bei Körperregionen, die der Patient mit vertretbarem Zeitaufwand und angemessener Anstrengung nicht selber waschen kann, muß der Pflegetherapeut das Waschen übernehmen. Auch hier können wieder die Prinzipien der stimulierenden Ganzwaschung aus der Basalen Stimulation angewandt werden.

So bald wie möglich sollte sich der Patient am Waschbecken waschen. Eine frühe Mobilisation stellt eine Universalprophylaxe dar und intensiviert den Input für den Patienten. Dazu sitzt der Patient auf einem Stuhl (evtl. Duschrollstuhl) dicht vor dem Waschbecken. Hier ist der korrekte Sitz mit beiden Beinen am Boden (nicht auf den Fußrasten!) und Belastung auf der gesamten Fußsohle wichtig. Der Oberkörper wird so in Vorlage gebracht, daß der Patient seinen betroffenen Arm mit seinem nicht betroffenen Arm auf den Rand des Waschbeckens legen kann. Dadurch wird das Waschen des Armes, der Achselhöhle und des vorderen Rumpfes erleichtert. Gleichzeitig wird dadurch die Schulter nach vorne gebracht und somit die Spastik günstig beeinflußt. Evtl. kann der Waschbeckenrand mit einem gefalteten Handtuch abgepolstert werden, damit sich der Patient mit dem Oberkörper dagegenlehnen kann. Aktive Patienten können sich ggf. auch mit Unterstützung im Stehen vor dem Waschbecken waschen.

Zum weiteren Vorgehen beim Waschen gibt es 3 Alternativen. In der Praxis werden alle Alternativen nach den individuellen Möglich-

Kleidung und Körperpflege

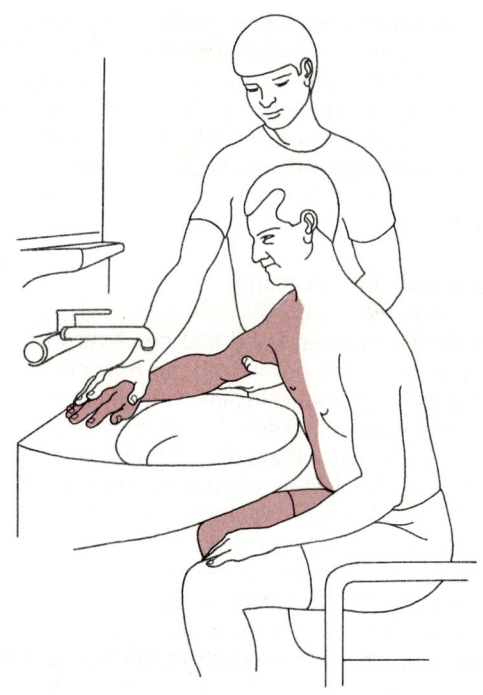

Abb. **78** Sitz am Waschbecken.

keiten des Patienten eingesetzt. Es sind in der Reihenfolge des therapeutischen **Wertes**:

1. Aktiver Einsatz der betroffenen Hand und des Armes.
2. Führen der Hand und des Armes.
3. Waschen mit Kompensation der Parese.

Aktiver Einsatz des betroffenen Armes

Hier kann der Patient seinen betroffenen Arm und die Hand motorisch funktional einsetzen. Der Pflegetherapeut muß lediglich darauf achten, daß der Patient nicht aus Gründen (z.B. Hirnleistungsstörungen, Wahrnehmungsstörungen) überfordert ist (z.B. Perseveration, „Hängenbleiben an einer Stelle") und dann gegebenenfalls helfend einspringen. Zusätzlich muß der Pflegetherapeut verhindern, daß der Patient in ein spastisches Muster hinein arbeitet und die (noch immer schwächere) betroffene Seite nicht mit der nicht betroffenen Seite kompensiert. Auch Fehlbelastungen und Fehlbewegungen der betroffenen Schulter sollten verhindert werden.

Führen der Hand und des Armes

Das Führen der betroffenen Hand und des Armes ist immer dann besonders sinnvoll, wenn der betroffene Arm nur paretisch, d.h. teilweise gelähmt ist. Es kann aber auch bei einer vollständigen Lähmung (Plegie) eingesetzt werden. Als pflegerisches Vorgehen ist es sehr zeitintensiv aber auch therapeutisch sehr wertvoll. Das Prinzip hierbei ist es, die Tätigkeiten, die der Patient vor der Erkrankung normalerweise mit dem betroffenen Arm ausgeführt hat, mit Kraftunterstützung und mit Steuerung des Pflegetherapeuten durchzuführen. Das Ziel ist es, den Patienten alle körperlichen Empfindungen, die mit dem Waschen verbunden sind als taktil-kinästhetischen Input (EVA-Prinzip) erfahren zu lassen und ihm so die motorischen Funktionen wieder zugänglich zu machen. Er lernt die zum Waschen gehörigen Bewegungen wieder spüren. Dazu ist wichtig, daß nicht der Pflegetherapeut, sondern der Patient alle notwendigen Gegenstände mit seiner betroffenen Hand erfaßt, um die Beschaffenheit und Eigenschaften des berührten Gegenstandes zu erfahren. Mit dieser Führung kann der Patient funktionelle Bewegungen neu erfahren und bei günstigem Verlauf nach häufiger Wiederholung wieder abrufbar speichern.

Die betroffene Seite wäscht der Patient mit seiner motorisch nicht betroffenen Seite möglichst selbständig. Der Pflegetherapeut kann evtl. dabei helfen, den betroffenen Arm zu halten. Die Aufgabe, seine betroffene Seite zu waschen, verdeutlicht dem Patienten die Existenz der betroffenen Seite und verschafft ihm taktil-kinästhetische Wahrnehmungen dieser Seite, die er selber hervorruft und steuert.

Bei Patienten mit räumlichen Orientierungsstörungen, agnostischen Störungen, Neglect oder Apraxien können die Orientierung am eigenen Körper und die Handlungsplanung so beeinträchtigt sein, daß sie mit einer Führung der betroffenen Seite vollkommen

Kleidung und Körperpflege

überfordert wären. Der Pflegetherapeut muß bei diesen Patienten die Hand des (motorisch) nicht betroffenen Armes führen, um die plegische Seite zu waschen. Auf diese Weise wird dem Patienten Körperwahrnehmung und Orientierung am Körper ermöglicht und dabei der komplexe Handlungsablauf „Waschen" durch taktilkinästhetisches Lernen erarbeitet.

Bei diesen Patienten ist die Einbeziehung der betroffenen Seite zwar wichtig, aber zunächst zweitrangig. Im Vordergrund stehen am Anfang die Schulung der Körperwahrnehmung und Körperorientierung mit der nicht betroffenen Seite und das Einschleifen geordneter Handlungsabläufe.

Das Geführtwerden ist für den Patienten unabhängig davon, welche Seite geführt wird sehr anstrengend, weil er sich enorm auf die Führung und auf die Zusammenarbeit mit dem Pflegetherapeuten konzentrieren muß. Wegen der ungewohnten Belastung für den Patienten und des sehr hohen Zeitaufwandes für den Pflegetherapeuten ist es sinnvoll, anfangs nur Teile der Körperpflege, wie z.B. das Waschen des Gesichtes oder der Arme bzw. das Zähneputzen auf diese Weise durchzuführen. Mit zunehmender Belastbarkeit des Patienten und bei geübter Zusammenarbeit (eingespieltes Team Patient – Pflegetherapeut) kann aber die gesamte Körperpflege geführt vollzogen werden.

Beispiel zum geführten Waschen des Gesichtes am Waschbecken
(Patienten mit einer Hemiparese rechts)

1. Der Patient sitzt korrekt vor dem Becken Der Pflegetherapeut steht rechts hinter dem Patienten und korrigiert den Sitz des Patienten (Schultern vor!).
2. Der Patient legt den Waschhandschuh, das Handtuch und die Seife in Reichweite zurecht. Der Pflegetherapeut gibt Hilfestellung zur Planung und Vorbereitung.
3. Der Patient dreht beidhändig (bilateral geführt) das Wasser auf und kontrolliert bzw. reguliert die Temperatur. Der Pflegetherapeut nimmt dabei das Gewicht des Armes am Ellbogen ab, hilft evtl. beim Drehen des Ventils und kontrolliert ebenfalls die Wassertemperatur (Sensibilitätsstörungen!).
4. Der Patient streift den Waschhandschuh über die betroffene Hand. Der Pflegetherapeut hält dabei den betroffenen Arm an Ellbogen und Unterarm.

5. Der Patient feuchtet den Waschhandschuh an und legt den betroffenen Arm im Waschbecken ab. Der Pflegetherapeut nimmt das Gewicht des Armes am Ellbogen ab.
6. Der Patient seift den Waschhandschuh ein. Der Pflegetherapeut nimmt das Gewicht des Armes am Ellbogen ab.
7. Der Pflegetherapeut fährt mit der rechten Hand über den Handrücken des Patienten in den Waschhandschuh hinein. Mit der linken Hand nimmt er das Gewicht des Armes ab. Mit seiner rechten Hand führt der Pflegetherapeut die betroffene Hand über das Gesicht und den Hals des Patienten und legt den Arm wieder im Becken ab (Abb. 79).
8. Das Ausspülen des Waschhandschuhes erfolgt analog den Punkten 5 und 6.

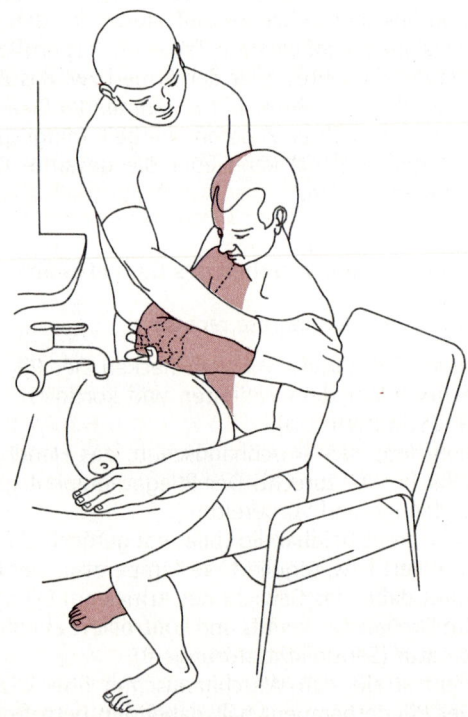

Abb. 79 Führen des betroffenen Armes.

Kleidung und Körperpflege

9. Der Patient zieht den Waschhandschuh aus. Der Pflegetherapeut gibt evtl. Hilfestellung.
10. Der Patient breitet das Handtuch über beide Beine aus und legt seinen betroffenen Arm darauf. Eine Handtuchhälfte schlägt er über den betroffenen Arm. Der Pflegetherapeut nimmt dabei das Gewicht ab.
11. Der Patient ergreift mit seinem nicht gelähmten Arm die betroffene Hand von unten und führt sie zum Abtrocknen über das Gesicht. Der Pflegetherapeut nimmt dabei wieder das Gewicht des Armes ab und hilft bei der Führung der Hand.
12. Der Patient legt den betroffenen Arm mit Handtuch wieder in seinen Schoß und breitet das Handtuch wieder über beide Beine aus. Anschließend legt er seinen betroffenen Arm bilateral geführt wieder auf den Waschbeckenrand. Der Pflegetherapeut nimmt das Gewicht des Armes am Ellbogen ab.

! Beim Führen des betroffenen Armes kann es zur Verstärkung der Spastik kommen, weil beim Waschen viele Alltagsbewegungen nahe am spastischen Muster verlaufen. Wenn beim Führen Spastik auftritt oder sich verstärkt, muß die Ausgangsstellung des Patienten wieder zur korrekten Sitzhaltung korrigiert werden. Besonders wichtig ist es, die Schultern des Patienten weit vorzubringen, um die Spastik im Armbereich zu hemmen. Wenn sich trotz korrigierter Sitzhaltung die Spastik nicht beherrschbar verstärkt, darf auf keinen Fall weiter fortgefahren werden, da der Patient nur lernt, spastisch zu werden (falscher Input). Bei Patienten, die schon auf leichte Berührung der Handfläche der betroffenen Hand spastischer werden, kann eine Desensibilisierung der Handfläche z.B. durch starkes Frottieren des Handtellers mit dem Waschhandschuh versucht werden. Wichtig ist jedoch vor allem, wieder Ruhe für den Patienten und den Pflegetherapeuten zu schaffen und Hektik und Überforderung für den Patienten zu vermeiden.

Waschen mit Kompensation der Parese

Wenn die Funktion des betroffenen Armes nicht in ausreichendem Maße wiederkehrt, muß dem Patienten eine Möglichkeit zur Kompensation des bleibenden Funktionsausfalles mit dem Ziel der Selbständigkeit beim Waschen vermittelt werden. Um die betroffene Seite aber nicht ganz zu vernachlässigen (Neglect-Phänomen!) wird der betroffene Arm dann als Haltehilfe eingesetzt. Die betroffene Hand kann z. B. zum Halten der Seife, der Zahnbürste, etc. benutzt werden.

Der Patient kann den Kopf, den Hals, die Vorderseite des Rumpfes, die Intimregion und Beine oft selbständig mit dem nicht betroffenen Arm erreichen und waschen. Zum Waschen des nicht betroffenen Armes kann ein eingeseifter bzw. zum Abspülen ein nasser Waschlappen auf den Waschbeckenrand gelegt werden, über den dann der nicht betroffene Arm geführt wird. Viele Patienten benötigen hier aber Hilfe. Der Rücken kann mit einer mit einem Waschhandschuh bespannten langstieligen Badebürste gut erreicht werden.

Zum Abtrocknen des nicht betroffenen Armes wird das Handtuch auf den Beckenrand oder auf die Beine gelegt und mit dem betroffenen Arm fixiert. Dabei muß der Pflegetherapeut häufig den betroffenen Arm fixieren oder selber den nicht betroffenen Arm abtrocknen. Der Rücken wird abgetrocknet, indem das Handtuch mit dem nicht betroffenen Arm jeweils einmal zur betroffenen Seite und zur nicht betroffenen Seite hin über die Schulter gelegt wird und dann ebenfalls mit dem nicht betroffenen Arm von der Flanke her nach unten weggezogen wird.

Baden und Duschen

Baden und Duschen sind nicht nur gründlicher als das Waschen am Waschbecken, sie fördern auch das Wohlbefinden des Patienten wesentlich stärker und sind für ihn ein Genuß. Deswegen stellt insbesondere das Duschen eine gute und schnelle Alternative zum Waschen am Waschbecken dar. Die Arbeit am Waschbecken darf aber nicht vollständig entfallen, da sie in der häuslichen Lebenssituation des Patienten eine wichtige Rolle spielt und mehr funktionellen Input vermittelt.

Baden und Duschen in der Badewanne

In Krankenhäusern und Rehabilitationseinrichtungen sind die Wannen in den Stationsbädern in der Regel unterfahrbar und mit einem Patientenlifter einfach und sicher zu benutzen. Im Heimbereich sind die Badewannen meist nicht unterfahrbar, so daß die meisten

Kleidung und Körperpflege

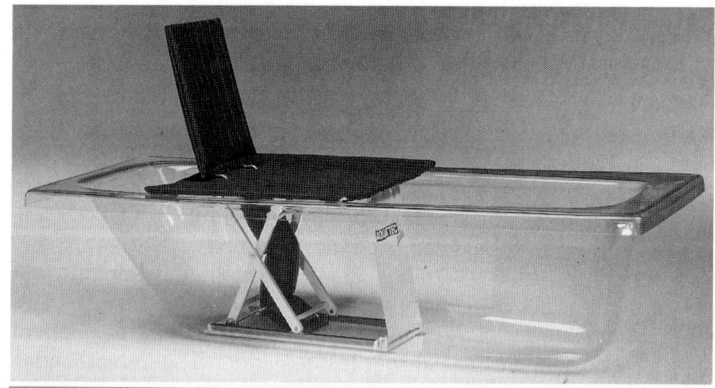

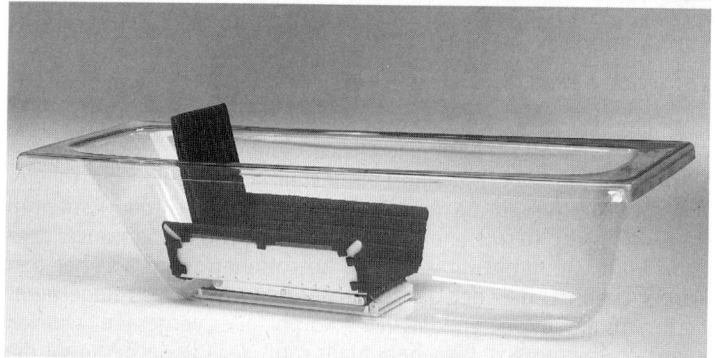

Abb. 80 Aquatec-Lifter.

Patientenlifter nicht einsetzbar sind. Neben den mit dem Wasserdruck aus der normalen Wasserleitung betriebenen Sitzliftern (z. B. Aquatec-Lifter) (Abb. 80) gibt es die einfache Möglichkeit, über ein Sitzbrett in die Badewanne zu gelangen. Dazu wird ein rutschfestes Sitzbrett quer über das Kopfende der Wanne gelegt. Der Patient setzt sich mit dem Gesäß vom Rollstuhl auf das Sitzbrett (s. Transfer), umfaßt seine Knie eins nach dem anderen mit den bilateral geführten Händen und hebt sie in die Wanne. Nun kann der Patient in der Badewanne zumindestens duschen. Die genannten Hilfsmittel sind über den Sanitätsfachhandel zu beziehen.

Duschen in der Dusche

In Krankenhäusern und Rehabilitationseinrichtungen sind in den Naßzellen teilweise Duschen ohne Duschwanne zu finden, die auch für Rollstuhlfahrer mit speziellen Duschrollstühlen erreichbar sind. Diese behindertenfreundlichen Naßzellen sind meist auch mit zusätzlichen festen Haltegriffen und einhängbaren oder klappbaren Duschsitzen ausgestattet. Aber auch in herkömmlichen Duschkabinen mit Duschwanne kann sich der Hemiplegie-Patient selber duschen. Dazu muß allerdings der Einstieg in die Kabine groß genug sein. In der Duschwanne wird ein stabiler, wasserfester Plastik-Campingstuhl mit Armlehnen aufgestellt, so daß der Patient sich setzen kann. Ein zusätzlicher fester Handgriff sollte vorhanden sein.

Vorgehen beim Duschen

Der Patient sitzt im Duschrollstuhl oder auf dem Duschhocker bzw. Campingstuhl. Zum Abbrausen wird der Wasserstrahl möglichst vom Patienten (evtl. mit Hilfe) eingestellt. Dabei sollte der Pflegetherapeut immer an die Temperaturkontrolle durch den Patienten (mit der nicht betroffenen Seite) denken. Die Handbrause wird dann vom Patienten mit der nicht betroffenen Hand so über den Körper geführt, daß der ganze Körper naß wird. Der Pflegetherapeut muß darauf achten, daß keine Körperteile „vergessen" werden (Neglect-Phänomen). Gegebenenfalls muß der Pflegetherapeut die Hand des Patienten beim Abbrausen führen.

Zum Reinigen kann der Patient seinen Körper mit Seife einseifen oder Duschlotion aus einer Plastikflasche auf den Waschlappen drücken. Die schlecht greifbare, glitschige Seife, die ständig herabfällt, kann einfacher gehandhabt werden, wenn sie in der Mitte durchbohrt und eine Kordel durch das Loch gezogen wird. So kann sie um den Hals gehängt werden und kann mit der Hand der nicht betroffenen Seite problemlos benutzt werden. Beim Einseifen muß wieder auf die Einbeziehung des ganzen Körpers geachtet und evtl. die Hand des Patienten geführt werden. Das Abspülen geschieht analog zum Abbrausen. Die Seife muß (besonders im Intimbereich) sehr gründlich abgespült werden, damit Hautläsionen durch Seifenreste vermieden werden.

Das Abtrocknen soll der Patient je nach Sicherheit und Beweglichkeit des nicht betroffenen Armes weitgehend selber übernehmen. Der nicht betroffene Arm wird wie beim Waschen beschrieben abgetrocknet, indem das Handtuch auf beide Beine gelegt und mit der betroffenen Hand fixiert wird. Dann wird der nicht betroffene Arm über das Handtuch geführt.

Als Dusch- und Badehilfen stehen für den Klinik- und Heimbereich zahlreiche Hilfsmittel wie z. B. Rückenbürsten mit langem Stiel, Bürsten mit Saugnäpfen, Handgriffe, etc. zur Verfügung. Individuell eingesetzt erleichtern sie das Duschen sehr. Zur weiteren Beratung kann man sich an gute Sanitätshäuser oder an Ergotherapeuten wenden. Die Patienten tragen mit ihrer Erfindungsgabe zusätzliche Tips bei, die unbedingt berücksichtigt werden sollten.

Hand- und Nagelpflege

Die betroffene Hand des Hemiplegikers bedarf bei Auftreten einer Beugespastik einer besonderen Aufmerksamkeit. Oft läßt sich die Hand nur schwer oder gar nicht zum Waschen öffnen. Evtl. läßt sich die Spastik durch ein kurzes Eistauchbad (bis zu maximal 10 Sekunden) oder ein warmes Armbad lösen. Wenn sich die Spastik weder durch korrekte Sitzposition (Schultern vor) und Armlagerung in Supinationsstellung noch durch Bäder lösen läßt, muß entzündlichen Prozessen wie Hautpilzinfektionen in der Handinnenfläche und unangenehmen Gerüchen vorgebeugt werden. Dazu werden morgens und abends kurze (damit es nicht zum Aufweichen der Haut kommt) Handbäder durchgeführt. Als Zusatz zum warmen Badewasser können neben normalen Waschlotionen bei aufgeweichter Haut auch gerbende Substanzen wie Eichenrinde und bei starkem Schwitzen schweißhemmende Zusätze wie Salbei benutzt werden.

Wichtig ist das sorgfältige Abtrocknen nach dem Handbad, damit es nicht zur Bildung einer feuchten Kammer kommt, die sich leicht mit Keimen besiedelt. Dazu kann man die Handinnenfläche lauwarm (Achtung: Sensibilitätsstörungen!) fönen. Anschließend können bei Bedarf mit schweißhemmendem Alaun-Puder gepuderte Mullstreifen zwischen die Finger bzw. in die Handfläche eingezogen werden. Die Mullstreifen dürfen wegen der Auslösung des Greifreflexes nicht zu dick sein. Wenn die Handinnenfläche pilzinfiziert ist, bringt das tägliche Auspinseln mit Gentianaviolett-Lösung (trocken fönen!) über ca. 14 Tage meist eine Besserung. Auf Salbenanwendung sollte im Bereich der Handinnenfläche möglichst verzichtet

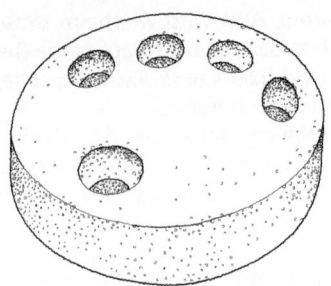

Abb. 81 Spreizplatte für die Finger.

werden, weil die Haut durch die Feuchtigkeit der Salben meist noch mehr aufgeweicht wird.

Zum Spreizen der Finger kann eine dicke Schaumstoffplatte mit für die Finger und Daumen passend geschnittenen Löchern („Schweizer Käse") versuchsweise benutzt werden (Abb. 81).

Beim Einsatz der Spreizplatte müssen die Löcher für die Finger und den Daumen groß genug geschnitten werden, damit es nicht zu Stauungen kommen kann. Zusätzlich darf von der Spreizplatte kein Dauerreiz für die Handinnenfläche ausgehen, weil es sonst zur Verstärkung der Spastik käme. Selbstverständlich muß eine Spreizplatte wegen unterschiedlicher Hand- und Fingergrößen für jeden Patienten individuell angefertigt werden.

Die Pflege der Fingernägel ist für den Hemiplegiker nur selten ohne Hilfe möglich. Mit geeigneten Hilfsmittel wie einer Nagelbürste auf Saugnäpfen im Waschbecken bzw. einer befestigten Nagelfeile ist aber auch hier manchmal eine teilweise Selbständigkeit möglich. Im Hinblick auf die Beugespastik im Bereich der Hand müssen die Fingernägel sehr kurz geschnitten werden, damit der Patient sich nicht selber verletzen kann. Bei Selbstverletzung durch Einpressen der Fingernägel in die Handinnenfläche kann versucht werden, den Druck mit entsprechend großen Fingerhüten zu vermindern.

Die Pflege der Fußnägel ist für den Hemiplegiker meist nicht selbständig möglich. Im Hinblick auf die allgemein meist nicht gute Durchblutung bei älteren Patienten (AVK – Diabetes mellitus) muß beim Nägelschneiden eine Verletzung der Zehen unbedingt vermieden werden, damit es nicht zu schlecht heilenden, infizierten Wunden kommt. Am besten ist es, die Nägel nicht zu schneiden, sondern mittels einer speziellen Fußpflegeausrüstung abzuschleifen. Auf diese Weise lassen sich auch stark verhornte und verwachsene Nägel pflegen, so daß der Patient an Gehübungen ohne Schmerzen teilnehmen kann.

Mundhygiene (Faziooraler Trakt I)

Die Hemiplegie bewirkt je nach individueller Ausprägung sehr unangenehme und peinliche Störungen im Bereich des Gesichtes und besonders des Mundes, unter denen die Patienten sehr leiden.

Veränderungen im Gesicht haben bei jedem Menschen starke Auswirkungen auf das Selbstbewußtsein und das persönliche Wohlbefinden. Jeder kann sich erinnern, wie belastend Jugendliche ihre Akne empfinden und sich von einigen Pickeln regelrecht entstellt vorkommen.

Zugleich ist das Gesicht über die Mimik (= Gesichtsausdruck) und über die Kosmetik ein Ausdrucksmittel. Wir alle beurteilen Menschen beim ersten Kontakt zuerst nach ihrem Gesicht und der Sprache des Gesichtes, dem Gesichtsausdruck. Der erste Eindruck ist hier oft entscheidend. Die Ausdrucksmöglichkeiten des Gesichtes sind im Vergleich zum restlichen Körper enorm vielfältig. Besonders die Gefühle können mit der Mimik zum Ausdruck gebracht werden: Freude, Trauer, freundliche Zugewandtheit, Ablehnung, Wut, Ärger, Langeweile, Zweifel, usw.

Damit wird deutlich, daß dem Hemiplegiker über die Auswirkungen der Erkrankung ein sehr wichtiges Kommunikationsmittel entzogen wird. Der bei Schlaganfall-Patienten häufig beobachtete maskenhafte und gleichgültige Gesichtsausdruck bedeutet also nicht, daß der Patient resigniert hat, sich für Pflege und Therapie nicht interessiert oder gelangweilt ist.

Störungen im Mund- und Gesichtsbereich

Je nach Ausprägung der Symptomatik können als Folge der Lähmungen der Gesichts-, Kau-, Zungen- und Schluckmuskulatur, die von den Hirnnerven V, VII, IX und XII versorgt werden, die folgenden Störungen im Mund- und Gesichtsbereich auftreten:

- Die Lähmung der mimischen Muskulatur der betroffenen Seite führt zu einer optischen Asymmetrie des Gesichtes und verzerrt

die normale Mimik. Bei einigen Patienten kann sie eine Ausdrucksarmut (nicht: Gefühlsarmut!) mit einem maskenhaften Gesicht zur Folge haben. Die Lähmung der Wangenmuskulatur beeinträchtigt zusätzlich das Kauvermögen.
- Der fehlende Lidschluß bewirkt ständiges Tränen des Auges und evtl. das Austrocknen der Hornhaut.
- Der fehlende Lippenschluß bewirkt ein unkontrolliertes Abfließen von Speichel bzw. Nahrungsresten und erschwert oft das Trinken und das Schlucken.
- Die Lähmung der Kaumuskulatur auf der betroffenen Seite erschwert alle Kieferbewegungen. Die Lähmung der Zungenmuskulatur erschwert die koordinierte Zungenbewegung. Speisen können nicht mehr richtig im Mund transportiert werden. Davon sind der Kauvorgang, die vollständige Mundentleerung und die erste Phase des Schluckaktes betroffen.
- Sensibilitätstörungen bzw. Mißempfindungen im Gesicht und in der Mundhöhle (z.B. ständiges „Zahnarztgefühl" wie nach einer Betäubungsspritze) erschweren dem Patienten die Kontrolle über die Mundentleerung. Es bleiben häufig Nahrungsreste im Mund (besonders in der Backentasche auf der betroffenen Seite) zurück, die dort zu Läsionen bzw. Infektionen der Schleimhaut wie Soor, Parotitis, Stomatitis führen und einen schlechten Mundgeruch zur Folge haben.
- Durch Lähmung bzw. Fehlkoordination der Zungen und Rachen kommt es zu Störungen des Schluckvorganges: Schluckunfähigkeit, ungewolltes Herausdrücken des Bissens aus dem Mund, evtl. sogar Aspiration von Nahrungsresten.
- Durch die Veränderungen im gesamten Mund- und Kieferbereich kann der Sitz der Zahnprothese leiden, so daß auch durch die mangelnde prothetische Versorgung ein „normales" Kauen und Schlucken nicht möglich ist. In diesem Fall muß die Zahnprothese vom Zahnarzt umgehend an die neuen Kiefer- und Mundverhältnisse angepaßt werden.
- Überempfindlichkeit gegenüber Berührungen kann beim Patienten (häufig bei Patienten nach schwerem Schädel-Hirn-Trauma zu gezielten Abwehrbewegungen bei Berührung des Bereiches führen.

Diese Störungen bedeuten für den Patienten ganz erhebliche Behinderungen und Gefährdungen. Sie sind aber oft nicht ausreichend bekannt, um als solche erkannt zu werden. Wenn ein Patient

Kleidung und Körperpflege

den gerade verabreichten Bissen immer wieder aus dem Mund drückt, kann man besonders bei aphasischen Patienten zu der Einschätzung verleitet werden, der Patient wolle nicht essen, er sei verwirrt oder er habe keinen Hunger. Derartige Fehlinterpretationen sind für die weiteren Fortschritte des Patienten folgenschwer (er erhält eine Ernährungssonde und gilt als nicht rehabilitationswillig oder möglicherweise sogar als dement). Dabei gilt für das Wohlbefinden des Patienten (analog zur kindlichen Entwicklung) in der Regel die folgende **Wertigkeit.** Der Patient möchte:

1. Trinken können.
2. Essen können.
3. Sitzen können.
4. Stehen können.
5. Gehen können.
6. Kontinent sein.

Oft setzt die Pflege andere Schwerpunkte. Das Gehen bekommt zu früh einen zu hohen Stellenwert zugemessen. Die Inkontinenz wird wegen der für die Pflegetherapeuten damit verbundenen Arbeit intensiv pflegerisch und therapeutisch angegangen, um möglichst schnell einen kontinenten Patienten zu haben.

Die Mundhygiene hat deshalb eine besondere Bedeutung für die Pflege und die Therapie des Patienten. Auch wenn noch keine orale Ernährung erfolgt (z.B. bei Sondenernährung), muß die Mundpflege zur Soor- und Parotitisprophylaxe und zur Steigerung des Wohlbefindens mehrfach täglich erfolgen. Zusätzlich ist die Mundpflege nach jeder Mahlzeit erforderlich. Dazu soll sich der Patient möglichst selber die Zähne putzen, minimal aber wenigstens den Mund spülen, um Speisereste zu entfernen.

Gut geeignet für die selbständige Mundpflege ist eine elektrische Zahnbürste. Der Patient muß damit nicht soviel Kraft aufwenden. Deshalb ist der Bewegungsablauf des Putzens für den Patienten leichter. Der dickere Handgriff ist für den Patienten besser zu halten. Erwünschte Nebeneffekte dieser regelmäßigen Mundpflege sind die Stimulation der betroffenen Mundseite über die mechanische Berührung der Mundschleimhaut und des Zahnfleisches und die Vibrationsreize der elektrischen Zahnbürste, die Geschmacksstimulation durch die benutzte Zahnpasta oder Mundpflegelösung und die Anregung der Durchblutung.

Die Zahnbürste wird wenn möglich mit dem auf den Waschbekkenrand abgestützten betroffenen Arm gehalten, die nicht betrof-

fene Hand trägt dann die Zahnpasta auf. Zum Putzen soll ein festes Schema eingehalten werden, damit die hemiplegische Seite, die oft auch bei der Mundpflege vernachlässigt wird, sicher miteinbezogen wird:
1. obere Zahnreihe außen,
2. obere Zahnreihe innen,
3. untere Zahnreihe außen,
4. untere Zahnreihe innen.

Zum Spülen des Mundes muß der Pflegetherapeut die Lippen des Patienten bei fehlendem Lippenschluß mit dem unter der Unterlippe entlang gelegten Zeigefinger verschließen. Das Ausspucken wird durch leichten Druck auf beide Wangen erleichtert. Als Mittel zur Mundpflege sollten angenehm und kräftig schmeckende Lösungen, wie z. B. Salviathymol, verdünnter Zitronensaft, etc. bevorzugt werden. Sie haben neben der reinigenden und pflegenden Wirkung zugleich einen stimulierenden Reizcharakter (Input).

■ Essen und Trinken (Faziooraler Trakt II)

Mund- und Eßtherapie

Essen und Trinken haben für den Menschen neben der rein biologischen Notwendigkeit der Baustoff- und Energiezufuhr für den Organismus zugleich noch andere wichtige Funktionen:

- Erlebnis, Genuß und Befriedigung,
- Geselligkeit und Statussymbol (mit wem esse ich, was esse ich, wie esse ich).

Beim Hemiplegiker ist die Nahrungsaufnahme aus den im Rahmen der Mundhygiene aufgeführten Gründen je nach Art und Ausmaß der Behinderung beeinträchtigt. Besonders bei Patienten mit einer Dysarthrie (Sprechstörung) ist häufig auch mit Behinderungen bei der Nahrungsaufnahme zu rechnen. Dadurch verliert der betroffene Patient ein gutes Stück Lebensqualität und Freude. Nicht selten fürchtet er die Reaktion seiner Mitmenschen auf seine für ihn unübersehbare Behinderung, meidet (zumindest während des Essens) die Gesellschaft anderer und zieht sich zurück.

Um den Rückzug des Patienten in die Isolation zu verhindern und um ihm neben einer geordneten Nahrungs- und Flüssigkeitsaufnahme auch die Freude und den Genuß am Essen wieder zu geben, ist neben der regelmäßigen Mundhygiene eine zusätzliche Mund- und Eßtherapie erforderlich. Diese Therapie wird durch die Maßnahmen der Mundhygiene vorbereitet und unterstützt. Die Durchführung der Mund- und Eßtherapie obliegt meist Therapeuten mit einer speziellen Zusatzausbildung für Gesichts-, Kau- und Schlucktherapie (Pflegetherapeuten, Sprachtherapeuten, Physiotherapeuten, Ergotherapeuten). Da die Pflegetherapeuten den entsprechend betroffenen Patienten bei jeder Mahlzeit beim Essen helfen müssen, ist es sinnvoll, die Maßnahmen der anderen Therapeuten zu kennen und in die normale Hilfestellung beim Essen zu integrieren. In Kliniken ohne speziell ausgebildete Therapeuten können die mit der Sprachtherapie, der Ergotherapie oder der Physiotherapie erste therapievorbereitende Schritte für den Patienten einleiten. Unbedingte Voraussetzung dafür ist aber ein intakter Hustenreflex, da die Aspirationsgefahr sonst zu hoch ist. Ohne Hustenreflex sollte keine orale Nahrungs- und Flüssigkeitsaufnahme gleich in welcher Form erfolgen. Die Ziele der Mund- und Eßtherapie sind:

PRAXIS
- das Wiedererlernen von Kaubewegungen,
- die Stimulation des Schluckvorgangs,
- die Förderung der Mund- und Gesichtssensibilität,
- die Wiederherstellung der natürlichen Mimik und der Gesichtssymmetrie,
- die Unterstützung der Sprachtherapie und die Verbesserung der Kommunikationsmöglichkeiten.

Wichtige Grundsätze

- Der Patient braucht viel Zeit und Ruhe bei der Therapie.
- Die Pflegekraft braucht viel Zeit und Geduld.
- Zuschauer stören sowohl den Patienten wie auch die Pflegekraft.
- Der Patient darf nicht überfordert werden (Überforderung erzeugt Aggression und Frustration beim Patienten).
- Die Übungen und das Essen müssen vorbereitet werden: der Patient weiß, was gemacht wird, erschrickt nicht und ist motiviert.
- Die Eßgewohnheiten des Patienten sind bekannt und werden berücksichtigt:

- das individuelle Verhältnis von Kaubewegungen zu Schluckakten, (z. B. achtmal Kauen, einmal Schlucken, zweimal Nachschlucken),
- Vorlieben für bzw. Abneigungen gegen bestimmte Speisen,
- Größe der Bissen,
- bevorzugte Temperatur der Speisen, etc.
- Der Patient hat Vertrauen zum Pflegetherapeuten (das Gesicht und der Mund gehören zu den Intimregionen des Körpers, man dringt in die Intimsphäre des Patienten ein, er ist uns ausgeliefert).
- Der Patient hat eine Wachphase, ist leistungsbereit und ist nicht von anderen Therapien erschöpft.
- Speichel und Speisereste werden immer baldmöglichst abgetupft (nicht mit Löffel abstreifen und erneut eingeben).

Die Materialien zur Mund- und Eßtherapie sind:

- Hände (außerhalb des Mundes ohne Handschuhe, innerhalb des Mundes auf Wunsch des Patienten mit Handschuhen),
- Waschlappen und Handtücher (wenn etwas aus dem Mund läuft),
- Zahnbürste oder elektrische Zahnbürste,
- Eiswürfel oder besser „Eislutscher" (eingefrorene Fertig-Watteträger z. B. mit Zitronen-Glycerin),
- Watteträger,
- Holzspatel,
- Mullkompressen,
- Mundpflegelösung mit kräftigem Geschmack (z. B. Salviathymol, verdünnter Zitronensaft, starker Pfefferminztee, usw.).

Zum Umfang des Übungsprogramms ist zu sagen, daß nicht alle hier beschriebenen Übungen mit jedem Patienten absolviert werden müssen. Das Konzentrationsvermögen und die Belastbarkeit der Patienten ist meist nach einer halben Stunde (oder früher) erschöpft. Nach einigen Therapiesitzungen hat man einen Überblick über die spezifischen Probleme und das Leistungsvermögen des Patienten und kann aus der Vielzahl der möglichen Übungen ein individuelles Therapieprogramm für den Patienten erstellen. Wichtiger als die Zahl der Übungen ist auf jeden Fall die Regelmäßigkeit und die Wiederholung des Therapieprogramms (Input).

Vor Beginn der Übungen wird der Patient aufrecht mit korrekt gelagerten Armen an den Tisch gesetzt, so daß der Kopf senkrecht aufgerichtet werden kann. Nur wenn der Patient noch nicht sitzen darf, wird er entspannt auf die betroffene Seite gelagert, so daß auch der Kopf gut unterstützt liegt. Das Bett wird gegebenenfalls geschützt.

Übungen zur Gesichts- und Mundmotorik

Die nachfolgend kurz aufgezählten Übungen dienen nur als Anregung und sollen alle Pflegetherapeuten und Patienten in ihrer eigenen Kreativität, neue Übungen zu erfinden, nicht einschränken. Sie verbessern die Mimik, die Artikulation und die Kaubewegungen. Die Bewegungen werden (soweit möglich) von der Pflegekraft unterstützt (fazilitiert = erleichtert), damit der Patient über taktil-kinästhetische Informationen merkt, was er tun soll und damit die Übungen symmetrisch durchgeführt werden. Wenn der Patient einzelne Übungen gut beherrscht, kann evtl. die Muskelarbeit durch Zug gegen die Bewegungsrichtung erschwert werden. Nach Beendigung dieses Übungsabschnittes empfindet der Patient eine leichte Streichmassage des Gesichtes als angenehm (Abb. 82 und 83).

1. Augenbrauen zusammenziehen (böse gucken) (Abb. 82).
2. Augenbrauen hochziehen (erstaunt gucken) (Abb. 82).
3. Nase rümpfen („igitt, es stinkt") (Abb. 82).
4. Mund spitz machen (Kußmund) (Abb. 82).
5. Mund breit auseinanderziehen (Zähne zeigen) (Abb. 82).
6. Mund nach rechts bzw. nach links ziehen (Abb. 82).
7. Mundwinkel hochziehen (lächeln) (Abb. 82).
8. Unterlippe über Oberlippe schieben (Abb. 82).
9. Oberlippe über Unterlippe schieben (Abb. 82).
10. Bleistift zwischen Mund und Nase einklemmen (Abb. 83).
11. Auf die Unterlippe beißen (Abb. 83).
12. Auf die Oberlippe beißen (Abb. 83).
13. Mund weit öffnen (großes „O" formen) (Abb. 83).
14. Mund gering öffnen (kleines „o" formen) (Abb. 83).
15. Lippen fest schließen, Wangen aufpusten, Luft von einer Seite zur anderen schieben (Abb. 83).
16. Zunge weit herausstrecken (Abb. 83).
17. Lippen rundherum ablecken (Abb. 83).
18. Zunge in rechte bzw. linke Wange bohren (Abb. 83).

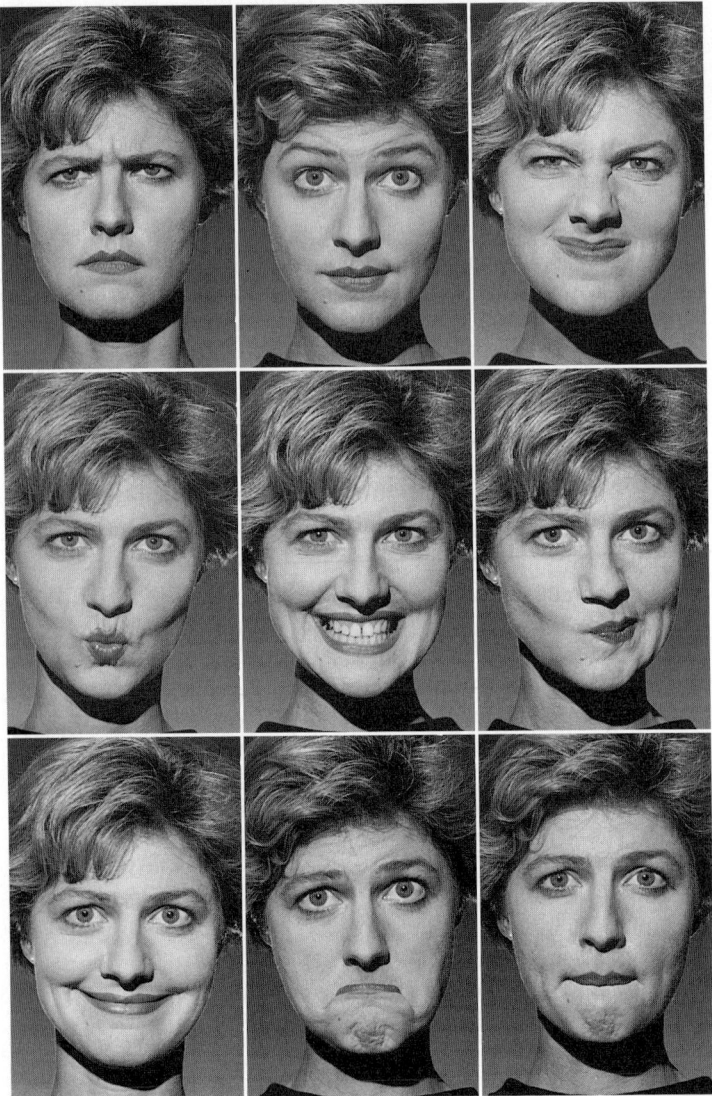

Abb. 82 Übungen zur Gesichts- und Mundmotorik I. Mit freundlicher Genehmigung des Fotostudio Twardy, Andernach.

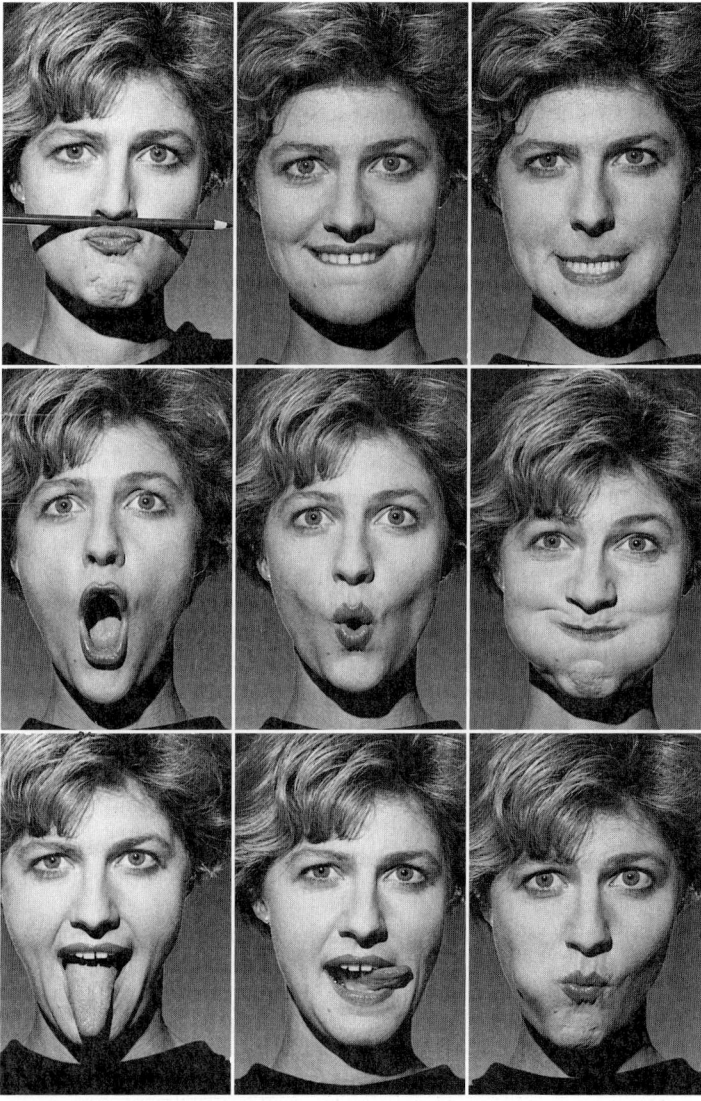

Abb. 83 Übungen zur Gesichts- und Mundmotorik II. Mit freundlicher Genehmigung des Fotostudio Twardy, Andernach.

Weitere Übungsmöglichkeiten (Beispiele)

- Augen fest zukneifen.
- Mundwinkel nach unten ziehen (traurig sein).
- Wangen nach innen einsaugen.
- Kiefer aktiv seitlich hin- und herbewegen.
- Kehlkopf (passiv) seitlich hin- und herbewegen und nach oben und unten bewegen.
- Gesichtsmassage (besonders bei Verspannung der nicht betroffenen Seite).
- Kurze Eisabreibung der betroffenen Seite von außen.
- Vibrationsmassage der betroffenen Seite von außen (elektr. Zahnbürste oder elektr. Rasierapparat).

Übungen zur Stimulation der Mundmotorik und Förderung der Wahrnehmung

Aufbauend auf diesen Übungen werden Übungen zur Stimulation der Sensibilität und Motorik im Mundbereich durchgeführt. Diese Übungen werden auf der Basis eines vorher erhobenen individuellen Befundes gezielt eingesetzt. Die aufgezählten Beispiele stellen einen unvollständigen Überblick über mögliche Übungen dar. Sie können auch hier wieder kreativ abgewandelt und erweitert werden. Die Übungen bewirken eine intensive Stimulation der Mundsensorik und Mundmotorik und stellen eine ausgezeichnete Vorbereitung für die eigentliche Eßtherapie und den Eßvorgang dar. Zur Vorbereitung wird der Patient geschützt und die Materialien gerichtet. Jedes „Werkzeug", das in den Mund eingeführt wird, muß vorher immer mit Mundpflegelösung angefeuchtet werden. Trockene „Werkzeuge" bewirken ein sehr unangenehmes Gefühl im Mund.

1. Mit dem kleinen Finger die Wangeninnenseite anstreichen die Zunge des Patienten soll dem Finger folgen.
2. Mit dem kleinen Finger die Zahnreihen und das Zahnfleisch abtasten, die Zunge des Patienten soll dem Finger folgen.
3. Einen Spatel mit einer feuchten Mullkompresse umwickeln und die Zunge kräftig abreiben (Stimulation u. Sensibilitätsförderung).
4. Die Zunge mit Mullkompresse ergreifen, vorsichtig herausziehen und nach oben, unten, rechts und links bewegen.
5. Überraschend mit einem Watteträger am Gaumen reiben, die Zunge wird diesem unangenehmen Reiz sofort folgen.

Essen und Trinken (Faziooraler Trakt II)

6. Lippen mit Mundpflegelösung anfeuchten und mit der Zunge ablecken lassen.
7. Mit der Zunge die Zahnreihen und den Gaumen abtasten lassen.
8. Mit der Zunge einen Watteträger aus dem Mund drücken lassen.
9. Ein Eisstück lutschen lassen oder Eislutscher lecken lassen.
10. Mit Eislutscher den vorderen Gaumenbogen mal rechts und mal links einige Male seitlich des „Zäpfchens" berühren (Auslösung des Schluckreflexes).
11. Eine mit Tee oder Mundpflegelösung getränkte Mullkompresse aussaugen lassen.

Vorbereitungen zur Eßtherapie

Im Anschluß an die vorbereitenden Übungen ist der Fazioorale Trakt des Patienten nicht nur gut gepflegt und gesäubert sondern auch intensiv stimuliert, dem Patienten sehr bewußt und deshalb besonders gut auf die Eßtherapie eingestellt.

Vor Beginn der Eßtherapie wird der Patient aufrecht mit korrekt gelagerten Armen an den Tisch gesetzt, so daß der Kopf senkrecht aufgerichtet werden kann. In dieser Position fällt das Schlucken und die Atmung leichter. Nur wenn der Patient noch nicht sitzen darf, wird er entspannt auf die betroffene Seite gelagert, so daß auch der Kopf gut unterstützt liegt. Das Bett wird gegebenenfalls geschützt.

Wenn der Patient seinen Kopf in normaler Stellung halten kann (oder wenn er im Bett liegt), wird von vorne gearbeitet. Der Pflegetherapeut legt den Daumen seiner Hand unter die Unterlippe des Patienten und kontrolliert bzw. fazilitiert so den Lippenschluß. Der Zeigefinger liegt auf dem Kiefergelenk. Der Mittelfinger liegt unter dem Kinn des Patienten und kann so die Zungenmotorik fühlen (Abb. 84).

Wenn der Patient Hilfe bei der Kopfkontrolle braucht, steht der Pflegetherapeut hinter dem sitzenden Patienten auf seiner betroffenen Seite und umfaßt dem mit der plegischen Seite abgewandten Arm den Kopf des Patienten, so daß sein Hinterkopf in der Ellenbeuge des Pflegetherapeuten liegt. Der Zeigefinger der Hand liegt parallel unterhalb der Unterlippe und kontrolliert so den Lippenschluß. Die anderen Finger der Hand liegen unter dem Kinn am Mundboden und können so die Zungenbewegungen fühlen und

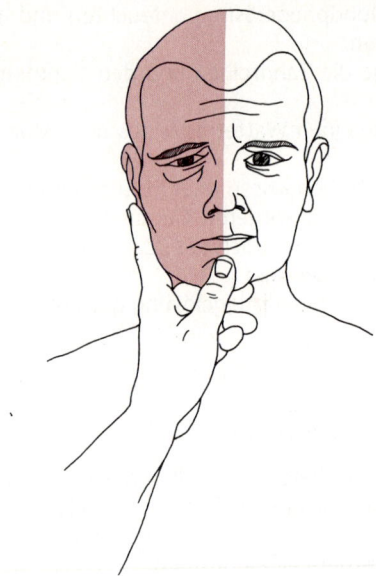

Abb. 84 Kontrollgriff bei korrekter Kopfhaltung (Hemiplegie rechts).

teilweise beeinflussen. Der Daumen liegt auf dem Kiefergelenk. Das Überstrecken des Kopfes nach hinten soll wegen der ungünstigen Auswirkungen auf den Muskeltonus und den Schluckakt vermieden werden. Der Nacken des Patienten sollte also möglichst „lang" sein (Abb. 85).

Aus diesen beiden Grundstellungen heraus kann der Pflegetherapeut nahezu alle Kau- und Schluckbewegungen beim Patienten unterstützen.

Wie bereits oben ausgeführt, ist eine weitere wichtige Voraussetzung für die Eßtherapie das Vorhandensein des Hustenreflexes als Schutzreflex gegen eine Aspiration. Ohne intakten Hustenreflex kann jede orale Nahrungszufuhr für den Patienten lebensgefährlich sein und muß deshalb unterbleiben!

Die Nahrung zur Eßtherapie muß einen intensiven Geschmack haben, da die Geschmacksempfindung vieler Patienten eingeschränkt ist. Am besten eignen sich salzige, deftige Speisen. Süßspeisen sind wegen des meist weniger intensiven Geschmacks nicht

Essen und Trinken (Faziooraler Trakt II)

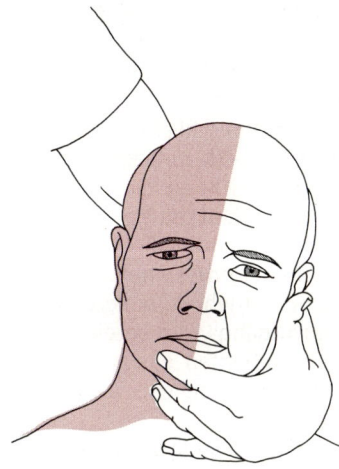

Abb. 85 Kontrollgriff bei unkontrollierter Kopfhaltung (Hemiplegie rechts).

so gut geeignet. Natürlich müssen die Wünsche des Patienten bezüglich der Speisen nach Möglichkeit berücksichtigt werden. Es sollte besonders zu Beginn der Therapie keine flüssige Nahrung gewählt werden, weil der Schluckvorgang dann besonders schnell erfolgen muß. Damit sind viele Patienten überfordert. Flüssige Nahrung läßt sich nicht gezielt im Mund transportieren und läuft oft ohne gezieltes Schlucken in den Rachenraum herunter. Aspiration kommt dabei häufiger vor. Gut geeignet sind alle weichen, aber festen Speisen, die ein eindeutiges Gefühl im Mund hinterlassen, z.B. fester Grießbrei (evtl. mit Maggi gewürzt), Brot mit Schmelzkäse oder Streichwurst, nicht zu reife Banane, gekochtes Gemüse, etc. Passierte Kost sieht nicht nur unansehnlich aus, sondern gibt auch wenig mechanische Reize im Mund und sollte deswegen nicht genommen werden. Die Portion, die zur Eßtherapie vorbereitet wird, darf nicht zu groß sein, denn ein zu voller Teller überfordert und frustriert den Patienten schon beim Anblick.

Standard zur Eßtherapie

1. Den Kopf des Patienten mit dem Kontrollgriff in eine aufrechte Position bringen.

2. Den Mund öffnen (das Öffnen des Mundes evtl. mit dem Zeigefinger fazilitieren und einen Bissen in den Mund auf das mittlere Zungendrittel geben. Dabei einen recht festen Druck auf die Zunge ausüben.
3. Die Lippen des Patienten schließen (evtl. mit dem Zeigefinger fazilitieren und das Besteck zurückziehen.
4. Die Mundportion darf nicht zu klein sein, damit ein deutlicher Reiz zum Kauen und Schlucken entsteht (evtl. noch einen Bissen nachgeben).
5. Der Patient wird aufgefordert, mehr auf der betroffenen Seite zu kauen, damit diese mehr stimuliert wird (Input).
6. Während des Kauvorgangs wird bereits der nächste Bissen vorbereitet, um dem Patienten einen Anreiz zum Schlucken zu geben. Der Patient darf dabei aber nicht zur Eile gedrängt werden.
7. Beim Kauen wird der fehlende Lippenschluß mit dem Kontrollgriff kompensiert, damit keine Speise bzw. Speichel aus dem Mund herausläuft.
8. Die Zungenbewegungen werden beim Kauen durch Daumendruck oder Mittelfingerdruck von unten her (durch den Mundboden) stimuliert.
9. Der Schluckakt wird provoziert, indem die Zunge durch den Mundboden wellenförmig nach hinten bewegt wird. Dazu wird der Mundboden vom Kinn zum Kehlkopf hin ausgestrichen.
10. Während des Schluckens muß die dabei physiologische Kopfbewegung nach vorne zugelassen werden oder sogar unterstützt werden. Dazu wird der Kontrollgriff gelockert.
11. Dem Patienten Zeit zum Nachschlucken geben (je nach Patient zwei- bis dreimal).
12. Von Zeit zu Zeit muß die Backentasche der betroffenen Seite auf vollständige Leerung kontrolliert werden. Wenn möglich, wird der Patient dazu aufgefordert, es selber zu tun. Sonst wird die Backentasche von außen ausgestrichen.
13. Essensreste bzw. Speichel, die aus dem Mund herausgelangen, soll der Patient nach Möglichkeit selber mit dem Handtuch bzw. der Serviette entfernen. Je nach Störungsbild muß er dazu auch aufgefordert werden oder der Pflegetherapeut muß seine Hand dazu führen.
14. Nach dem Essen muß eine sorgfältige Mundpflege durchgeführt werden.

Eß- und Trinktraining

Das Eß- und Trinktraining gehört zum Selbsthilfetraining, daß dem Patienten die Selbständigkeit bei den **Aktivitäten des täglichen Lebens** wieder ermöglichen soll. Dazu muß das Selbsthilfetraining so früh wie möglich, am besten schon nach Stabilisierung der Vitalfunktionen beginnen. Das Ziel ist hier die selbständige Nahrungs- und Flüssigkeitsaufnahme.

Zur Vorbereitung wird der Patient in aufrechter Position an einen Tisch gesetzt (s. Sitzen im Stuhl). Wenn dies in Ausnahmefällen nicht möglich ist, wird der Patient in den Langsitz gebracht, so daß auch hier der Oberkörper in eine aufrechte Stellung gebracht wird (s. Langsitz). Wichtig ist vor allem, daß die Arme des Patienten für das Eßtraining mit Händen und Ellenbogen auf dem Tisch aufliegen können, damit der Ellenbogen des betroffenen Armes nicht in die Lücke zwischen Tischplatte und Rumpf des Patienten (und damit in das spastische Muster) rutscht. Essen auf dem Rollstuhltisch oder Therapietisch ist wie oben schon erwähnt ungünstig. Die Schwerpunkte des Eßtrainings sind:

- das Essen mit der betroffenen Hand,
- das einhändige Essen.

Essen mit der betroffenen Hand

Unter der Vorstellung, daß der richtige Input das Neuerlernen von funktionellen Bewegungen ermöglicht, sollten Alltagsaktivitäten, wie z.B. das Essen in das Übungsprogramm einbezogen werden. Dies gilt insbesondere für unvollständige und in Rückbildung befindliche Lähmungen. Dazu wird der gelähmte Arm bzw. die gelähmte Hand entweder von dem Pflegetherapeuten oder vom Patienten selber mit seiner nicht betroffenen Hand bei allen Aktivitäten, die auch normalerweise mit der betroffenen Seite ausgeführt würden, geführt. Bei einer linksseitigen Hemiplegie z.B. würde der Pflegetherapeut die linke Hand des Patienten mit der Gabel zum Mund die Gabel als Haltewerkzeug beim Schneiden mit der rechten Hand benutzen, etc. Handgriffe des Besteckes sollten (in Absprache mit der Ergotherapie) wenn erforderlich mit Moosgummi (z.B. Rohrisolierungen aus dem Baumarkt) verdickt werden, um das Besteck leichter greifbar zu machen. Trinkgläser werden mit beiden Händen umfaßt (betroffene Hand liegt direkt auf dem Glas) und bilateral zum Mund geführt. Beim Führen der betroffenen Hand wird am Ellbogen das Gewicht des Armes abgenommen. Unbedingt muß wieder auf das Auftreten von Spastizität geachtet werden und gegebenenfalls die Sitzposition in Richtung auf einen tonusregulierenden Sitz korrigiert werden.

Einhändiges Essen

Wenn beim Hemiplegiger das beidhändige Essen (nach Rücksprache mit Ergotherapie und Physiotherapie) auf die Dauer nicht mehr möglich erscheint, muß mit dem Patienten das selbständige einhändige Essen mit dem nicht betroffenen Arm geübt werden. Der betroffene Arm wird dabei auch mit Ellbogen und Hand auf dem Tisch gelagert.

Bei Frühstück und Abendessen wird häufig mit einem speziell ausgestatteten Frühstücksbrett als Einhandhilfe gearbeitet. Das Brett ist auf der einen Seite mit einem waagerechten doppelten Dorn ausgestattet, auf den das zu schneidende Gut wie z.B. Brötchen, Wurst, etc. aufgespießt wird. Auf der anderen Seite sind mehrere ca. einen Zentimeter hohe Stifte in das Brettchen eingelassen. Auf diese Stifte oder in die von ihnen gebildete Rundung kann der Patient Brotscheiben legen und einhändig streichen oder schneiden, ohne daß sie verrutschen (Abb. 86).

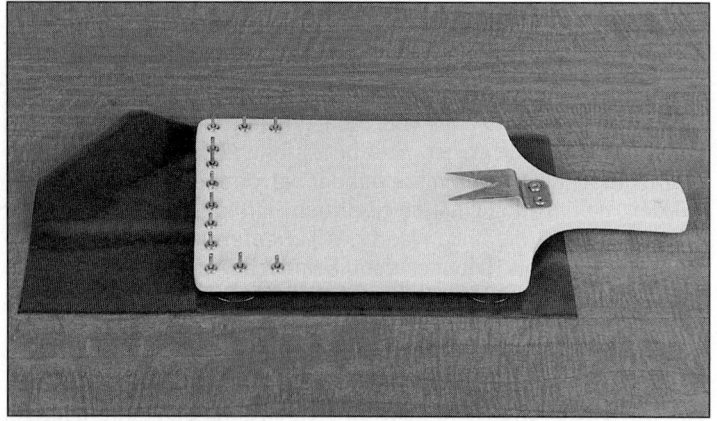

Abb. 86 Einhandeßbrett, Hilfsmittel zum selbständigen Essen.

Das Frühstücksbrett wird auf einer rutschfesten Folienunterlage (Non-Slip, z. B. Dycem) benutzt, damit das Brett selber auch nicht rutscht. Zusätzlich kann das Brett mit Saugnäpfen versehen werden.

Für Hauptmahlzeiten wie z. B. das Mittagessen wird die rutschfeste Folienunterlage ebenfalls benutzt. Zusätzlich ist ein Teller mit hohem Rand erforderlich, der ein Herausrutschen der Speisen z. B. beim einhändigen Auflöffeln gegen den Rand verhindert. Mit dieser Hilfe können Gemüse wie Erbsen und Mais mit einer Hand gegessen werden. Zur Fixierung des zu schneidenden Gutes kann eine Klammergabel benutzt werden. Die Gabel wird in die zu schneidende Speise eingestochen und dann mit einer Klammer am Tellerrand fixiert. Dann kann die Speise mit dem Messer geschnitten werden.

Für das einhändige Essen stehen zahlreiche andere Hilfsmittel zur Verfügung. Wichtig ist es, diese Hilfsmittel in Zusammenarbeit mit der Ergotherapie oder einem Sanitätshaus optimal nach den Bedürfnissen des einzelnen Patienten auszuwählen.

Sondenernährung

Da die Ernährung über Sonden dem Patienten jede Mitwirkungsmöglichkeit und jede Genußmöglichkeit nimmt, sollte ihr Einsatz auf wenige Situationen begrenzt werden. Sondenernährung sollte nur bei erheblich bewußtseinsgetrübten Patienten und Patienten mit massiven Schluckstörungen oder fehlenden Schutzreflexen (Hustenreflex) erfolgen. Auch bei diesen Patienten muß die Bestrebung sein, die Phase der Sondenernährung so kurz wie möglich zu gestalten und rasch zur physiologischen und mehr Selbständigkeit, Genuß und Stimulation ermöglichenden oralen Ernährung zurückzukehren. Die herkömmlichen Zugangswege zur Sondenernährung sind:
- Ernährung über transorale Ernährungssonde,
- Ernährung über transnasale Ernährungssonde,
- Ernährung über PEG-Sonde (Perkutane endoskopisch kontrollierte Gastrostomie).

Transorale Ernährungssonden sind pflegerisch sehr problematisch und sollten nur in begründeten Ausnahmefällen (etwa anatomische Fehlbildungen im Nasen-Rachen-Bereich) und auch nur kurz benutzt werden. Transnasale Sonden können für die Langzeiternährung besser eingesetzt werden. Sie stellen aber wie auch die transoralen Sonden einen ständigen Fremdkörperreiz dar und behindern den normalen Schluckvorgang. Soorinfektionen des Mundes und der Speiseröhre sind bei transoralen und transnasalen Sonden häufiger. Deshalb sind sie für Patienten, bei denen ein Kau- und Schlucktraining durchgeführt wird ungeeignet. Die PEG ist aus pflegerischtherapeutischer Sicht eine ideale Lösung. Sie ermöglicht eine relativ physiologische enterale Ernährung, ohne die für die Schluckfunktion wichtige Zungen- und Rachenmotorik zu behindern und ohne im Mund-Nasen-Bereich ständige Fremdkörperreize zu setzen. Zur Langzeittherapie ist sie am besten geeignet.

Als spezifische Pflegemaßnahmen in Verbindung mit Sondenernährung sind die besonders intensive Mund- und Nasenpflege zur Prophylaxe von Soor, Parotitis und Druckstellen durch die Sonde zu nennen. Die Fixationsstellen müssen regelmäßig gewechselt werden. Bei der PEG ist der sterile Verbandwechsel der Punktionsstelle am Oberbauch regelmäßig durchzuführen.

Besonders beim Übergang von der Sondenernährung zur oralen Ernährung muß bedacht werden, die Menge der Sondennahrung zu reduzieren und die oft gleichmäßie Zufuhr über eine Pumpe zugunsten der Bolusapplikation umzustellen, damit der Patient auch ein gewisses Hungergefühl und damit einen Essenreiz verspürt. Vollständig über eine Ernährungspumpe sondenernährte Patienten sind in der Regel satt und nur schwer zum Essen zu motivieren. Die Applikation der Sondennahrung über Pumpen hat auch zur Folge, daß wichtige Tagesrhythmen wie der Rhythmus der Mahlzeiten, der den Tag strukturieren hilft entfallen. Auch wichtige Stimuli wie das Hungergefühl und das darauf folgende, befriedigende Sättigungsgefühl. Diese Tagesrhythmik und Stimulation ist besonders bei Patienten mit gestörtem Schlaf-Wach-Rhythmus (z.B. bei schwerem Schädel-Hirn-Trauma) unbedingt sinnvoll.

■ Ausscheiden

Probleme mit der Stuhl- bzw. Urinausscheidung sind keine zwangsläufige Folge eines Schlaganfalles. Sie stellen für den schon durch die eigentliche Erkrankung schwer betroffenen Patienten eine große Peinlichkeit dar und vermitteln ihm immer wieder seine

Abhängigkeit und sein Zurückfallen in die „Kind-Situation". Die Betroffenen leiden unter einer erheblichen Unsicherheit im täglichen Leben. Sie haben Angst, daß Außenstehende ihre „Schwäche" bemerken und ziehen sich oft aus Kontakten mit anderen zurück. Ausscheidungsstörungen bei Hemiplegikern sind:
- Obstipation,
- Urininkontinenz,
- Stuhlinkontinenz.

Obstipation

Unter Obstipation versteht man eine Stuhlverstopfung, also die verzögerte Entleerung (seltener als dreimal wöchentlich) von übermäßig eingedicktem, verhärtetem Stuhl.

Urininkontinenz

Unter Urininkontinenz versteht man die Unfähigkeit, eine Urinentleerung willkürlich zurückzuhalten. Man unterscheidet verschiedene Schweregrade: das Harnträufeln (ständiger, tropfenweiser Abgang von Urin), die Streßinkontinenz (unfreiwilliger Urinabgang beim Husten, Niesen, Lachen, schwerem Heben bei Überfüllung der Blase) und die Vollinkontinenz (ständiger unwillkürlicher Urinabgang).

Stuhlinkontinenz

Stuhlinkontinenz ist bei Hemiplegikern selten. Unter Stuhlinkontinenz versteht man die Unfähigkeit, die Darmentleerung willkürlich zu kontrollieren. Auch hier unterscheidet man drei Schweregrade: unkontrollierter Windabgang (Teilinkontinenz), nicht Halten können von dünnflüssigem Stuhl (Teilinkontinenz) und komplett unkontrollierter Stuhlabgang (Vollinkontinenz).

Obstipation

Die Obstipation tritt wie auch bei anderen teilweise oder vollständig bettlägerigen Patienten in der Folge von Bewegungsmangel und Fehlernährung auf. Der Bewegungsmangel und die Krafteinschränkung bei der Bauchpresse sind bei hemiplegischen Patienten meist das zentrale Problem.

Prophylaxe bei Obstipation:

- ausreichende Flüssigkeitszufuhr von mindestens 2 Litern (besser 3 Litern) pro Tag (zugleich eine gute Dekubitus-, Pneumonie-, Thrombose- und Zystitis-Prophylaxe),
- ballaststoffreiche, faser- und quellstoffhaltige Kost (auch bei Sondenernährung möglich!),
- bei Bettlägerigen: regelmäßige Lagerung (Lagewechsel intensiviert die Darmmotorik),
- Stuhlentleerung auf dem Steckbecken möglichst vermeiden (zur Begründung: machen Sie einen Selbstversuch!), besser den Toilettenstuhl oder die Toilette benutzen lassen,
- frühzeitige Mobilisation aus dem Bett heraus in die aufrechte Haltung,
- Stuhlentleerung in ruhiger, ungestörter Umgebung ermöglichen,
- Erleichterung der Bauchpresse (sie ist auch von der Hemiparese betroffen) durch Hochstellen der Füße auf ein Fußbänkchen,
- bei immobilen Patienten nicht zu spät: stuhlerweichende und quellstoffhaltige Abführmittel.

Entscheidend ist hier aber oft ein regelmäßiger Tagesrhythmus. Dem Patienten soll dabei auch täglich zur selben Zeit (evtl. in Verbindung mit Übungen zur Urininkontinenz) der Gang zur Toilette ermöglicht und angeboten werden. Am günstigsten ist die Zeit nach dem Frühstück (Intensivierung der Darmperistaltik über den Dehnungsreiz des Magens, Gastro-Colischer Reflex). Dazu muß dem Patienten selbstverständlich entsprechend Zeit eingeräumt werden.

Urininkontinenz

Aus pathophysiologischer Sicht kommt es allein aufgrund eines Schlaganfalles (außer bei Infarkten im Versorgungsgebiet der A. cerebri anterior) nicht zu Lähmungen der für die Urinkontinenz verantwortlichen Muskulatur. Trotzdem treten Urin- und selten auch Stuhlinkontinenz in Zusammenhang mit einem Schlaganfall im Bereich der A. cerebri media auf.

Ausscheiden

Besonders bei älteren Patienten kommen dafür auch allgemeine, nicht mit dem Schlaganfall verbundene Faktoren ursächlich in Frage:

- Die grundsätzlich veränderte Situation verhindert, daß der Patient seine gewohnten und bewährten Strategien zur Bewältigung von Kontinenzproblemen einsetzen kann.
- Regressives Verhalten des Patienten läßt ihn die Versorgung mit Vorlagen bzw. Katheter akzeptieren, um den Schwestern und Pflegern weniger Arbeit zu machen (Angst, die Pflegepersonen zu verärgern) oder da ihm keine Alternativen angeboten werden.
- Durch eine diuretische Medikation bei herzinsuffizienten, älteren Patienten wird die Urinmenge gesteigert.
- Alte Menschen haben oft ein ausgeprägtes Schamgefühl, so daß sie Hilfe bei ihren Ausscheidungsbedürfnissen nicht in Anspruch nehmen möchten.
- Anatomische Veränderungen wie Gebärmuttersenkung oder Prostatahypertrophie beeinflussen die normale Blasenentleerung.

Nach unserer bisherigen Erfahrung handelt es sich bei der Urininkontinenz oft auch um eine Folgeerscheinung der oben beschriebenen um neuropsychologischen Störungen, insbesondere der Wahrnehmungsstörungen.

Die Blasenentleerung ist ein komplexes Geschehen, daß eine intakte Wahrnehmung von Reizen aus dem eigenen Körper und eine funktionierende Handlungsplanung erfordert. Der Patient muß ein spezielles Druckgefühl im Bereich der Symphyse wahrnehmen und anderen Gefühlen unterscheiden, es von Füllungsdruck der Blase richtig interpretieren und daraus korrekt folgern, daß er Wasserlassen muß. Darauf hin muß er sich einen Plan zurechtlegen, wie er von seinem derzeitigen Aufenthaltsort zur Toilette gelangt, welche Kleidungsstücke er in welcher Reihenfolge ablegt. Wenn er das nicht kann, muß er den Zusammenhang Wasserlassen – Klingeln herstellen, die Klingel suchen und finden bzw. erkennen, wissen wie er die Klingel benutzt. Anschließend muß er auf die Nachfrage nach dem Grund seines Klingelns adäquat antworten können.

Folgende neuropsychologischen Probleme des Patienten können in der „Notsituation", in der es schnell gehen muß, Einfluß auf die Kontinenz des Patienten haben:

- Ein Patient mit Körperwahrnehmungsstörungen kann die Blasenfüllung nicht richtig wahrnehmen, ihr Aufmerksamkeit geben oder sie richtig interpretieren.

- Ein Patient mit Neglect-Syndrom findet die Klingel nicht, wenn sie sich auf seiner betroffenen Seite befindet.
- Ein Patient mit Störungen des Erkennens (Agnosien) erkennt die Klingel nicht und findet sie deshalb nicht oder er erkennt den Toilettenstuhl nicht und kann ihn deshalb nicht benutzen.
- Ein Patient mit räumlichen Orientierungsstörungen oder Neglect findet die Toilette nicht.
- Ein Patient mit Aphasie kann sich weder sprachlich noch mit Mimik oder Gestik adäquat mitteilen.
- Ein Patient mit Handlungsplanungsstörungen (Apraxien) kann die Klingel nicht bedienen, obwohl man es ihm mehrfach gezeigt hat oder schaltet evtl. das Licht oder das Radio/Fernsehgerät ein und aus (komplexe Multifunktionsgeräte)
- Ein Patient mit Apraxie kann die Kleidung nicht alleine ablegen. Ein Patient mit Apraxie weiß nicht mehr, wie man den Toilettendeckel öffnet.

Der eigentliche Vorgang der Blasenentleerung ist reflexhaft gesteuert und läuft, einmal ausgelöst, weitgehend automatisch und wenig beeinflußbar ab. Eine volle Blase entleert sich ab einem bestimmten Füllungszustand von alleine. Wenn der Patient den Füllungsgrad der Blase nicht fühlt oder wahrnimmt, kann er eine unwillkürliche Blasenentleerung nicht verhindern.

Die Urininkontinenz als Folge der neuropsychologischen Störungen bessert sich meist in den ersten 10–12 Wochen der Erkrankung parallel zu diesen Störungen. Deshalb sollte man nicht einseitig die Inkontinenz behandeln und Erfolge abwarten, um dann erst mit der weiteren Mobilisation und Therapie fortzufahren. Vielmehr ist die Rehabilitation auf allen möglichen Ebenen zugleich eine gute Inkontinenzbehandlung. Nur selten bleiben Störungen über diesen Zeitraum von 10–12 Wochen hinaus bestehen. Eine weitere ärztliche Abklärung ist dann unerläßlich.

Zur Versorgung bei Urininkontinenz sollten auf gar keinen Fall Blasenverweilkatheter eingesetzt werden: neben der bekannten und außerordentlich hohen Infektionsgefahr wird der Patient durch den Katheter zusätzlich (zumindest von der eigenen Empfindung her) immobilisiert, was die frühe Mobilisation und damit den Rehabilitationsprozess behindert. Zugleich wird die Wahrnehmung des Füllungszustandes der Blase mit einem Blasenkatheter vermindert oder aufgehoben. Wenn sich eine ständige Urindrainage gar nicht vermeiden läßt, sollte immer eine suprapubische Blasendrainage bevorzugt werden.

Bei Frauen gibt es noch keine optimale Lösung zur Versorgung bei Urininkontinenz. Hier steht zur Zeit die Windelversorgung mit Einmalprodukten oder waschbaren Inkontinenzhilfen als Möglichkeit offen. Dabei soll nicht von vorneherein gleich eine Höschenwindel gewählt werden. Oft reicht eine elastische Einmal-Netzhose mit ausreichend großen Vorlagen völlig aus, die Patientin fühlt sich nicht so „eingepackt" und wird weniger behindert. Zugleich wird dem Entstehen einer feuchten Kammer mit feuchtwarmem, das Bakterienwachstum fördernden Milieu entgegengewirkt. Zum Sprachgebrauch gegenüber dem Patienten ist es wichtig, nicht von „Pampers" oder „Windeln" zu sprechen, da diese Begriffe aus der Säuglingspflege den Patienten erniedrigen und ihm seine Abhängigkeit verdeutlichen. Zugleich fördert man damit eher eine Regression in kindliches Verhalten als eine Entwicklung in Richtung Selbständigkeit. Es bietet sich an, Ausdrücke wie „Vorlage", „Nässeschutz" oder „Schutzhose" zu benutzen.

Bei Männern sollte die Urininkontinenz bei sehr kleinen Mengen (Tropfinkontinenz) mit speziellen tütenförmigen Vorlagen, in die der Penis eingelegt wird, versorgt werden. Bei größeren Urinmengen ist das Kondom-Urinal eine günstige Lösung (Abb. 87). Nachdem die Schambehaarung soweit abrasiert wurde, daß zumindest die Peniswurzel frei von Haaren ist, wird dazu ein Spezialkondom über den Penis gestreift (und evtl. geklebt) und mit einem Urinableitungssystem oder einem Beinbeutel verbunden.

Durch diese Lösung bleibt der Patient ohne Einschränkung mobil und ist trotzdem gut und trocken versorgt. Selbstverständlich muß das Kondom täglich gewechselt werden. Dauerkondome mit bis drei Tagen (wie von manchen Herstellern angeboten) sind aus Pflegerischer Sicht nicht hygienisch und können zu Entzündungen und Hautreizungen führen. Zudem sind sie meist teuer und halten oft die angegebene Zeit gar nicht.

Die Bequemlichkeit der Versorgung mit einem Kondom-Urinal darf aber nicht dazu führen, daß es zur Dauerlösung wird. Über feste Zeitpläne muß auch bei derart versorgten Patienten, versucht werden, zunächst tagsüber, später dann auch nachts auf das Kondom-Urinal zu verzichten.

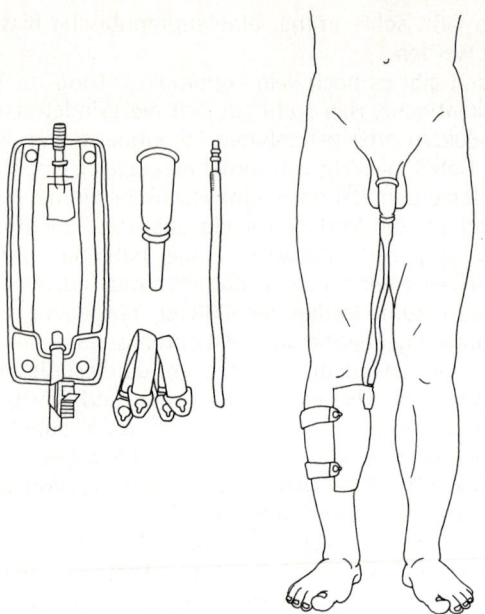

Abb. 87 Urinableitung mit Kondomurinal.

Pflegemaßnahmen bei der Urininkontinenz:

- Förderung der Wahrnehmungsförderung und Bewußtmachung der Blasenfüllung und des Harndrangs.

Wahrnehmungsförderung und Bewußtmachung von Blasenfüllung und Harndrang.

- Den Patienten täglich zur gleichen Zeit ca. 400–500 ml Flüssigkeit trinken lassen. Anschließend nach ca. 40–60 Minuten auf die Toilette setzen. Mit der Hand suprapubisch auf die Blase drücken lassen. Die aus der Blasenfüllung und der starken Blasendehnung resultierende Wahrnehmung des Harndranges stellt einen Input für einen normalen Miktionsprozeß dar.
- Neben den bekannten Maßnahmen wie Wasser laufen lassen, wie Ruhe und Zeit geben, kann versucht werden, die

Tabelle 15 Zeitplan zum Toilettentraining

Datum:			Datum:		
Zeit	Blasen-Darm-Entleerung	Trinkmenge	Zeit	Blasen-Darm-Entleerung	Trinkmenge
6 h			6 h		
8 h			8 h		
10 h			10 h		
12 h			12 h		
14 h			14 h		
16 h			16 h		
18 h			18 h		
20 h			20 h		
22 h			22 h		
24 h			24 h		
2 h			2 h		
4 h			4 h		

M = Miktion in Toilette
O = kleine Miktion
N = Naß
S = Stuhlgang in Toilette
K = Eingekotet

Blase durch Auslösung eines cutiviszeralen Reflexes zu entleeren: dazu streicht bzw. klopft der Patient (evtl. die Pflegekraft) im Liegen, besser aber im Sitzen auf der Toilette auf die Haut oberhalb der Symphyse. Es kommt zu einem Harndranggefühl und einer reflektorischen Blasenkontraktion mit Öffnung des Schließmuskels.

Allgemeine Hilfen.

- Die Toilettentür kann zum leichteren Erkennen besonders markiert werden. Der Weg zur Toilette kann durch Begleitung des Patienten eingeübt werden.
- Die Klingel muß sich im Aufmerksamkeitsbereich des Patienten befinden (Achtung: Neglect-Patienten!).
- Gestörte Handlungsabläufe (z. B. Klingeln, Ausziehen, den Toilettendeckel hochklappen) müssen in kleinen Teilschritten mit dem Patienten geübt werden.
- Auch wenn sich der Patient nicht meldet, soll ihm der Toilettengang zwischendurch immer wieder angeboten werden. Für die Toilettengänge kann ein fester Zeitplan mit dem Patienten aufgestellt werden (Tab. 15). Je nach Flüssigkeitszufuhr und individueller Veranlagung wird der Patient unabhängig von der Wahrnehmung eines Harndranges nach dem Aufstehen, vor den Mahlzeiten, vor Therapieterminen und vor dem Schlafengehen und zwischen diesen Terminen alle zwei bis drei Stunden auf die Toilette gesetzt. Dann wird durch einen leichten Druck oder durch Beklopfen/Bestreichen der Haut oberhalb der Symphyse (durch den Patienten!) eine Miktion ausgelöst. Auch wenn keine Miktion erfolgt, soll der Patient nicht zu lange auf der Toilette bzw. dem Toilettenstuhl gelassen werden.
- Bei aphasischen Patienten kann plötzliche Unruhe auch Harndrang oder Stuhldrang bedeuten. Hier muß zusätzlich auf die Mimik und Gestik des Patienten geachtet werden. Das fragende Zeigen auf den Toilettenstuhl oder der Einsatz von Bildtafeln mit einer Toilette kann die Kommunikation erleichtern.
- Die Flüssigkeitszufuhr muß an den Tagesablauf angepaßt werden: die Hauptmenge muß bis 17.00 Uhr getrunken sein, spätere Flüssigkeitszufuhr sehr knapp halten, damit die Blasenfüllung im Schlaf nicht zu groß wird.

Ausscheiden

- Die Beckenbodenmuskulatur, die den äußeren Schließmuskel bildet, wird durch korrektes Handling gleichzeitig bewußter gemacht und trainiert. Besonders geeignet ist dafür das Anheben des Gesäßes (s. Handling).

Stuhlinkontinenz

Die Stuhlinkontinenz im Rahmen einer Hemiplegie ist selten. Ursächlich kommen auch hier meist Wahrnehmungsdefizite zum Tragen.

PRAXIS **Pflegemaßnahmen bei der Stuhlinkontinenz:**

Bei der leichtesten Form der Stuhlinkontinenz, dem unkontrollierten Abgang von Darmgasen hilft oft ein Schließmuskeltraining zu Kräftigung der Beckenbodenmuskulatur: mehrfach täglich soll der Patient die Gesäßhälften zusammenkneifen und möglichst lange angespannt lassen, solange keine Spastik oder assoziierte Reaktionen auftreten. Korrektes Handling z. B. beim Anheben des Gesäßes mit aufgestellten Beinen unterstützt dieses Training.

Wenn der Patient dünnflüssigen Stuhl nicht mehr halten kann, müssen zusätzlich zum Schließmuskeltraining kleine Vorlagen benutzt werden, die dünnflüssigen Stuhl aufnehmen können. Ergänzend kann eine Ernährungsumstellung mit einem höheren Anteil an löslichen Ballaststoffen überdacht werden, um eine geformtere, aber nicht härtere Konsistenz des Stuhlganges zu erzielen.

Bei einer Vollinkontinenz mit ständigem unkontrollierten Abgang von Stuhlgang ist meist eine Windelversorgung nicht zu umgehen. Pflegerisch-therapeutisch ist ein Toilettentraining mit festen Zeiten zur Stuhlentleerung sinnvoll.

Literaturhinweise

Affolter, F.:
Wahrnehmung, Wirklichkeit und Sprache, Neckar, Villingen-Schwenningen 1987

Affolter, F., W. Bischofberger (Hrsg.):
Wenn die Organisation des zentralen Nervensystems zerfällt – und es an gespürter Information mangelt, Neckar, Villingen-Schwenningen 1993

Arnold, W., F. Nager (Hrsg.):
Schluckstörungen. Therapeutische Umschau, Bd. 48 (1991) 3

Bakeberg, A.:
Rehabilitation in der Krankenpflege. Dtsch. Krankenpfl.-Z. (Beil.) Heft 4/1990

Berlitt, P.:
Memorix Spezial, Neurologie, 2. Aufl. Edition Medizin, VCH Verlagsgesellschaft, Weinheim 1991

Bienstein, C., A. Fröhlich:
Basale Stimulation in der Pflege, 6. Aufl. Selbstbestimmtes Leben, Düsseldorf 1994

Bobath, B.:
Die Hemiplegie Erwachsener. Befundaufnahme, Beurteilung und Behandlung, 5. Aufl. Thieme, Stuttgart 1993.

Bundesarbeitsgemeinschaft Hilfe für Behinderte (Hrsg.):
Kommunikation zwischen Partnern: Aphasie, Düsseldorf (Kirchfeldstraße 149)

Castillo Morales, R.:
Die Orofaziale Regulationstherapie, Pflaum, München 1991

Cramon, D. von J. Zihl:
Neuropsychologische Rehabilitation, Springer, Berlin 1988

Davies, P.M.:
Hemiplegie, Springer, Berlin 1986

Davies, P.M.:
Im Mittelpunkt, Springer, Berlin 1991

Davies, P.M.:
Starting Again, Springer, Berlin 1994

Geisseler, Trudy:
Halbseitenlähmung, Hilfe zur Selbsthilfe, Springer, Berlin 1991

Hättlich H., B. Johann:
Informationen zum besseren Verständnis und Umgang mit Patienten mit einer Sprach- und/oder Sprechstörung. Fortbildungsskript (unveröffentlicht), Allgemeines Krankenhaus Ochsenzoll, Hamburg 1983

Heckl, R. W., G. Ade, W. Schell:
Rehabilitation und Krankenpflege, Thieme, Stuttgart 1991

Heuser-Schreiber, H. (Hrsg.):
Patientenführung im Krankenhaus. Leitfaden für nichtärztliche Heilberufe und Dienste, Aesopus, Zug 1983

Jay, P. E.:
Hilf Dir selbst. Ratschläge für Hemiplegiker und ihre Angehörigen, 2. Aufl. Hans Huber, Bern 1981

Johnstone, M.:
Der Schlaganfall-Patient – Grundlagen der Rehabilitation, Gustav Fischer, Stuttgart 1980

Johnstone, M.:
Die Hausbetreuung des Schlaganfallpatienten – im Wiederherstellungsmuster leben, Gustav Fischer, Stuttgart 1987

Juchli, L.:
Krankenpflege, 7. Aufl. Thieme, Stuttgart 1994

Lutz, L.:
Das Schweigen verstehen, Springer, Berlin

Mumenthaler, M.:
Neurologie, 9. Aufl. Thieme, Stuttgart 1990

Neander, K.-D., K. Strohmeyer:
Dekubitusprophylaxe und Bobath-Lagerung – sich widersprechende Maßnahmen?, Schwester Pfl. 1992

Poeck, K.:
Neurologie, 8. Aufl. Springer, Berlin 1992

Prosiegel, M.:
Neuropsychologische Störungen und ihre Rehabilitation, Pflaum, München 1991

Runge, E., G. Rehfeld:
Geriatrische Rehabilitation im Therapeutischen Team, Thieme, Stuttgart 1995

Sacks, O.:
Der Mann, der seine Frau mit seinem Hut verwechselte, Rowohlt, Reinbek 1987

Schwörer, C.:
: Der apallische Patient: Aktivierende Pflege und therapeutische Hilfe im Langzeitbereich, Gustav Fischer, Stuttgart 1988

Seel, M.:
: Die Pflege des Menschen, Brigitte Kunz, Hagen 1992

Springer, S.P., G. Deutsch:
: Linkes Rechtes Gehirn, Funktionelle Asymmetrien, 2. Aufl. Spektrum der Wissenschaft Verlagsgesellschaft, Heidelberg 1988

Therapeutische Pflege nach Bobath, Video-Lehrfilm, Vincentz, Hannover 1992

Urbas, L.:
: Aufzeichnungen aus Bobathkursen der Bobath-Instruktoren M. Brune (Hamburg) und H. Lessig (Bad Zwesten) 1989–1993

Urbas, L.:
: Die Grenzen zur Therapie überschreiten – Das Bobath Konzept in der Pflege, In: Pflegezeitschrift 2 (195), 78

Vereinigung der Bobath-Therapeuten Deutschlands e.V. (Hrsg.):
: Zum Gedenken an Dr. h.c. Berta Bobath und Dr. med. Karl Bobath, München 1991

WHO:
: Internationale Klassifizierung der Schädigungen, Beeinträchtigungen und Behinderungen, Genf

Zinn, W.M., P.M. Davies:
: Hemiplegie-Merkblatt, 8. Aufl. Hans Huber, Bern 1993
: Legendenmanuskript (Die Pflege des Hemiplegiepatienten)

Sachverzeichnis

A

Agnosie 54, 57 f
Agraphie 16
Aktivierung (s. auch Stimulation) 74, 95 f
Aktivitäten des täglichen Lebens 4, 33, 40 f, 52, 60, 70, 88 ff, 91, 99 ff, 103, 190 ff, 225
Alexie 16
Analgetika 188
Aneurysma 8
Anfälle, epileptische 83
Angehörige 52, 55, 58, 63, 74, 83, 91, 95 f, 99, 103 f
Anosognosie (s. auch Agnosie) 58, 65, 68, 201 f
Anregung s. Stimulation
Anziehtraining 55, 191 ff
- aktiver Sitz 192 f
- Ausziehen 199
- Büstenhalter 193
- Einhandschleife 197 f
- Hose, Unterhose 195 f
- Pullover, Hemd, Unterhemd 194
- Schuhe 196 f
- Strümpfe 195
- Überschlagen des Beines 196
- Voraussetzungen 191 f
- Vorbereitung der Kleidung 192
Aphasie 14, 16, 39, 54, 71 ff, 103 ff
- amnestische 73
- Broca- 73
- Definition 71
- Diagnose 72
- globale 73
- motorische 73
- sensorische 73
- Therapie 74
- Ursachen 71
- Verhaltensempfehlungen 104 ff
- Wernicke- 73
Apraxie 14, 16, 54, 55 ff, 68, 232
- Definition 55
- ideatorische 56
- ideomotorische 55
- konstruktive 59
- Therapie 56 f
Aquatec-Lifter 207
Areal, supplementär-motorisches 11 ff, 19
Armführung, bilaterale 66, 80, 135 f
Arteria basilaris 16
Arteria cerebelli inferior posterior 16
Arteria cerebri anterior 16
Arteria cerebri media 16
Arteria cerebri posterior 16
Arteria vertebralis 16
Assoziationsfelder 11
Ataxie 15
ATL s. Aktivitäten des täglichen Lebens
Ausgangsstellung, korrekte 33
Ausscheiden 228 ff

B

Baden 206 ff
- Hilfsmittel 207
Bahnung, Funktionen 21 ff, 29
Beckenbodengymnastik 236 f
Behinderung, Definition 86
Beschäftigung 99 ff
- Mangel 100
Besuch 103
Betreuung, psychische 96 f

Bewegungsmuster (s. auch Bewegungsprogramm) 25
Bewegungsplanung 12
Bewegungsprogramm 18, 20 f, 27
Bewußtseinsstörungen 40
Bilateralität 30
Blasendrainage, suprapubische 232 f
Blasenverweilkatheter 232
Bobath-Konzept 2, 4
– Grundbausteine 19 ff
– Grundprinzipien 29 f
– Lernprozeß 19 ff
Broca-Aphasie s. Aphasie

D

Disability 86
Duschen 208 ff
– Hilfsmittel 208
Dysarthrie 39, 75, 103 ff
– Störungsmerkmale 75

E

Einhandeßbrett 226
Einschränkung, funktionelle s. Funktionsausfall
Endstrominfarkt 8
Epilepsie 83
Erfolg, Pflege 53
Erkrankung, zerebrovaskuläre (s. auch Hemiplegie) 6 f
Ernährungssonde, transnasale 227
– transorale 227
Essen, Funktionen 214
Essen, Unwilligkeit 213
Eßgewohnheiten 215
Eßtherapie, Durchführung 223 f
– Grundsätze 215
– Kopfkontrolle 221 ff
– Materialien 216
– Speisen 222 f
– Übungen 216
– Voraussetzung 215
– Vorbereitung 221
– Ziele 215
Eßtraining (s. auch Eßtherapie) 55, 225 ff
– Schwerpunkte 225
EVA-Prinzip 31

F

Fazialisparese s. Nervus facialis, Parese
Fazilitation 20, 131 f, 217
Faziooraler Trakt 211 ff, 214 ff
– Störungen 211 f
Fernsehen 98, 102
Flüssigkost 222 ff
Freizeitaktivitäten s. Beschäftigung
Frontallappen 10 f, 14
– Schädigungsbild 14
Frührehabilitation 87
Frühstücksbrett 226
Führen 32, 131 f, 202 ff, 225
Funktionsausfall 7, 10, 14 ff

G

Gastrostomie, perkutane, endoskopisch kontrollierte 227
Gehirn, Funktionsmodell 17
Gleichgewichtsreaktionen 37, 44
Grenzzoneninfarkt 8
Großhirnrinde, Lappen 10
Gyrus postcentralis 11, 13, 27
Gyrus präcentralis 11 f, 13

H

Halbseitensymptomatik 5 ff, 40
Halbseitenunaufmerksamkeit s. Neglectphänomen
Haltungsreaktionen 44
Hämatom, epidurales 9
– subdurales 9
Hand, Probleme 75 f, 81 f
Handicap 86
Handling 108 ff, 129 ff, 236

Sachverzeichnis

- mit 2 Pflegetherapeuten 160 ff
- Aufsetzen auf Bettkante 162 ff
- Aufstehen aus Stuhl 184 ff
- Becken anheben 137 ff, 236
- Becken seitlich verschieben 139
- Begriff 129
- Bewegung im Sitzen 168 ff
- bilaterale Armführung 135 f
- Drehen im Bett 142 ff
- Durchführung 130 f
- falsches 43
- Fazilitation 131 f
- Höherrutschen 146 ff
- individuelles 132
- Kommandos 131
- Oberkörper aufrichten 141 ff
- Oberkörper verlagern 140 ff
- passive Patienten 151 ff
- Rückenbelastung 133 ff
- Tieferrutschen 150 ff
- Tiefersetzen im Stuhl 179 ff
- Transfer 172 ff
Handpflege 209 ff
- Pilzinfektionen 209
- Spreizplatte 210
Handsyndrom 66, 81 ff
- Pflege 188 f
- Prophylaxe 82, 135
- Ursachen 81
Hemianopsie, homonyme 14, 15, 37 f
Hemiparese s. Hemiplegie
Hemiplegie 5 f, 14 f, 36 ff
Hemisphärenspezialisierung 53 f
Hemmung 18, 22, 28
Hilfsmittel 207, 226
Hinterhauptslappen s. Okzipitallappen
Hirnblutung (s. auch Massenblutung, zerebrale) 8 ff
Hirndruck 40
Hirnembolie (s. auch Makroangiopathie) 7 f

Hirninfarkt (s. auch Mikroangiopathie, Makroangiopathie) 7 f
Hirnleistungen, Definition 52
Hirnleistungsstörungen s. Störungen, neuropsychologische
Hirnnerven, Lähmung 15, 38
Hirnödem 40
Hirnstamm, Schädigungsbild 15
Hirntumoren 6, 9
Hirnverletzung, gedeckte 10
- offene 10
Horner-Syndrom 16
Hörrinde s. Kortex, primär-auditiver
Hustenreflex 215, 222
Hypertonus, muskulärer 25
Hypotonus, muskulärer 25

I

Impairment 86
Infarkt, hämodynamischer (s. auch Makroangiopathie) 7 f
- lakunärer (s. auch Mikroangiopathie) 7
Infusionstherapie 82
Inkontinenz 229 ff
- apraktische 56
Input 17 ff, 23 f, 30 ff, 95, 98, 108, 130, 216, 225
- falscher 43 f, 112 f, 114 f, 205
- taktil-kinästhetischer 24, 202
Ischämie 6 ff

K

Kalender 98
Kleidung 190 ff
- Lernmöglichkeiten 191
Klingel 98
Kommunizieren 103 ff, 211 f
Kompensation 4, 29
Komplikationen (s. auch Prophylaxen) 109
Kondomurinal 233 f
Kopfkontrolle 221 ff
Körperpflege 199 ff

- Lernmöglichkeiten 191
Körperschemastörungen 63
Kortex, primär-auditiver 11
- primär-visueller 11
Krankenpflegeprozeß 91
Krankheitsstadium, pseudoschlaffes 43
Krankheitsstadium, Restsymptomatik 44
Krankheitsstadium, spastisches 44

L

Lagerung 108 ff
- allgemeine Hinweise 110 ff
- Arm 66, 116
- Aufrichthilfen 114 f
- betroffene Seite 118 ff
- falsche 43
- Hilfsmittel 115
- individuelle Anpassung 110 f
- nicht betroffene Seite 122 ff
- Prophylaxen 122 ff
- Rücken 127 ff
- Rückenbelastung 111 f
- Sensibilitäts- und Wahrnehmungsstörungen 111
- Sitzen am Tisch 116 ff
- Sitzen im Bett 125 ff
- Stellung des Kopfteils 112
- Wertigkeit 111
- Ziele 109 f
Lähmung 36, 211 f
Lernen 30 ff, 99 ff, 108
Lernfähigkeit, lebenslange 19, 21 ff
Lesen 102
Lesestörung s. Alexie
Lidschluß, fehlender 212
Ligamentum coracohumerale 77
Lippenschluß, fehlender 212, 214, 221

M

Makroangiopathie, zerebrale 7 f
Mangeldurchblutung s. Ischämie
Massenblutung, zerebrale 8
Mikroaneurisma s. Aneurysma
Mikroangiopathie, zerebrale 7
Miktion 232
Mimik 38, 211
Motorik, willkürliche 43 f
Mund- und Eßtherapie s. Eßtraining
Mundhygiene 211 ff
- Lösungen 214
- Mimik 211 f
- Sondenernährung 213
Mundpflege s. Mundhygiene
Muskeltonus, Regulation 25 ff, 43, 109, 116 f

N

Nagelpflege 210
- Fußnägel 210 f
Nahrungsaufnahme s. Essen, Eßtraining
Neglectphänomen 15 f, 30, 58, 61 ff, 68
- Anosognosie 65
- Orientierungsstörungen 67
- Rehabilitation und Therapie 66 f, 201 ff
- Repräsentationsstörungen 63 f
- Sicherheit 67
- Umgebungsgestaltung 67
- Vernachlässigung 61 f
Nervenfaser, efferente 26
- afferente 26
Nervus facialis, Parese 38
Nervus glossopharyngeus, Parese 16, 38
Nervus hypoglossus, Parese 38
Nervus oculomotorius, Parese 38
Nervus trigeminus 16, 38

Sachverzeichnis

Neuron 23
Neuron, erstes motorisches 26 f
- zweites motorisches 26
Neuropsychologische Störungen 51 ff, 230 ff
Non-Slip-Folie 126 f

O

Obstipation 129 f
Okzipitallappen 10 f
- Schädigungsbild 15
Orientierungshilfen 98 f, 111
Orientierungsstörungen, Körperwahrnehmung 59, 111, 202 f
- räumliche 15, 58 ff, 68
- Raumoperationen konstruktive Leistungen 59
- visuell-räumliche 58 f
Output 17, 31

P

Parapraxien 55
Parästhesien 37
Parietallappen 10 f
- Schädigungsbild 14 f
Parotitis 212, 228
Patient, unerwartetes Verhalten 53
- Verantwortung 90
- Verhalten auf Station 90
Patientenzimmer, Gestaltung 98 f
PEG s. Gastrostomie
PEG-Sonde s. Gastrostomie
Perseverationen 55
Pflege, aktivierende 88
- ganzheitliche 89 f
- Handsyndrom 188 f
- Leitgedanken 95
- rehabilitative 87 ff
- resourcenorientierte 89
- schmerzhafte Schulter 187 ff
- teamorientierte 91 ff
Pflegeprinzipien 94 ff

Pflegestandards 109
Pflegeziele 94 ff
Plastizität des Gehirns 19, 21 ff
Prophylaxen (s. auch Komplikationen) 112 ff, 116, 230
Propriozeptoren 17, 20, 27
Prosopagnosie (s. auch Agnosie) 57 f
Psyche s. Betreuung, psychische
Pushersyndrom 59, 68 ff
- Körperhaltung 68 ff
- Pflege 69
- Symptome 68 ff
Pyramidenbahn 26

R

Radio 102
Raumsinnstörungen s. Orientierungsstörungen, räumliche
Reaktionen, assoziierte 29, 45
Reflexe, abnorme 37
Reflexschema 28
Rehabilitation, Begriff 86
- berufliche, soziale 87
- medizinische 87
- Phasen 87
- Ziele 87 f
Rehabilitationsprozeß 87
Rehabilitationsteam 91 ff, 96
Rehabilitationsziel, allgemeines 95
Reize, taktil-kinästhetische (s. auch Input, taktil-kinästhetischer) 13, 24
Repräsentation, motorische 12
- somatosensorische 11
Rhythmus, skapulo-humeraler 77 f
Rindenfeld, primär motorisches 11 f, 27
- primär somatosensorisches 11, 19, 27
Rollstuhltisch 82, 116
Rückenschonendes Arbeiten 109, 111 f, 133 ff

S

Schädigung, traumatische (s. auch Hirnverletzung) 5, 9 f
Schädigungsbilder 14 ff
Schädigungsort 10 ff
Scheitellappen s. Parietallappen
Schläfenlappen s. Temporallappen
Schlaganfall (s. auch Erkrankung, zerebrovaskuläre) 5
Schluckstörungen 15, 38, 55, 211 ff, 227 f
Schmerzen, Vermeidung 110
Schreibstörungen s. Agraphie
Schulter, Mobilitätsfaktoren 78
- normale 77 f
- Probleme 43, 75 ff
- schlaffe 78 f
- schmerzhafte 75 ff
- Schmerzprophylaxe 80 f, 120 f, 124, 135
- Stabilitätsfaktoren 78
- Subluxation 76, 78 ff
Schulterschmerz, Pflege 187 ff
Sehrinde s. Kortex, primär-visueller
Selbsthilfetraining 55, 225 ff
Sensibilitätsstörungen 37
Sicherheit 110
Sinn, auditiver 24
- taktil-kinästhetischer (s. auch Reize, taktil-kinästhetische) 19 f, 24, 27
- visueller 24
Sitzen s. Lagerung
SMA s. Areal, supplementärmotorisches
Sondenernährung 227 f
- Zugangswege 227
Soor 212, 228
Spastik 3, 25 ff, 37
- Beugemuster des Armes 45 f
- Beugemuster des Beines 47
- Entstehung 25 ff, 42 ff, 112, 114, 127
- Hemmung 29, 117
- Muster 42, 45 ff
- Muster, dynamisches 45
- Muster, statisches 45
- Sichtweise 26 f
- Streckmuster des Armes 47
- Streckmuster des Beines 47 ff
- Zusammenfassung 50 f
Spielbeinphase 25
Spielen 101
Spinalnerv 26
Sprachstörungen s. Aphasie
Sprechstörungen s. Dysarthrie
Spürinformation (s. auch Input, taktil-kinästhetischer) 24, 32, 66, 114
Stammganglien, Schädigungsbild 15
Standbeinphase 25
Stimulation (s. auch Input) 18, 28, 213
Stirnlappen s. Frontallappen
Stomatitis 212
Störungsbilder, neuropsychologische 54 f
Stuhlinkontinenz 40, 229, 236 f
Subarachnoidalblutung (s. auch Massenblutung, zerebrale) 8

T

Team, therapeutisches s. Rehabilitationsteam
Teambesprechung (s. auch Rehabilitationsteam) 91 ff
Temporallappen 10, 14
- Schädigungsbild 14
Territorialinfarkt (s. auch Makroangiopathie) 8
Tetraparese 15
Tetraplegie 16
Toilettentraining 235 f

Sachverzeichnis

U

Überforderung 69, 97, 215 f
Übungen, mundmotorische, gesichtsmotorische 217 ff
Uhr 98
Umgebung, Gestaltung 97 ff
Unterforderung 97
Unterhaltung s. Beschäftigung
Urinableitung, Blasendrainage, suprapubische 232 f
– Blasenverweilkatheter 232
– Kondomurinal 233 f
Urininkontinenz 40, 229, 230 ff
– Behandlung 234 ff
– Toilettentraining 235 f

V

Veranstaltungen 101
Vernachlässigung s. Neglectphänomen

W

Wahrnehmung, Definition 52
– Förderung 220, 234
– Körper 28, 109
Wahrnehmungsstörungen (s. auch Neuropsychologische Störungen)
Wahrnehmungsstörungen, Körperwahrnehmung 59, 111, 130 f, 231 f
– visuell-räumliche 58 f
Wallenberg-Syndrom 16
Waschen 199 ff
– Einsatz betroffener Arm 201 f
– Führen des Armes 202 f
– Gesicht 203 ff
– Kompensation 205
– Sitz am Waschbecken 201
Wernicke-Aphasie s. Aphasie
Wernicke-Mannsches Gangbild (s. auch Zirkumduktion) 4
Windelversorgung 233, 237
Wohlbefinden 110

Z

Zahnbürste, elektrische 213
Zahnprothese 212
Zirkumduktion, Bein 4
Zusammenarbeit (s. auch Rehabilitationsteam) 29, 42, 91 ff, 104